# 名老中医偏方大全

李春深◎编著

天津出版传媒集团

天津科学技术出版社

本书具有让你"时间耗费少，养生知识掌握好"的方法

# 免费获取专属于你的
# 《名老中医偏方大全》阅读服务方案

循序渐进式阅读？省时高效式阅读？深入研究式阅读？由你选择！
建议配合二维码一起使用本书

微信扫描二维码
免费获取阅读方案

◆ **本书可免费获取三大个性化阅读服务方案**

1、**轻松阅读：** 为你提供简单易懂的辅助阅读资源，每天读一点，简单了解本书知识；

2、**高效阅读：** 为你提供高效阅读技巧，花少量时间掌握方法，专攻本书核心知识，快速掌握本书精华；

3、**深度阅读：** 为你提供更全面、更深度的拓展阅读资源，辅助你对本书知识进行深入研究，透彻理解，牢固掌握本书知识。

◆ **个性化阅读服务方案三大亮点**

时间管理 **科学时间计划**　　阅读资料 **精准资料匹配**　　社群共读 **阅读心得交流**

★不论你只是想循序渐进，轻松阅读本书，还是想掌握方法，快速阅读本书，或者想获取丰富资料，对本书知识进行深入研究，都可以通过微信扫描【本页】的二维码，根据指引，选择你的阅读方式，免费获得专属于你的个性化读书方案，帮你时间花的少，阅读效果好。

**图书在版编目（CIP）数据**

名老中医偏方大全 / 李春深编著 . -- 天津 ：天津科学技术出版社，2017.8 （2020.6 重印）

ISBN 978-7-5576-2663-1

Ⅰ.①名… Ⅱ.①李… Ⅲ.①土方-汇编 Ⅳ.①R289.2

中国版本图书馆 CIP 数据核字 （2017） 第 093608 号

名老中医偏方大全
MINGLAO ZHONGYI PIANFANG DAQUAN

责任编辑：王朝闻

出　　版：天津出版传媒集团
　　　　　天津科学技术出版社

地　　址：天津市西康路 35 号

邮　　编：300051

电　　话：（022）23332390

网　　址：www.tjkjcbs.com.cn

发　　行：新华书店经销

印　　刷：唐山富达印务有限公司

开本 670×960　1/16　印张 16　字数 300 000

2020 年 6 月第 1 版第 2 次印刷

定价：58.00 元

# 前　言

脸上长痘痘看着很不舒服，嗓子发痒咳嗽总不好……日常生活中经常出现的小毛病虽说"小"，却使我们深受其害，此时，老偏方往往能帮大忙。偏方就是指民间流传的治病方，多来自老百姓在长期的生活实践中的总结或发现，是老百姓生活智慧的体现。老偏方可巧妙应对诸如青春痘、咳嗽、失眠等常见病症，快速解除身体不适，将日常小毛病一扫而光。例如，枇杷饮可以帮你将脸上的痘痘祛除干净，嗓子发痒咳嗽嘴里含块生姜即可等等，这些都是在民间流传很久、代代传承下来的老偏方，它们看似"神奇"、很"玄妙"，其实却是老百姓实实在在的生活实践所得，有着切实的疗效。

老偏方一直以来都深受老百姓的喜爱，民间自古就有"偏方治大病"的说法，直到今天，仍有很多饱受疾病所苦的患者在打听、寻找各种老偏方。那么，老偏方为什么如此受人们喜爱呢？

一是因为疗效显著。除了日常生活中的小毛病，老偏方对很多慢性病、疑难杂症和一些突发情况等，都有很好的治疗效果。例如，醋蛋液可治疗类风湿性关节炎，被毒蛇咬伤可用土升麻来救命等。

二是因为取材方便、经济实用。老偏方多采用姜、枣、鸡蛋、洋葱等日常食物，以及橘皮、甘草等常见药材治病，材料很容易找到，且价格低廉，如利用酸枣仁可治疗失眠等。

三是因为操作简便。利用老偏方治病，只需对食物或药材进行简单处理，或是熬一碗汤，或是泡点药酒，或是做一餐药膳，或是将材料外敷于患处，即可奏效。有些老偏方则仅仅需要对身体上的某个部位或区域揉一揉、按一按，操作起来非常简便，普通患者一学就会，在家就能自行治疗各种常见病症。

四是因为副作用小。由于老偏方多取材于老百姓日常饮食，所用药材也是来自于大自然的天然植物，且仅仅采用几味药材，甚至是单味药材治病，如利用冬青叶治感冒，治病方式较为温和，副作用极小。

可以说，利用老偏方治病，既见效又省事；既管用又安全；既实用又省钱。为帮助读者很好地利用老偏方治病保健，我们收集了来自报刊文献及民间的各种老偏方，精选出最古老、最实用、最有效、最简便、最经济、流传最广泛的经典老偏方，编写了《名老中医偏方大全》一书。书中针对皮肤科、五官科、内科、外科及日常生活的小毛病，尽可能提供多种治病老偏方，有外敷方、食疗方、按摩方、艾灸方、药膳方等，是现代人必备的家用老偏方大全。

本书还有以下几个特点：针对病症广泛，涉及牙痛、贫血、口臭、便秘、醉酒、肥胖等常见病症，生活中的小毛病几乎都能找到适用的老偏方；老偏方所用材料大都能在自家厨房中找到，十分贴近百姓日常生活，便于及时解决身体病症；几乎每个偏方都有典型的病例，并针对偏方的治病原理进行说明，应用更方便；通俗易懂，不涉及高深的专业中医学知识，非常适合普通患者使用。

需要说明的是，中医讲究辨证施治，书中所录老偏方未必适合所有人士，有些偏方在某些人身上可以快速见效，对于另一部分人可能并不适用，读者在采用时须考虑自身情况斟酌选用。对于病情较重的患者，则一定要及时就医。

# 目　录

## 第一章　皮肤科老偏方，解决肌肤的烦心事

## 第二章 五官科老偏方，让你笑面人生

# 第三章　内科老偏方，小病一扫光

# 第四章　外科老偏方，巧治日常伤痛

# 第五章　日常生活老偏方，处处帮你忙

# 第一章

## 皮肤科老偏方，
## 解决肌肤的烦心事

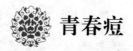 # 青春痘

## 枇杷饮，让痘痘集体"大逃亡"

青春痘一向被视为年轻的象征，却也是年轻人最不想从镜子中看到的"青春的烦恼"。

青春痘也叫痤疮、粉刺、暗疮，是一种常见的皮肤附属器性皮肤病，古代医书中多有记载。这种病症多发于面部、前胸与后背，形状多样，多带尖，损害人体表皮皮肤，严重时可见丘疹、脓疱、囊肿、结节等现象，不仅影响美观也会对人的心理产生不良影响。不少人都因为痘痘久治不愈而自卑忧郁。

想要彻底解决痘痘带来的烦恼就要先弄明白它从哪里来，又为什么会来。青春痘的产生多由于饮食上过于随意，忽视了饮食健康，伤及脾胃。脾胃失调会导致体内的阴阳平衡被打破，逐渐呈现湿寒性质。时间一长，湿热上蒸于肺，肺部受到毒邪的侵害，毒邪之气发于体表就形成了痘疮。虽然青春痘发起时来势汹汹，成片成批，但只要对症治疗，彻底治愈它并没有想象中那么困难。

在治疗青春痘的诸多方法中，枇杷饮是性质温和的一种偏方疗法。

制作的方法也比较简单。具体说来，制作枇杷饮需要：枇杷叶 9 克（注意是叶子而不是果实）、桑白皮 9 克、黄连 6 克、黄芩 9 克、甘草 6 克。将上药用水浸泡半小时后大火煮开，再小火煎煮 20 分钟即为头煎药，再如法煎煮为二煎药，将头煎、二煎混合，将上药分 2~3 份，饭后半小时温热服用。每日 1 剂。这个方子具有清肃肺胃、泻火解毒的作用。

方玲玲是某大学的学生，有青春痘病史 4 年，她脸上和后背上的痘痘有脓性，而且即使在炎热的夏季也经常是手脚冰凉。依据她的病情应该以清肺胃湿热，佐以解毒为主要的治疗原则。故方选枇杷饮再好不过。完全可以按照上文成分制作枇杷饮煎服，每天 1 剂。服药 1 周之后，她感觉并无不适，就又连续服用了 30 余剂，痘痘大量消退，病情得到明显的改善。

此偏方中枇杷叶、桑白皮是主药，有清解肺热、和胃降逆、利水消肿

的作用，枇杷叶还有抑制皮脂溢出、控制血管舒缩神经和抗炎的作用；黄连、黄芩有清热解毒的作用；甘草有益气补中、泻火解毒、调和药性的作用。由此可见，枇杷饮是年轻朋友不可多得的治痘良方，值得一试。

## 家中养芦荟，青春痘不露头

青春痘到底有多烦人？冬天，不小心碰到会干疼干疼的；夏天，因为背部痘痘丛生也不敢穿美丽的吊带裙……生活因此失去不少的自在和乐趣。也正因如此，人们越来越重视预防青春痘。

在防治青春痘的多种方案中，有一种方法不仅能有效防痘还能为生活增添生活情趣。这种方法就是种植芦荟。

不夸张地说，如果能在家里的庭院里种上几株芦荟，就等于在自己家里开了小药房。身上、脸上生疮的时候顺手切一片芦荟贴到脸上，第二天，病情就会大有好转了。

芦荟作为被大家所熟知的草药植物，用途广，功效多，无毒副作用，有清热、通便、杀虫的功效。它对于烧伤、冻伤、红肿和刀伤等外伤都很有效，用法也很简单，只要用芦荟叶子部分的黏液来涂患处就可以了。

芦荟之所以能对皮肤诸症产生好的疗效，是因为芦荟中含有葡萄糖、甘露醇、少量的葡萄糖醛酸和钙等成分，还有少量的水合蛋白酶、生物激素、蛋白质、氨基酸、维生素、矿物质及其他人体所需的微量元素。所以，对皮肤炎症、皮肤美容，新鲜芦荟汁液的效果更好。用芦荟美容能使你的皮肤更白、更细嫩、更光滑。芦荟的汁液呈凝胶状，其中所含的氨基酸、复合多糖物质及微量乳酸镁，使之具有天然保湿的作用。将芦荟凝胶涂于创伤表面，会形成薄层，能阻止外界微生物的侵入，使伤口保持湿润，凝胶内的生长因子还能直接刺激纤维细胞生长，使其获得再生和修复。芦荟凝胶的消炎、止痛、创伤愈合的作用，已经被所有使用过的人们所认同。

如果你还在为自己的痘痘而烦恼，不妨试试天然的芦荟疗法，也许可以收到与众不同的良好效果。

## 制伏痘痘的个性绝招：生姜

据不完全统计，在青春期里，大约有95%的男性和85%的女性患过不同程度的青春痘。正是因为其集中在青春期发病，所以被形象地称之为

"青春痘"。

一般情况下，青春痘多发生在炎热的季节。这是因为，环境温度升高之后，人体皮脂腺的分泌随之变得活跃起来。到了大暑时节，许多人即使什么也不做，只是站着或者坐着也会出汗。这时，人体的皮脂腺分泌达到峰值，青春痘发生的机会也随之增加了。

相反地，进入凉爽的季节之后，天气变得干燥而寒冷，皮脂腺分泌减少，皮肤对油脂的需求增加，也就不会有过多的皮脂堵在毛孔。这时，即使是已经生了痘痘的人，也会感觉情况有所好转。事实上，病情并不会因为温度的简单变化而产生根本的改善。

对于青春痘这个恼人的问题，其实用几片姜就可以解决。

郭某是大学的研究生，自从大学三年级开始，脸上便时不时冒出痘痘，各种方法都试过，但是没多久还是会复发。现在研究生快毕业了，面临着工作、感情等诸多问题，脸面上的事不能再拖延，良好的个人形象在他生活中扮演了越来越重要的角色。在试过很多花费多效果又不够好的方法之后，他丧失了信心。一个偶然的机会，了解到生姜可以医治青春痘，便抱着试试看的心态尝试了。没想到，连续使用两个月后竟然全好了，而且至今没有复发过。

他所试用的生姜疗法的具体方法为：每日口服生姜 10~20 克，或水煎服，达到胃部温暖舒服，剂量多少要因人而定。在口服生姜的最初一段时间，青春痘可能会加重，请不要放弃，要继续吃，坚持一两个月后，你会发现，青春痘慢慢消退了，皮肤变细腻、光滑了。

中医认为，姜味辛，性微温，有解表、散寒、排毒的作用，有利于毛囊孔开放和皮脂分泌物的排出。姜中还含有多种芬芳挥发油，具有强心、健脾胃、促进血循环的作用。口服姜后，机体慢慢吸收，皮肤发汗，从体内向外发，自然排毒，这比人为地扩张、挤压毛孔的方法要好，能减少正常皮肤组织损伤。另外，用姜治青春痘既经济又方便。所以，建议长青春痘的朋友们试试。

当然，此偏方不一定适宜所有人，对于皮肤过敏者或者孕吐反应厉害的人都不适宜。这是因为生姜中含有的辛辣姜油和姜烯酮，虽然对伤寒以及沙门氏菌等病菌有强大的杀灭作用，但也会对皮肤造成一定的刺激，更易引发孕吐。所以说，用姜治青春痘，要先看看自己是否符合条件。

## 按摩天枢穴和内庭穴让痘痘一扫而光

美丽无瑕的肌肤是每一个爱美的女性所渴望拥有的，可是层出不穷的痘痘却成为无数女性烦恼的根源。健康专家称，痘痘是一种毒，它是人体内积聚的众多毒素在面部皮肤上的一个表现。脸颊、前额上长痘痘，而且颜色偏红，口气重，肚胀，有时还便秘，是由胃火旺造成的。改善这种状况的办法就是按揉胃经的两个大穴——天枢和内庭。

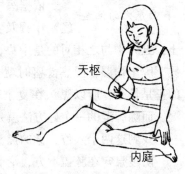

天枢穴位于肚脐两边两个大拇指宽度的地方。要用大拇指指肚按揉天枢穴，使的力量要稍大一点，直到感到疼痛为止，同时按在穴位上轻轻旋转。

内庭穴在两脚背上第二和第三趾结合的地方。要每天用手指肚向骨缝方向点揉两百下，力量要大，依据个人的承受能力，以能接受为度，早上 7~9 点按摩最佳。

天枢、内庭两穴的位置

具体操作方法：每天早晨起床后，先用大拇指点按两侧内庭两分钟，泻胃火；再按揉两侧天枢两分钟，通便。饭后半小时，再按揉天枢两分钟。

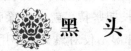

# 黑　头

## 阴陵泉穴让黑头无处藏身

不少人长相清秀，可是禁不起细看。一细看就会发现他们的鼻头上有黑头或者脸颊上有不少瑕疵，而且还泛着油光，毛孔粗大，皮肤干燥。这一系列的皮肤问题使其给人的整体印象大打折扣。

究竟这黑头是什么构成的，又从何而来呢？俗话说得好："知己知彼，百战百胜。"只有先了解了黑头的来龙去脉才能对症施治。

黑头主要是由皮脂、细胞屑和细菌组成的一种"栓"样物，阻塞在毛

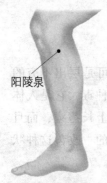

阳陵泉

阳陵泉穴的位置

囊开口处而形成的。加上空气中的尘埃、污垢和氧化作用，使其接触空气的一头逐渐变黑，所以称为黑头。如果将痘痘比喻为活火山，那么黑头就好比死火山，虽然危险性不足以引起我们特别的关注，但它的确是肌肤的大敌，如果对其视而不见，它就会厚着脸皮在你皮肤里"安营扎寨""繁衍后代"，一辈子都跟着你。从此，草莓鼻、麻瓜脸很可能就成为你的外号。想到这里，你还会觉得长黑头是无所谓的事吗？

依据医书记载，黑头是由于脾湿造成的。《黄帝内经》中提及："脾热病者，鼻先赤。"从五行看，脾胃属土，五方中与之相对的是中央，而鼻子为面部的中央，所以鼻为脾胃之外候。脾土怕湿，湿热太盛时就会在鼻子上有所表现。季节中与脾土相对应的正是长夏，所以黑头在夏季表现最突出。由此可知，要除黑头就要除脾湿，而除脾湿的一个好方法就是按摩身体的阴陵泉穴和足三里穴。

找到这两个穴位，你的黑头就有救了。

阴陵泉穴在膝盖下方，沿着小腿内侧骨往上捋，向内转弯时的凹陷就是阴陵泉穴的所在。每天坚持按揉阴陵泉穴 10 分钟，就可以除脾湿。这里需要注意的是，一定要坚持。否则，很难收到预想的良好效果。而且，虽然这两个穴位都对根除黑头有帮助，但是施行的方法却有所差异。

对于足三里，最好的方法是艾灸。因为利用艾灸除脾湿的速度会更快。可在晚上睡觉前，用艾条灸两侧的足三里 5 分钟，只要长期坚持，就可以除脾湿，使黑头都消失。而且，除脾湿不仅对黑头有作用，对身体体质的调节也是有作用的，可以预防一些相关的寒湿病症。

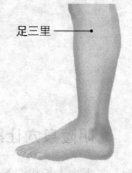

足三里

足三里穴的位置

若你在根除黑头的过程中还在忍不住用手挤，用针挑，就赶快住手吧，这样做会严重损伤你的皮肤结缔组织。而且指甲内易藏细菌，容易引起皮肤发炎，使毛孔变得更大。

除此之外，还需要从饮食上加以注意。比如：有黑头的人，不管是男性还是女性，都要避免吃甜食，糖果、冰激凌之类，最好一口都别吃，还要少吃油腻、油炸食物，多吃新鲜的蔬菜、水果。

## 珍珠去黑头，让肌肤重现光彩

"真的很讨厌夏天，本来皮肤就爱出油，现在鼻子的黑头更严重了……"这简单的一句话，却道出了油性肤质的人们共同的烦恼。

油性皮肤更容易沾染环境中的微尘和污垢，这些污染物质也会钻入皮肤的毛孔，再加上黑头的存在，会使毛孔进一步变粗，因此，很多油性皮肤慢慢地就变得很粗糙，毛孔异常粗大。黑头除了不美观以外，它还是粉刺产生的罪魁祸首。当皮肤的某一个毛孔被完全阻塞后，皮脂腺就会被感染而产生粉刺。因此，控制黑头的产生也可以有效控制粉刺。

黑头虽然令人头疼，但治起来其实并不难。用鸡蛋加上点珍珠粉，就可以有效去除黑头。其实，这已经不是什么美容秘密，而是流传了上千年的传世偏方。

人们使用珍珠粉已经有长达千年以上的历史了，从古代起，珍珠粉就成为宫廷妃子和达官贵人的养颜圣品，到了现代，珍珠粉仍然是女士们养颜护肤的法宝。

珍珠粉含有多种氨基酸及微量元素，长期使用可以护肤养颜、促进伤口愈合、抗衰老，同时还能祛除暗沉黑头，悦颜增白。多部文献都有记载，慈禧太后特别喜爱使用珍珠粉来敷脸，以保持肌肤的紧致细嫩。

随着时代妆容的潮流与变化，我们在护肤方上也在不断地求新求变。古老的珍珠粉养颜方，现在可以做成面膜，更加简单方便。

下面就为大家介绍一下蛋清珍珠粉面膜的制作方法：取适量珍珠粉放入小碟中，加一个蛋清调成膏状。然后将调好的珍珠粉均匀地涂在脸上与黑头区域。用脸部按摩的手法在脸上按摩，直到脸上的珍珠粉变干，再用清水将脸洗净即可。如果去得还不够干净，那就再重复做一次。如果是极顽固的黑头，可以加个蒸面的程序，方法是：倒一盆沸开水，四周用毛巾围起来，仅留上部可以把脸凑上去，让水汽扑面，即可使皮肤湿润、黑头软化，此时再用珍珠粉面膜去之即可。

可以说，珍珠粉去黑头是现有的方法中操作性最高、最为便捷的一种方法。而且，因为珍珠粉柔和的性质，可以改良的空间很大。它可以与多种其他的护肤品相结合使用。不过许多人用起来的时候仍然追求简单，只用珍珠粉的人也大有人在。比如，最为常见的是珍珠粉按摩法。这种方法虽然取材简单，操作方便，但是也存在很多疑问。比如：放了珍珠粉上去，按摩了一阵子，珍珠粉没有了，但不见黑头出来，很黏腻的感觉，一点都感觉不到珍珠粉把黑头吸出来。这种情况是因为皮肤比较油的缘故，珍珠粉没有把黑头吸出来，皮肤上的油脂倒是把珍珠粉给吸进去了，所以感觉黏黏的、脏脏的。此时加大珍珠粉的用量，直到能在黑头区域搓出白条就可以了。

在此过程中，千万要注意力道，否则会严重损伤皮肤的结缔组织。切忌挤压，否则会给细嫩的皮肤留下粗毛孔和疤痕。温柔地对待自己的肌肤，才能获得美丽的回馈。

## 柠檬蜂蜜收缩毛孔、清除黑头

很多人都面临着毛孔粗大、黑头众多的问题，尤其是鼻翼、脸颊两侧的部位更是重灾区。造成毛孔粗大的原因有很多，比如污物阻塞、油脂分泌旺盛、挤压痘痘、皮肤太干燥等。这些问题不是没有解决的办法。只要你选取正确的方法，细心调理，收缩毛孔，再现细嫩肌肤也不是难事。

首先要保证彻底的清洁。洗脸的目的在于基础清洁，要把面部多余的油脂污垢洗干净，如果洗脸的时候不认真，马马虎虎地洗一下就完事，只会让油脂和脏污滞留在毛孔内，时间一长，毛孔被这些脏东西塞满，自然会出现粗大、黑头泛滥的尴尬情形。不过也不能频繁洗脸，一天之内，洗脸次数太多反而会打破肌肤的水油平衡，破坏表皮的自然保护体系。

正确的洗脸方法应该是四指并拢在脸上轻轻向上打圈，尤其是T字区一定要仔细清洁。水温要低一些，用手捧水向脸上泼，一定要将洗面奶洗干净，无残留。洗好后不要用毛巾擦干，要用手拍干。毛孔粗大的女孩子在洗脸之后最好能用冰冻后的毛巾敷一下脸，这个程序能让毛孔收缩，很有必要。形成习惯，坚持下来，你会发现毛孔在缩小。最后，再在脸上拍一点收敛水，洗脸的过程才算完全结束。注意收敛水要选择泡泡小、丰富细腻，而且经久不消的类型，这样的收敛水性质温和，不会对肌肤造成伤害。

完美的基础护肤是解决皮肤问题的前提。

应对黑头类的肌肤问题，在这里为大家推荐一款柠檬蜂蜜面膜。之所以推荐这款面膜，是因为它的高人气和好口碑。

从事人力资源工作的高小姐年近 30 却依旧单身，为了保持良好的肌肤状态，可谓是煞费苦心。她曾经紧盯国际知名品牌的新商品，一度认为，好品牌的新商品可以帮助自己解决所有"脸面"问题。但结果是，钱花的不少，收效却不大。不是产品不够好，也不是自己不用心，而是她的保养观念存在误区。要知道，肌肤问题不完全等于美容问题。肌肤问题是需要有治疗效果的护理才能解决的。而具有这种效果的东西往往不是化学美肤产品，而是源自天然的宝物。

蜂蜜作为传统的、天然的保养品，已经被世人所熟知。蜂蜜可以润脏腑，通三焦，调脾胃，有清热、补中、解毒、润燥、止痛功效。而柠檬素被认为是维生素 C 的"代言人"，除了具有显著的美白效果，还可吸收多余的油脂。二者结合可帮助皮肤补水和紧致毛孔。因此，除了每日的清洁程序，毛孔粗大的女孩子还需要每周做一到两次柠檬蜂蜜面膜。这样，可以有效预防黑头、粉刺类的肌肤问题。下面是这款面膜的具体制作方法：

将 10 滴新鲜的柠檬汁、3 茶匙蜂蜜、3 茶匙酵母粉调和在一起制成面膜，均匀涂在脸部，约 15 分钟后用温水洗净。每周使用两到三次，坚持使用能收紧毛孔，亦能促进血液循环，使肌肤自然有光泽。

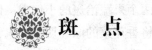

# 斑 点

## 外敷妙方，让蝴蝶斑轻松"飞"走

很多女性在 30 岁左右的时候，就发现两颊渐渐飞上了"蝴蝶"，黑色或者褐色的斑点密布脸颊，看起来就像蝴蝶的两只翅膀，这就是我们平日里常说的黄褐斑，又被称为蝴蝶斑，多发于女性。

不少患者对祛斑怀有一种急切的心情，恨不得一两天之内就让自己的脸变得光嫩如初。正是这种急功近利的心情，使得不少人选择了"见效快"的剥脱法祛斑或短期漂白肌肤祛斑，乍看起来，效果立竿见影，但其实皮肤表层已经遭到了严重的损害，免疫力大大降低，这样的肌肤要比之前更弱，经不起风吹日晒，只在太阳下晒一会儿就很容易出现晒斑。这样的晒斑比一般斑点更难治，反而得不偿失。

治疗黄褐斑最有效的方法是内调外治。不要单纯地使用美白淡斑产品，更不要轻信美容产品会有淡斑效果。想要彻底解决黄褐斑的困扰，就要学会从疾病根源入手，标本兼治，才能收到理想的效果。

36 岁的黄女士是一个两岁女孩的母亲。生孩子之前，黄女士的皮肤状态一直还算不错。怀孕五个月左右的时候脸上开始长斑。本以为生完孩子斑点就会消失，谁知非但没有消失，反而越来越严重了。同时，月事也变得不准时，经常出现延迟的现象。但是由于生活忙碌，又要顾家又要上班，压力一直很大，几乎没有时间去管理自己的皮肤。直到有一天，她翻看以前的相片才发现，现在镜中的自己已经是斑点密布。

经过皮肤科医生的诊断，认定黄女士是由于精神压力过大，内分泌失调而导致的气滞血淤，色素沉着，在外部表现为斑。导致内分泌失调的原因有很多种，比如情绪、情怀不畅，肝气不得正常疏泄，加上每月例假，造成气血流失，也容易引起内分泌失调；失眠、饮食不规律、劳累等生活中的很多因素也会引起内分泌失调。

很多人喜欢采用纯中药调理的方法祛斑，但"是药三分毒"，中药对于身体也不是完全没有副作用的。所以，在这里，我们建议大家采用果蔬外敷的方法来淡化、祛除蝴蝶斑。

下面就给大家介绍两个果蔬治斑的小偏方，以供参考。

香芹叶外敷法：先将香芹菜的绿叶切成碎末，和一杯酸奶混合，放 2~3 小时后，把糊状物抹在脸上。建议每天做 2~3 次。

胡萝卜柠檬外敷法：将 2 匙胡萝卜汁加入 20 滴柠檬汁，调拌均匀后，均匀敷于脸上 20~30 分钟后洗掉，再涂护肤霜即可。

以上两种外敷方法，取材方便，使用简单，虽然见效比较慢，却是无毒副作用的养生方，只要长期坚持，就能收到好的效果。

和其他的养生秘方一样，离开日常的护理保健，再好的方子也无法发挥作用。所以，好的生活习惯，好的情绪状态也必不可少。

## 边吃奶糊边按摩，香甜中找回无瑕肌肤

刚刚过完 30 岁生日的文慧如是一家服装公司的部门经理。她性格开朗，工作认真，因为娇好的面容、良好的业绩和颇具亲和力的性格受到公司领

导和客户的信任。就这样，她在自己的岗位上兢兢业业一干就是 7 年。但是最近一段时间，身边不止一个人向她提起"面子"问题，在应酬客户的时候，关系好的客户总不忘多问一句："小文啊，你这脸上怎么回事啊？是不是太累了，休息不好啊？"

每每遇到这样的场景，总是让她感到一丝尴尬。这一切都是因为她的脸上不知什么时候长起了黄褐斑，而且都在脸颊上比较明显的位置。不得已，她只好用遮瑕产品遮住，把妆容化得比较重。但这毕竟是治标不治本的下下之策，祛除黄褐斑成了她工作之外的又一大任务。

黄褐斑其实是面部病变的一种，是发生在颜面的色素沉着斑。中医称本病为"面上杂病""黧黑斑""面尘""蝴蝶斑"等。为邪犯肌肤、气血不和、肝郁气滞、气滞血淤等所致。通过内外结合的方法治疗黄褐斑，往往可以取得较好的效果。

这和黄褐斑的病因机理有关。当你精血不足的时候，导致淤积滞皮下，色素沉着而外发为斑，这是形成黄褐斑的原因之一。此外，心情一直

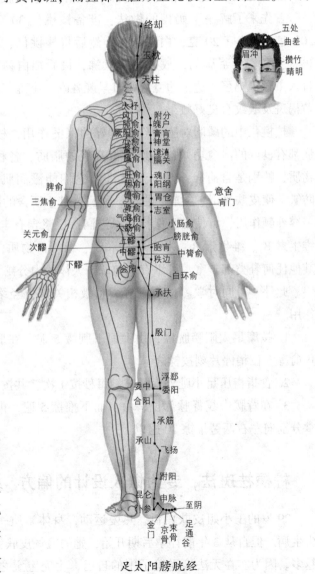

足太阳膀胱经

处于低潮期，烦躁郁闷，肝郁气滞，日久灼伤阴血，致使颜面气血失和也会导致发斑。还有的人是湿热体质，脾虚体湿，湿热之气上蒸于面，表现为斑……这三种是黄褐斑的主要发病原因。

万事万物有因有果。了解了病因，我们就可以对症施治，这样才能取得好的效果。

这里为大家提供的治疗方是食疗方加按摩、内服外治的一款偏方。

首先来了解一下奶糊的做法：准备核桃仁 30 克，牛乳 300 克，豆浆 200 克，黑芝麻 20 克，白糖适量。然后将核桃仁、黑芝麻放小磨中磨碎，再将牛乳、豆浆调匀，放入锅中煮沸，最后加白糖调味。也可在煮沸时，打入 1 颗生鸡蛋，边搅边煮。每日早晚各吃一小碗。经常食用，对淡化皮肤黄褐斑及皱纹有良好效果。

核桃仁中的磷脂对脑神经有良好的保健作用，核桃油对皮肤湿疹、炎症都有良好的治愈功效；牛奶含有高级的脂肪、各种蛋白质、维生素、矿物质，特别是含有较多 B 族维生素，它们能滋润肌肤，保护表皮、防裂、防皱，使皮肤光滑、柔软、白嫩，而且，其中所含的铁、铜和维生素 A，有美容养颜作用，可使皮肤保持光滑滋润；豆浆含有丰富的植物蛋白、磷脂、维生素 $B_1$、维生素 $B_2$，以及烟酸和铁、钙等矿物质，尤其是钙的含量，比其他任何乳类都丰富，可以有效地调节人体的内分泌。

此外，可同时学习按摩调理。刺激相关穴位经络，以达到通淤祛斑的作用。

1. 按摩足太阳膀胱经，由上而下刺激 5 遍。在肝俞、肾俞、脾俞、三焦俞等穴位稍停片刻按揉之。

2. 食指指压足小趾外束骨穴。每秒按 1 次，共按 5~10 次。

3. 在背腰中线督脉部位、由上而下推擦 5 遍，再以背椎为中线，用手掌分别向左右两旁推擦 10 遍以上。


## 柠檬祛斑法，专为懒人设计的偏方

29 岁的王小姐皮肤白皙，热爱运动，身体素质一直很好，一年到头很少生病。但自从 3 年前怀孕后期开始，她的脸颊皮肤就开始长斑，而且越来越多。因为实在无法接受镜子中的自己，生完宝宝之后她就迫不及待地跑去美容院做美容，同时也吃了一些祛斑的西药。但祛斑的效果并不理想。

所以，她在朋友的推荐下去找老中医治疗。老中医经过望、闻、问、切之后断定：她脸上的斑属于妇女产后出现的典型雀斑，与怀孕期间体内分泌大量雌性激素有关，便又给她开了一些调理的中药。但是，此时的她实在不想再吃药，她担心这样吃完西药吃中药，自己的身体是否还熬得住。

如果自己实在是太懒，根本不想为了祛斑而费事，更不想为此花费太多的精力和金钱，那么，不妨试试下面的外敷祛斑法。这不是一个快速解决问题的偏方，但坚持使用也能收到较好的疗效。

这个外敷方只需要你准备柠檬汁和黄瓜汁。每天将脸洗净后，抹上几层柠檬汁和黄瓜汁，保持约 30 分钟，然后洗掉。柠檬 30 克，研碎，加入硼砂末、白砂糖各 15 克，拌匀后入瓶封存，三日后用，每天早晚用此药少许冲温水适量，洗患处一次约 5 分钟，数日后雀斑自然隐退，连续用一段时间，可彻底治愈。无雀斑者用此药，也能达到滋润肌肤的功效。

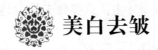

# 美白去皱

## 按压四白穴——最简单的美白养颜法

四白穴位于眼球正中央下 2 厘米处。当你向前平视的时候，沿着瞳孔所在直线向下找，在眼眶下缘稍下方能感觉到一个凹陷，这就是四白穴的位置。

四白穴有"美白穴""养颜穴"之称，很多人不太相信，养颜美白靠这么一个小小的穴位就能实现吗？你不妨每天坚持用手指按压它，然后轻轻揉 3 分钟左右，一段时间以后，观察一下脸上的皮肤是不是变得细腻，而且比以前白了？四白穴也可用来治疗色斑，如果再加上指压"人迎"（人迎穴位于前喉外侧 3 厘米处，在这里能摸到动脉的搏动），一面吐气一面指压 6 秒钟，重复 30 次。天天如此，经过一段时间后，脸部的小皱纹就会消失，皮肤变得更有光泽。

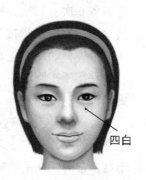

四白

四白穴的位置

这就是经络通畅的神力。

另外，因为四白穴在眼的周围，坚持每天点揉还能很好地预防眼花、眼睛发酸发胀、青光眼、近视等眼病，还可以祛除眼部的皱纹。

按摩四白穴时，为增强效果，首先要将双手搓热，然后一边吐气一边用搓热的手掌在眼皮上轻抚，上下左右各 6 次，再将眼球向左右各转 6 次。此外，还可以通过全脸按摩祛除眼角皱纹，四白穴和睛明穴、丝竹空穴、鱼腰穴一起用效果会更好。

## 祛除鱼尾纹，就从按摩瞳子髎穴开始

随着年龄的增长，眼角便容易出现一些细小的鱼尾纹，这是因为眼角周围的皮肤细腻娇嫩，皮下脂肪较薄，弹性较差。再加上眼睛是表情器官，睁眼、闭眼、哭、笑时眼角都要活动，故容易出现皱纹，而且一旦出现则较难祛除。面对眼角出现的皱纹，很少有女人不心急的，名贵的化妆品买了不少，可就是难以祛除。其实，只要每天轻柔地按摩瞳子髎穴就能把小皱纹赶跑。

瞳子髎穴位于眼睛外侧 1 厘米处，是足少阳胆经上的穴位，而且还是手太阳、手足少阳的交会穴，具有平肝息风、明目退翳的功用。经常指压此穴，可以促进眼部血液循环，治疗常见的眼部疾病，并可以祛除眼角皱纹。

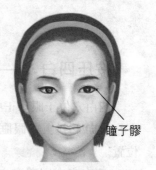

瞳子髎

瞳子髎穴的位置

具体操作方法：首先，将双手搓热，然后用搓热的手掌在眼皮上轻抚，一边吐气一边轻抚，上下左右各 6 次；其次，再以同样要领将眼球向左右各转 6 次，再用手指按压瞳子髎穴，一面吐气一面按压 6 秒钟，如此重复 6 次。

除指压按摩法外，下面再介绍几种祛除鱼尾纹的小食品，让你看起来更年轻。

1. 一根鸡骨：鸡皮及鸡的软骨中含大量的硫酸软骨素，它是弹性纤维最重要的成分。把吃剩的鸡骨头洗净，和鸡皮放在一起煲汤喝，不仅营养丰富，常喝还能使肌肤细腻，久而久之，鱼尾纹就会减轻了。

2. 一杯啤酒：啤酒的酒精含量少，所含的鞣酸、苦味酸又有刺激食欲、帮助消化及清热的作用。啤酒中还含有大量的 B 族维生素、糖和蛋白质，这些都是皮肤喜欢的营养成分。适量饮用啤酒（每天中餐、晚餐各饮 150～250 克），可增强体质，减少面部鱼尾纹。

3. 一块口香糖：每天咀嚼口香糖十几分钟，不但能清洁牙齿，更可使面部鱼尾纹减少，面色红润。因为咀嚼能锻炼面部肌肉，改善面部的血液循环，增强面部细胞的新陈代谢功能，使鱼尾纹逐渐消退。

4. 一团米饭：当米饭做好后，挑些柔软温热的米饭揉成团，放在面部轻揉，直到米饭团变得油腻污黑，然后用清水冲洗面部。米饭可以把皮肤毛孔内的油脂、污物吸出，使皮肤呼吸畅通，从而减少鱼尾纹。

另外，多吃富含胶原蛋白的食物，如猪蹄、猪皮、猪肘、鸡皮、鱼头、鱼鳞汤等，能使面部细胞变得丰满，从而减少细纹，令肌肤变得光滑且富有弹性。

## 列缺穴可以让皮肤细腻光滑有弹性

《素问·五脏生成》中这样记载肺的功能："肺之合皮也，其荣毛也。"意思是说，肺管理汗孔的开合。我们知道，皮毛包括皮肤、汗腺、毫毛等组织，为一身之表，依赖肺宣发卫气和津液温养、润泽，是机体抵抗外邪的屏障。肺的生理功能正常，皮肤得养，毫毛有光泽，抵御外邪的能力就强，故其荣在皮毛。如果肺功能不好，汗孔就不能正常开关，体内代谢的垃圾就不能随着汗液排出体外，而是在毛孔处堆积，渐渐的，就把毛孔堵住了，所以会在那儿起小疙瘩。因此，要想消除这些烦人的小疙瘩，就要想办法调理肺的功能，让汗液顺利排出来，这时列缺穴当然是首选的穴位了。

列缺是手太阴肺经上的络穴，又是"八脉交会穴"之一，通于任脉，能同时调节肺经、大肠经和任脉，可以通经络、调肺气。这个穴位也很好找，把两手虎口自然平直交叉，一手示指按在另一手桡骨茎突上，指尖下凹陷中即是。

具体操作方法：每天用示指按压此穴 3 分钟就可以。时间最好是在凌晨 3～5 点，当然，如果条件不允许，也可以在上午 9～11 点脾经旺时来按摩。另外，除了指压

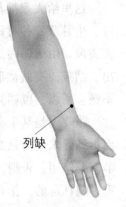

列缺

列缺穴的位置

法，我们还可以采用艾灸法，或者用热毛巾敷列缺穴，效果也很不错。

除了刺激列缺穴之外，要想让皮肤柔滑有弹性，我们还可以采用多运动和喝热水的方式达到多出汗的目的，只要汗出来了，小疙瘩也就会慢慢消失了。

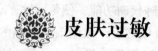

# 皮肤过敏

## 山楂荷叶饮，安抚你敏感的肌肤

随着生活条件的改善，人们的肌肤越来越敏感和娇嫩。即使自身不是过敏体质的人也很容易出现皮肤过敏的症状。这种现象的出现与外界环境污染有关，也与自身肌肤的免疫力下降有关。所以说，传统的护肤方法已经无法满足人们的要求。我们对于自身肌肤的健康护养还不到位。生活中常见的过敏性肌肤问题有哪些？怎样才能使自己的肌肤免受外界侵害呢？

我们这里所说的敏感性肌肤是指易受刺激而引起某种程度不适的皮肤。这里所说的刺激大多来自于饮食、情绪或所用的护肤用品。也就是说，敏感性皮肤很容易因饮食不当、情绪不稳或所用的护肤产品瑕疵，导致皮肤表面干燥、发红、起斑点、眼肿、脱皮或生暗疮。这些刺激均源自于日常生活，所以，若想让肌肤免受外界侵害，就要从生活中入手。

这里给大家推荐的是山楂荷叶饮。这个饮食偏方主要由山楂、新鲜荷叶、生甘草三种材料构成，具有清热利湿、解毒止痒的作用，常用于治疗面游风。由于体内虚热而气郁的患者，颜面部皮肤红斑弥漫不清，伴有渗出、结痂，皮肤油脂多，并伴有瘙痒感。这样的患者因为体内湿热，气郁不畅，所以，以调补体内的食疗方最为适宜。

张晓飞是某生态公司的商务翻译，因为工作性质的关系，经常要化妆，而每到春末夏初就是她最头疼的时候。平时一直使用的化妆品，在这个季节都要停用。否则，自己的耳根和脖子部位就会出现明显的过敏症状，严重影响日常的工作和生活。其从事中医诊疗工作的姑妈，得知这个情况之后向其推荐了这款食疗偏方——山楂荷叶饮。晓飞尝试一个月左右，过敏症状明显改善。

这款饮品的具体制作方法是：取山楂 80 克，新鲜荷叶 1 张，生甘草 5 克。上药洗净，加水 1000 毫升浸泡半小时后大火煮开，再换成小火煮 20 分钟左右。然后，按照上述方法再重新煮一次，将两次所煮的药相混合。服用时，将上药分 2~3 次，每次饭后半小时左右服用 1 次。每日 1 剂，连服 3~4 周即可见效。

山楂中含有一种叫槲皮素的物质，具有消炎、抗水肿、抗过敏的功效，很适合治疗皮肤炎症和前列腺炎症。荷叶自古就是"药食两用"的食物，古书中有以荷叶为主要材料治愈传染性皮肤病的记载，比如黄水疮。此外，荷叶对因油漆过敏而致的过敏性皮炎漆疮也有显著的疗效。

在服用此饮品期间要对个人饮食有所顾忌。首先要注意控制膳食中的脂肪量，脂肪不宜过多，否则会加重症状。一般说来，每天供给总膳食脂肪量在 50 克左右为宜。50 克脂肪量大约包含了 300 千卡的热量。正常的三餐中可以适当选取高蛋白饮食，因为蛋白质有利于保持正常皮肤角化代谢和毛囊正常的畅通。但是，千万注意少吃甜食，因为含糖较多的饮食可促使产生更多的脂肪。其次，要多吃富含维生素的食物，尤其是含维生素 A 的食物要适量多吃，以纠正毛囊皮脂角化异常，防止毛囊堵塞。另外，可以多吃富含维生素 C、维生素 $B_1$ 的食物，如新鲜蔬菜、水果等，适量增加谷物杂粮等食物，天然的五谷杂粮也能有效提高皮肤自身的免疫力。

## 贴敷磁疗，睡一觉皮炎就好

曾经遭受或正在遭受皮炎困扰的人都有这样的体会：皮炎反复发作，发病时间漫长，且久治不愈。自此受了它的"控制"，吃饭不能随心所欲了，这个不能吃，那个不宜吃，诸多美味佳肴无福享受。心情也越来越糟糕，身上一片片的红斑，影响了交际活动，身边的朋友也好像变得疏远了。

李女士是某高校的离休教师。在学校离退休老干部的春游活动中，她随团去了杭州西湖游玩。午餐时间，当地饭馆的特色菜上来，大家都忍不住尝个鲜，只有李老师不动筷子。老同事看到问她怎么不吃，她说自己患了过敏性皮炎，不敢吃。本来有皮炎就很容易感觉皮肤瘙痒，如果吃了"刺激"的东西就会更痒，忍不住去挠会挠得血迹斑斑。为此，她两次住院也没治好。

当时老同事们纷纷出谋划策。李女士很受感动，就把觉得可以一试的方法一一记了下来。回家之后大胆尝试了几个。她发现，其中有一个用磁铁治疗皮炎的方法很有效。同事当时只是说磁铁的磁力能消除风湿热邪，增加肌肤失去的营养，从而达到活血化瘀、祛风消炎止痒的作用，建议一试。后来，李女士依法治疗，1个月就彻底治愈了过敏性皮炎。

也许有人会觉得李女士是误打误撞治好了病。其实不然，我国用磁治病有着悠久的历史。在《本草纲目》《中药大辞典》等著名药书中，用磁治病的药方多有记载，"磁疗法"早已被医务界普遍采用。磁疗方法很多，常用的有以下三种：磁片贴敷法、旋转磁疗法和应用电磁疗机。而李女士所采用的正是第一种方法：磁片贴敷法。

磁疗的活血化瘀的作用是很强的，磁场可以使皮肤的温度升高，主要由于血管在磁场作用下扩张，血液循环加快所致；磁场还可以使皮肤电阻下降。

磁片贴敷法不受场所限制，取材简单经济，在家里进行就可以了。操作起来步骤也很容易掌握，只要选择合适磁场强度的磁片，用胶布固定在治疗部位或一定的穴位上即可。若对磁片过敏，可在磁片下衬以薄纸，再用胶布固定。一般磁片贴敷法可连续进行5~6天，取下休息1~2天再贴，3~4周为一疗程。贴敷磁疗时，其副作用大多在两天内出现，有恶心、呕吐、心慌、一时性呼吸困难、头晕、嗜睡、乏力、低热等。轻者可对症治疗，重者则须停止磁疗。毕竟，每个人的体质不同，不排除出现个体不适的情况。

磁片贴敷法应用起来有相应的条件。为了安全操作，避免对患者产生不利的身体影响，应视病情而定，一般可依据下列几点原则：

首先，患者若是上了年纪的老人或者10岁以下的儿童，或者是天生的过敏体质者，应该先用小的磁场。

其次，治疗头、颈、胸部开始时用小磁场，腰、腹、四肢等部位开始即可用中或大的磁场。而且磁疗时间严格限制在半小时以内为宜。

最后，所治的患者疾病若为急性病症，也应从小磁场开始循序渐进。

当然，如果自己还是有些拿不准，或者第一次尝试磁疗的患者，可以先到医院或磁疗物品专柜咨询相关事宜之后再进行尝试。


## 冰镇组合套装，过敏体质不是罪

人的体质多为天生，虽然可以通过后天的保养和修复得到一定的改善和提升，但想彻底改变自身体质，则需要费很大的力气。时间、精力、金钱、正确的方法缺一不可。这也是诸多过敏性体质者的一大烦恼。

过敏性体质的人在饮食、保健等多方面都属于特殊人群。因为自身对外界污染原、敏感原的抵抗能力很低，所以比常人更易受到健康侵害。

此时应先认清自己肌肤敏感的原因。敏感也是有类型区分的，对症施治才可能收到事半功倍的效果。

有的人无论什么季节，肌肤总是干巴巴的，一抹上化妆水就会感到有点刺痛，甚至发痒红肿，这种类型的人属于干燥性敏感肌肤。肌肤过敏的原因多是因为肌肤严重缺水，导致防卫机能降低，治愈的主要方向是充分保湿。

有的人时常受到痘痘的烦扰，而且长痘痘的区域不仅集中在鼻翼四周，还可能扩展到脸颊等易干燥的部位。有这些症状的人属于油性敏感肌肤。敏感原因为过剩附着的皮脂及水分不足引起肌肤防护机能降低。治愈的主要方向是去除多余的皮脂并充分保湿。

有的人在季节交替的时候或者生理期前，化妆保养品就会变得不适用，只要睡眠不足或压力大，肌肤就会丧失弹性，暗淡无光，有这种症状的人属于压力性敏感肌肤。原因在于各种外来刺激或激素失调所引起的内分泌紊乱。治愈的主要方向是减压和暂停使用一切化妆品。

还有的人只要碰到一点点过敏原就有强烈的过敏反应。敏感的皮肤容易泛红，鼻头、脸周横着一条条触目惊心的红血丝，经常发痒甚至变得粗糙脱皮。这种就属于永久性过敏体质。这种体质引发的过敏症状是复发性的，即使暂时克制住也不能避免今后复发的可能。暂时没有药物或者其他治疗方法可以彻底治愈。

了解了以上几种肌肤的敏感类型，依据自身的情况对号入座，基本就可以确定今后保养的方向了。其实，不管哪一类的敏感，所选用的产品和治愈方都应该以安全为首要原则。这里为大家推荐的是一款以舒缓为目的的冰镇面膜，可以有效缓解因为过敏而出现的红痒症状。

冰镇舒缓面膜的材料十分简单，只需一张制作面膜专用的纸膜和一瓶喷雾。把喷雾放在冰箱中冷藏一段时间（注意时间最好不要超过 2 小时），彻底清洁脸部并擦干，用冰凉的喷雾喷在脸上。把脸打湿，把纸膜打开覆盖在脸上，继续用喷雾喷脸，直到有水从纸膜上流淌下来为止，这时候会有十分冰爽宜人的感觉，脸上因为过敏而发痒的感觉也会瞬间消失。有一点千万要注意，绝对不能等纸膜干透了再揭下来，那样会把肌肤中的水分也带走，正确的做法是在纸膜还湿润的时候就揭下来。如果你之前就有比较信任的抗过敏药剂，可以组合使用。

在平时的预防上，应如何做才能有效呵护皮肤，减少过敏发生的概率呢？

1. 远离过敏源：烈日骄阳、盛开的花朵、垃圾堆、光缆机电设备、未使用过的护肤品和化妆品等任何可能引发肌肤敏感的东西，都应尽量少接触或不接触。

2. 要清楚了解你正在使用的护肤品性质及使用方法。避免使用疗效强、活性强和可能对皮肤产生刺激的物质。在日常洁面时也最好采用简单的洁肤爽肤润肤程序。

3. 注意使用防晒产品。近来有些厂商推出含较少化学成分且具有物理成分的防晒品，对皮肤的刺激相对要少。同时要避免过度曝晒，因为紫外线的穿透力特别强，经常曝晒会使皮肤变薄，更容易受到刺激。

4. 随身衣物要冲洗干净，手帕、毛巾类每日会直接接触肌肤的个人物品要时刻保持洁净干燥。残余在衣物毛巾中的洗洁精可能刺激皮肤，不干净的擦面物品很可能造成肌肤的二次污染。

5. 在饮食上，要多食新鲜的水果、蔬菜，饮食要均衡，最好多食大量含丰富维生素 C 的水果蔬菜，以及含 B 族维生素的食物。

最后还要提醒大家的是，不管是效果多好的护肤保养品都应该严格按照使用方法进行，不能因为效果显著就擅自更改使用次数和剂量，以避免产生过犹不及的尴尬结果。

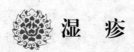

# 湿 疹

## 成片湿疹竟然被樟脑球除了根

湿疹是一种常见的过敏性炎症性皮肤病，以皮疹多样性，对称分布，剧烈瘙痒，反复发作，易演变成慢性为特征，可发生于任何年龄、任何部位、任何季节，但常在冬季以后复发或加剧，近年来湿疹的发病呈上升趋势，这可能与气候环境变化、大量化学制品在生活中的应用、精神紧张、生活节奏加快、饮食结构改变有关。

张某是大四学生，2009 年的暑假，她本打算到秦皇岛度假。可是，出发前发现自己的小腿四周长满了红色的疱疹，摸上去有些硬，奇痒无比。出于本能的保护，她克制自己，并没有去抓挠，可是到了晚上症状加重，坐卧不安。为这病，她取消了游玩的计划，本想用药物抑制病情，无奈病情发展迅速，疱疹硬硬的、红彤彤的，让她不敢轻易采取举措。一连四天，都没有好转，让她对治愈病症信心大减。

正在这时，她的病情被母亲发现了。母亲找出白酒和樟脑球，告诉女儿这是一个治疗湿疹的小偏方。以前自己得的时候，姥姥就是这么做的，非常管用。妈妈的话让张某看到了希望。

这个偏方操作起来其实很简单：只要准备白酒 500 毫升，樟脑球 24 粒，放入耐高温的容器内用火加温，至樟脑球全部溶化后，用干净的棉花蘸着搽患处。一般擦拭 3~4 次就会痊愈。情况稍微严重些的，一周即愈。几个月过去了，张某的病都没有复发。

当然，湿疹也是有不同的类型的。最为常见的有急性湿疹和慢性湿疹两种。上文张某所患的就是急性湿疹，剧烈瘙痒，红斑、丘疹、丘疱疹或水疱密集成片，易渗出，边缘不清，周围散布小丘疹。如继发感染，可出现脓包或浓痂。这类湿疹如果处理妥当不会有后患，如果处理不当也不排除复发后转为慢性的可能。

因为湿疹和皮肤瘙痒、过敏一样，都属于过敏性炎症，所以，同样也是有过敏原的。只不过湿疹的过敏原相对较为隐性，而且多与湿热之气有关。体内湿热过重，又遇到外界诱因，两者叠加发挥作用，发于体表，造成湿疹发作。

所以，在饮食上，要注意少吃刺激性食物，多吃富含维生素和矿物质的食物，以调节减轻皮肤过敏反应，保持正常的消化和吸收能力。食物应以清淡为主，少加盐和糖，以免造成体内水和钠过多的积存，加重皮疹的渗出及痛和痒感，导致皮肤发生糜烂。

## 脾虚出湿疹，多喝粳米粥

前面我们介绍了应对急性湿疹的一种外治偏方。其实，依据湿疹发病的不同原理，内治方也有其用武之地。

如果每到夏天，早上醒来时，你都会发觉自己的嘴巴发甜，毫无胃口，继而皮肤瘙痒，严重时还出红疹子，那么就表示你已经得了脾虚型湿疹。这种湿疹与其他类型的湿疹相比最大的不同在于治疗方式。因为湿热之气发于体内，而非外物诱导，所以内部调养极为重要。脾虚型湿疹的发作过程通常也就一两天，要及时对症治疗，才不至于导致严重湿疹。如果是因为食用鸡蛋、牛奶、鱼虾等引起一种变态反应性皮肤湿症，导致皮肤出现红色丘疹、皮疹或疱疹，继而伴有渗出液，日常饮食中更应多加注意。

这里为大家推荐的是粳米粥。需要准备薏苡仁、粳米各 30 克，冰糖少量。将薏苡仁、粳米共煮成粥，再放入少量冰糖，作为晚间餐点食用，疹痒就会自愈。

治愈这种脾虚湿热型的湿疹要从发病的本源上治起。因为脾虚才会让病症有机可乘，所以，调理脾胃是第一步。那么，为什么会出现脾虚之症呢？临床经验告诉我们，脾虚多因饮食失调，劳逸失度，或久病体虚所引起。所以，合理规划自己的生活节奏，适当进行减压运动，都是避免脾虚的好方法。

脾胃是人体纳运食物及化生气血最重要的脏腑，对脾胃病患者来说，食疗亦不可缺少，但必须根据病人平素的体质和病情不同来选择饮食。这也就是我们常说的"对症而食"。

若平素脾胃虚寒的人，或因为受寒而经常胃痛、腹痛、泄泻的人，应多食性味辛热的食品。比如葱、姜、韭、蒜、胡椒等；脾胃虚弱、消化不良的人，宜食用红枣、山药、扁豆、芡实、莲子肉等食物；胃热过旺的人，宜食梨、藕、甘蔗、蜂蜜等利于生津的食物；若气血阻滞、面色不佳的人，宜多食萝卜、佛手、金橘等食物。

## 地瓜水果盅，改善湿疹效果好

徐大妈自退休之后就开始筹划在社区建立新的老年人活动中心，为社区老人的健康出谋划策，同时也给自己的生活重新划出一个重心。一开始没有多少人响应她，来交流养生方法的老年人很少。后来，徐大妈生了一场病，却因病得福获得了大家的拥护。

徐大妈得的是湿疹。腿上和胳膊上都长出了红斑和丘疹，还有些轻微的腹胀。她怕自己这个样子去社区中心会吓到别人，就在公告栏上留下本期探讨的养生主题，并真诚地说出了自己的苦恼，让大家自由留言。几天后，不大的黑板上竟然密密麻麻留下不少治愈方。徐大妈很受感动，并在其中得到了健康的福音。没过多久，她的病就好了。再次走进社区活动站的时候，里面已经很热闹。

把徐大妈的湿疹治好的方子不是什么传世秘方，也用不着花多少钱，这个方子就是地瓜水果盅。

这款方子的具体制作方法如下：先准备地瓜 100 克，苹果、橘子各 60 克，葡萄干 6 克，柠檬汁少许，砂糖 1 大匙。然后把地瓜削皮切成 1 厘米厚的扇形；苹果去皮去芯，切成 1 厘米厚；橘子去薄皮备用。锅中放入地瓜、苹果、橘子和葡萄干、柠檬汁、砂糖、水 2 杯，煮到地瓜变软即成。

之所以选择地瓜作为主要的食材，是因为地瓜自古就是一种药食兼用的健康食品。它含有一种类似于雌性激素的物质，对保护人体皮肤、延缓衰老有良好的作用。不过，食用地瓜最好在中午而不是晚上，以免其所含的酸性物质淤积体内，对人体健康造成不必要的损害。

# 狐　臭

## 老生姜治腋臭，效果显著

得了狐臭，不仅会影响自己的心情，也会给社会交际带来影响。

在社会交往中，人们会自然地抵制身上有异味的人，因为狐臭的刺鼻气味使人感到特别的厌烦，这样就给狐臭的人造成了很大的心理负担并会产生自卑感，从而影响工作和学习，以及交际。

刚满 18 岁的邓某生下来就有狐臭。每当流汗时，腋下便会发出一股令人恶心的臭味。因为是遗传，所以更难根治。家人为了她几乎用尽了各种药方，内服外敷方样样都做了尝试，却一点也没有效果。为了治好狐臭花费了不少时间和金钱，在这个过程中她承受了精神和肉体上的双重痛苦。后来，在朋友的介绍下，她到某整形医院开了一次刀，难闻的味道确实消失了好一阵子，可惜好景不长，没过几个月又复发了，而且较之前的味道一点也没有减轻。

就在邓某的家人为此发愁的时候，邻居张老太太得知此事后，上门来聊天，还带上了几块姜。她语重心长地解释说老姜可以治狐臭。只见张老太太将姜洗净切成小片，用火烤软以后，贴在她洗净的腋下摩擦。就这样，她抱着试试看的想法，每天起床后和临睡前，将腋下洗净，然后把烤热了的生姜片贴上，轻轻地摩擦约五六分钟。最初，也不见什么效果，但在她坚持三个月后，奇迹出现了：困扰她十多年的狐臭，竟然用生姜治愈了。

凡是皮肤病症，只要了解了其原理，依据自身病况详情都能找到对症的解决办法。狐臭是分布在体表皮肤如腋下、会阴、背上部位的大汗腺分泌物中产生散发出的一种特殊难闻的气味。这是由腋窝皮肤的大汗腺分泌物经细菌作用而产生的臭味，是一种不良体味，主要见于青春期女性。

腋臭在中医学中属于"体气""狐臊""狐气"。中医认为，本病多与先天有关，禀于先天，承袭父母腋下秽浊之气，熏蒸于外，从腋下而出；或因过食辛辣厚味之品，致使湿热内蕴；或由天热衣厚，久不洗浴，使津液不能畅达，以致湿热秽浊，熏蒸于体肤之外而引起。

狐臭有先天遗传也有后天引发，对于先天的情况，根治起来较为困难，而后天引发的病症，可能和当地的饮食以及气候都有很大的关系。从饮食保健的角度讲，少吃肉，少吃油炸的食物，确实对抑制狐臭的产生有相当的功效。从日常起居的角度讲，注意个人卫生，勤洗澡，勤换内衣，经常保持腋窝部位的干燥和清洁，这样可以减少臭味的散发。少做过量的运动，保持生活规律，情绪稳定也很有必要。

具体说来，对有狐臭的患者而言，找到对症的治疗方法只在其一。严格注意饮食禁忌也很重要。

腋臭患者要戒烟酒，不吃或少吃有强烈刺激的食物，如大蒜、大葱、洋葱、浓茶等。这样可以减轻臭味。而且，常吃蔬菜对人体有益，蔬菜中的纤维质虽不能被人体的肠胃所吸收，但本身会吸收大量的水分，增加粪便形成的软度，有益排便，从而排除体内的细菌和毒素，有效减少细菌经汗腺从皮肤排出体外，可以减轻狐臭。

## 痛快地辣一次，异味从此远离

患者要想治愈狐臭，第一步就是摆正心态。得了狐臭不是什么罪过，也不是什么丢人的事，只是皮肤生了病。而作为一个病人要想自己的病尽快好起来，应懂得自我调节。一个心灵力量强大的人，病也会好得快。

得了狐臭千万不要讳疾忌医，也不要胡乱医治。虽然现在随着医疗技术的发展，已经可以选择手术方式治疗狐臭，但这种方式未必适合所有的狐臭患者。

姚某是汽车销售人员，虽然自己的体质容易出汗，但身上狐臭异味并不严重，所以一直也没有去医治。但是，每到夏天的时候，他就变得忧心忡忡，最后竟发展到不愿和客户面对面交流，觉得大家都用异样的眼光看他，于是他想通过手术彻底消除狐臭。其实，像他这样的情况根本不需要手术治疗狐臭，只需要注意饮食和个人清洁卫生就可以了。他的情况不是因为病情加重，而是自己的心理产生了怯懦感，而令身体的不适感变得强烈起来。这也就是我们常说的精神作用。

正巧，他的上司也是以前学校的学长，两人私交甚好，学长在了解了他的烦恼之后，和他倾心聊天，告诉他一个治疗狐臭的偏方。而且言辞诚恳地说：这个偏方自己的亲戚用过后效果不错，但是也不能打包票保证对每个人的狐臭都有用，你可以试一下。

这个偏方就是辣椒碘酒治狐臭法。具体的做法是：将 50 克新鲜辣椒粉放入 300 毫升碘酒中浸泡 15 日。每日早晚先擦净汗渍，然后用此液涂抹患处，即可见效。

姚某在了解了相关情况之后，决定按照此方一试。没想到两周之后，病情果然好转。

另外，他病情的好转也与自己治愈期间注重日常保健密切有关。在患病治疗期间，他严格遵守了以下几个方面：

首先，注意饮食。多吃富含水分的蔬果瓜类，多饮乳酸饮品，忌吃刺激性味道的食品，忌多油的零食，荤素搭配合理。

其次，勤洗澡、多运动。生命在于运动。生活中适当的运动可提高身体免疫力，加强身体新陈代谢的能力。特别是夏天很多上班族都待在空调房里，使得汗腺功能退化，结果使不经过充分过滤的汗液大量冒出而有汗臭味。这也是狐臭患者不愿也不宜待在空调房的原因。

再次是调节情绪和心态。狐臭患者不能太过焦虑，情绪焦虑易引起体内毒素积累，加重狐臭味。而且，从实际效果的角度看，焦虑和担心并不能解决任何问题。

最后一点还要注意体内排毒。体内的毒素淤积也会给皮肤带来负担。有便秘的患者尤其要注意这一点，保持排便通畅，排除体内毒素，减少汗液中的毒素排出也是减轻狐臭味的一个方法。

了解了以上几点，以此法保健，试用适合自身的治疗方案进行调节，相信，被狐臭烦恼的日子马上就会结束。

## 明矾水擦洗治狐臭

18岁的小溪是某高中的学生，是一个善良又热心的男孩子。平时成绩优异，无论从老师还是家长眼里都是好学生、好孩子。可是，他并不那么自信，在班上好朋友也不多，他刻意和别的同学保持着礼貌的距离，更很少参加体育活动。同学们都以为他是在走神秘路线。事实上，是因为他腋下的异味让他不好意思接近别人。虽然在两年前曾接受激光治疗，花了不少钱，但效果不佳。这给他的身心带来很大的痛苦。好几次他都梦到一向被赞许目光注视的自己被同学们厌恶了。

正当他为此苦恼之时，四处为他寻医问药的妈妈得知了一种明矾水擦洗疗法。明矾性寒味酸涩，具有较强的收敛作用。中医认为，明矾具有抗菌、杀虫、止痒的功效。狐臭的发生就是由于汗液浸渍皮肤角质层蛋白，形成寄生菌的温床，它们分解大汗腺分泌物中的有机物，产生短链脂肪酸及氨而发出特殊的臭味。所以，明矾具有的抗菌功效在此发挥了应有的作用。

小溪试用此法一个疗程之后就获得了很好的疗效，现在小溪腋下几乎已经没什么异味。这个偏方的具体操作步骤为：取5%明矾水20毫升，直接蘸取擦洗患部，1日2~3次，10日为1个疗程。擦洗后，最好用爽身粉擦扑，以利于患部祛湿护肤，润滑爽身。此疗法对腋臭有明显疗效。然而不足的是，此法虽然能有效缓解异味，却不能除根，一旦发现腋下重新出现异味就要继续擦洗。

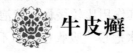

# 牛皮癣

## 斑蝥治牛皮癣，恢复健康身心

牛皮癣是一种慢性瘙痒性皮肤病，在红斑上反复出现多层银白色干燥鳞屑，又称为银屑病。发病的部位以头皮最常见，其次为小腿、肘部、背部、上臂、前臂、膝盖、胸部以及腹部和臀部等。这虽然只是皮肤病，一般不会引起其他恶疾，但是却会给患者带来巨大的心理压力，严重影响其正常生活。

李某今年64岁，患牛皮癣已经有10余年，曾多方医治，始终未治好，花费金钱、时间难以计算。初起的病症皮损是红包和斑丘疹，有干燥的鳞屑，以后逐渐扩展而成棕红色斑块，边界清楚，相邻的可以互相融合。鳞屑是银白色，逐渐加厚。因为总是忍不住想搔抓，所以鳞屑呈碎末纷纷飞落，露出红色光滑基面，有的部位还有小点状出血。到了后来，他患处的鳞屑又厚又硬，已经妨碍到了皮肤伸缩，尤其关节等处厚硬鳞屑很容易破裂并使皮肤发生裂口而疼痛。他也因为此病，而疏远了不少朋友。可以说，身心上都承受了不少痛苦。

后来，偶然的机会得知了用斑蝥医治牛皮癣的方子。他像以往一样抱着试试看的心情试用了10多天，没想到症状大大缓解了，又接着使用了一周之后，牛皮癣痊愈，再未复发。李某很庆幸自己了解到了这个传世偏方，所以热心地将其与病友分享。

下面就和大家分享一下斑蝥治愈牛皮癣的具体方法：

准备斑蝥10克，将其加入75%酒精内，浸泡1周即成。用棉签或药刷蘸药液涂皮损处，一般涂药后24小时内起水疱，起疱后不要将其刺破，待3天内液体自行吸收，皮损结痂脱落。若仍有苔藓样变者，可再次涂药，一般每隔1周可涂药1次，直致病变组织脱尽为止。若有复发者，可再用此方。

斑蝥的发疱机理，主要与斑蝥所含的斑蝥素和皮肤中某种酶的参与有关，它们可以加速皮损局部的血液循环，促进新陈代谢，从而改变局部营养，使苔藓样化的病理组织吸收消退。斑蝥的刺激性比较强烈，但对组织的穿透力却较小，因此，其作用比较缓慢，发泡时仅有轻微疼痛，通常不涉及皮肤深层，所形成的水疱很快吸收痊愈而不遗留疤痕。可以说，本方是比较安全、方便、经济、可靠的，值得一试。

其实，牛皮癣的发病原因还与生活方式密切相关。生活中压力过大，以致病者内分泌失调，从而影响身体的免疫系统，进而诱发皮肤疾病。所以，一般患者如果去医院就医，医生往往会为其开具处方维生素B片，以帮助舒缓压力。而且，还会建议患者多做有氧运动，使身体的自然调节机制透过运动而自我调整。

## 多味参组合，妙法治愈牛皮癣

很多人都以为牛皮癣会传染，而主动躲避患者。事实上，牛皮癣并不是一种传染病，只不过牛皮癣呈现的病症表现较为恐怖，让人看到之后心里很不舒服，所以往往给患者带来极大的身心痛苦。那么，这样让人烦恼的皮肤疾病究竟是由什么原因引发的呢？

经过临床医学验证，引发牛皮癣的因素可能有以下几个方面：

首先是受风寒。这是牛皮癣在秋冬季节多发的原因之一。受风寒侵袭而诱发牛皮癣的为数较多，由于居住环境潮湿、天气寒冷可使本病发生或加重，因此，患者应尽量避免大冷大热刺激皮肤，住室保持通风干燥。

其次是局部感染引发。局部感染是诱发牛皮癣的一个重要原因，尤其是感冒后若并发扁桃体炎、气管炎，需要积极治疗，尽量缩短病程。扁桃体反复发炎，与牛皮癣发作有密切关系者，可考虑扁桃体切除术，这一点对青少年患者尤为重要。

再次是精神压力。由于工作压力大、睡眠不足，精神过度紧张造成情绪不稳定，暴躁情绪，也会导致牛皮癣发病。

此外，牛皮癣病发还可能是由于皮肤过敏。由于饮食或服用药物，或接触某种物质而过敏常可诱发牛皮癣的发生。患者每次复发后，需仔细回想近来曾服用了什么东西或接触了哪种物质，今后应尽量避免接触，比如某些海产品、牛羊肉、辛辣食物等。

孟某是个新妈妈，刚生下一个健康的宝宝。产后1个月左右，她的后腰部位发起了小丘疹。一开始还只有一两个，后来越来越多，形成了较大的片状皮肤损害而致，并蔓延全身。放眼看过去，腰背部的皮肤被密密麻麻的丘疹占据。经过专业检查发现，这些丘疹实际上是大小不等的银白色鳞屑损害而致，有的融合成片，小的有 1 厘米×2 厘米，大的有 20 厘米×20 厘米，部分已经皲裂出血，表面结痂，奇痒。

后来，家里长辈从老家带来几味参，据说经过调制后服用效果特别好。孟某按照指示的方法服用，半月后鳞屑竟然全部脱落，3 个月左右病灶基底沉着斑全部消失，皮肤恢复正常。

下面就是详细的配方：

党参、苦参、沙参、玄参、丹参、当归、川芎、荆芥、防风、白芷、桂枝、白藓皮、犀角各 3 克，乌蛇 9 克。痒甚者加蝉蜕、川椒各 9 克；不痒者加三七 3 克，生地 9 克。犀角单独为末，余药共为细末，混匀分为 3 包。每天晚饭后用黄酒冲服 1 包，服药前先吃 3 个红皮鸡蛋。首次服药后要盖被发汗。服药期间应避风。每周 1 剂，治疗期及治疗后 1 年内要少吃腥辣等刺激性食物。

第一次服药后的发汗，对于疗效好坏具有决定性的作用。把汗出透了、出彻底了，疗效一般较好；相反疗效较差。但需注意严密观察，以防过汗发生虚脱。

除了积极配合医生的治疗，生活中患者也要注意饮食，多吃有益病情的食物。下面为大家介绍一些牛皮癣患者宜吃的食物。

简单说来，牛皮癣患者的饮食应当以谷类食物为主，多样搭配。谷类食物是中国传统膳食的主体，不过，牛皮癣患者越来越倾向于食用更多的动物性食物。动物性食物所提供的能量和脂肪过高，对牛皮癣的预防不利。此外，牛皮癣患者要注意粗细搭配，经常吃一些粗粮、杂粮等。稻米、小麦不要碾磨太精，否则谷粒表层所含的维生素、矿物质等营养素和膳食纤维就会大部分流失到糠麸之中。多吃蔬菜、水果和薯类食物，在保持牛皮癣患者心血管健康、增强抗病能力、减少癌症发生等方面，起着十分重要的作用。

水果中含有丰富的葡萄糖、果酸、果胶、维生素 C 和胡萝卜素，对皮肤修复极有好处，适当多吃一些对病症的治疗也会起到自然的辅助作用。

## 了解身上的穴位，缓解癣疾痛苦

下面为大家介绍的是从我国传统穴位疗法中总结出的一种应对牛皮癣的方法，希望这种方法能尽早帮助患者解除疾病带来的痛苦。

主穴选风池、曲池、外关、合谷、八邪（经外奇穴，位于手指背侧，微握拳，第 1~5 指间，指蹼缘后方赤白肉际处，左右共 8 个穴位）、血海、三阴交、郄门、劳宫、阴陵泉。配穴为阿是穴（即患处）。

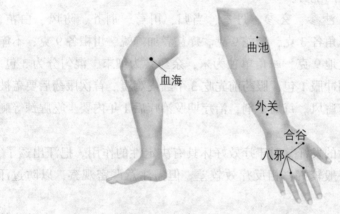

血海、曲池、外关、合谷、八邪等穴的位置

主穴用按摩锤敲打法配合点按法，配穴用梅花针重叩。如果对于具体的操作手法不是很了解，可以到专业按摩所咨询。让其按照此方上所示的穴位进行治疗。

方中所取风池、八邪可以祛风；曲池、合谷分别为手阳明大肠经的合穴、原穴，既能清利肌肤湿热，又可清利胃肠湿热；外关清热通络；血海补血润燥，祛风止痒；三阴交、阴陵泉用以利水渗湿；郄门、劳宫取以宁心安神、止痒；梅花针重叩患处，可以疏通肌腠风毒之邪。

针灸按摩疗法对牛皮癣有很好的止痒作用，但复发率较高，应坚持治疗。皮肤损伤处不要搔抓及烫洗，也不能外涂过于刺激的药物。

# 第二章

## 五官科老偏方，
## 让你笑面人生

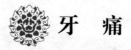

# 牙　痛

## 贴压关键穴，牙痛和你说再见

俗话说得好："牙痛不是病，疼起来真要命。"牙痛确实不是病，但却往往是生病的一种症状体现。因为牙痛的类型多种多样，所以，要想止住疼痛，就要先弄明白自己的牙为什么会痛？

孙岩是某出版社的一名责任编辑。因为工作的需要，平心静气，集中精力审阅稿件是她每天必须具备的状态。最近，她却常常坐不住，每隔几十分钟就要出去一次，在洗手间待好几分钟才出来。关系好的同事见她这样子有些纳闷。

"唉，我是因为牙痛的厉害，脸有些肿，去冰敷了。"她无奈地解释。

"原来如此，不过，这样能行吗，赶紧去看看吧。"

"没事的，我就是最近压力太大，有些上火。但是，又不想吃药。"

"我听说可以利用穴位治疗牙痛，你不妨试试。"

经过进一步的了解，孙岩真的尝试了同事推荐的穴位疗法，效果挺不错的。

说到穴位疗法，我国医学临床实践，摸索出治各种牙痛的耳穴贴压疗法，不仅药费低廉，而且易学易行，效果也好。可以说，是治愈牙痛的妙方。

具体的实施方法是：到中药店买一些王不留行药籽（买不到可用萝卜籽或六神丸代用）。把医用胶布剪成小指甲大的方块，然后把王不留行籽（萝卜籽或六神丸）粘在胶布中心成为贴块。这种贴块，按各种不同牙痛贴在不同的穴位，并在牙痛时在贴块上施压：上牙痛，贴上颌穴、心穴、上牙痛穴；下牙痛，贴下牙痛穴及下颌穴；前牙痛，贴前牙痛穴；风火牙痛（齿龈肿胀，形寒身热），贴耳尖穴；实火牙痛（口渴、口臭、便秘），贴太阳穴、胃穴、三焦穴；虚火牙痛（隐隐疼痛，牙齿浮动），贴肾穴、肾上腺穴。

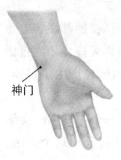

神门

神门穴的位置

另外，不论哪种牙痛，都必须贴牙痛点穴和神门穴。

像上面例子中，孙岩因为上火而引发的牙痛情形就属于实火型牙痛，可以选择贴相对应的三个穴位来止痛。

须注意的是，耳郭上的穴位，贴药分男左女右。一个星期后揭去贴块，若刚见好，可换耳再贴一个星期，以巩固疗效。贴药要尽量贴准穴位，以保证其发挥最大最有益的效用。这种穴位疗法相比其他疗法而言更安全，既无刺痛，也不会因为患者是过敏体质而不敢采用。

唯一避免的禁忌情形是，如果在需要贴的穴位附近有冻伤，那么就不便采用此法治疗。

除了上述所说的穴位疗法的具体操作法和好处，要想减少经历牙痛这种烦人的经历，就要在生活中注意以下几点事项：

首先，注意口腔卫生，养成"早晚刷牙，饭后漱口"的良好习惯。

其次，注意节制饮食。睡前不宜吃糖、饼干等淀粉之类的食物。宜多吃清胃火及清肝火的食物，如南瓜、西瓜、荸荠、芹菜、萝卜等。

再次，及时调节自己的心态与情绪，减少因为脾气急躁动怒诱发的牙痛。

最后，在牙痛始发的时候，不要过于草率地自我判断其性质，以免耽误治疗，使病情加重。

## 莲心止牙痛，让心静下来

俗话说："心静自然凉。"其实，对于患者而言，心静神清，病痛感也会随之减轻。这虽然是一种精神作用，但对于减轻病痛而言确实有作用。

对于牙痛而言，轻微的疼痛单纯地使用精神疗法尚且能发挥些作用。但一旦疼痛加剧就很难抵挡了。这时，就需要一种有效的治疗方加以辅助。

有人说，不就是牙痛吗？忍忍就好了。以前生活条件不好的时候，人得了牙痛没办法看医生还不都挺过来了？这种观点是对自己的健康很不负责任的谬论。社会在发展，医疗在进步。既然有治疗的环境和条件而不治疗，这就是愚蠢的做法了。况且，很多牙病能引起牙痛，而放任牙痛又能引发多种其他疾病。

冯莉是一名老师，带的是高中毕业班，每逢学生考试，她都跟着着急上火。常常是白天教学，晚上改卷子，第二天半边脸肿得老高，牙疼得话都不想说。消炎药用了不少，到后来，似乎自己的身体已经产生了抗体，都没什么作用了。

学生们见到她每天肿着脸来上课，心里也难受。有一个叫秦雪的女学生，告诉她一个治牙痛的偏方，说是她姥姥帮家人治牙痛就用这个方法。这个偏方的名字是莲心饮。

冯莉按照方子上说的做，每天带一大杯到学校里当水喝。没几天，牙痛症状明显减轻了，脸部的肿也消了大半。由此可见，莲心在治疗牙痛方面有独到之处。其制作方法简便，具体方法为：取莲心 6 克，加冰糖 10 克，加适量水，用文火煮 15 分钟，稍凉，频频饮用即可。

我国医学著作《本草求真》中记载，"莲子心味苦性寒，能治心热。"莲心可降热、消暑气，具有清心、安抚烦躁、去火气的功能。从临床应用上看，服用莲心对于轻度失眠、牙痛均有良好效用。

## 胃里起火牙里痛，鲫鱼来当"消防员"

马鸣是某知名发型设计室的资深发型师，平时只接待"VIP 客户"。很有个性的他不少生活习惯都与常人不同。比如：从不让自己的睡眠超过 4 个小时，能喝果汁的时候绝不喝水，菜和主食一向都分开吃。虽然平日里收入无忧，职业技术一流，但是他的身体一直不是很好。最近又因为牙痛而请假休息。这次，他发觉自己面红耳赤，还便秘。最后实在挺不住才去看了医生。医生告诉他，他的牙痛是因为胃里有火。那些不科学的习惯统统要改掉，尤其是要多喝水。医生还开了去火的药给他。

他不得已改掉了自己不良的生活习惯，但是医生开的药方他吃了两次之后出现明显的口干、犯困症状，这也同样会影响他的工作。他不得已自己擅自减少了剂量。剂量少了治疗效果自然不会好。这时，从老家来看望他的姐姐发现了这一情况，便做了豆腐鲫鱼汤给他喝。每晚喝一次，连续喝了一星期，牙痛竟然全好了。

豆腐鲫鱼汤的具体做法是这样的：准备鲫鱼 1 尾（约 500 克），水豆腐 250 克，姜丝、精盐、味精、麻油适量。然后将水豆腐切成小方块，放于砂锅中，加入清水 250 毫升，小火煮至成蜂窝状时，再将鲫鱼宰杀并清洗干净和精盐、姜丝一起放入，煮至熟透，下味精，淋上麻油。分 1~2 次趁热食鱼喝汤。此食疗方主治胃火牙痛，牙龈肿痛，小便黄短，大便秘结等症，是流传于民间大厨之间的养生汤品。

要预防胃火牙痛还要注意以下几点：

首先要清除蛀牙。如果病人有蛀牙，那么对于牙痛的来源就容易被混淆。如果正好蛀牙也在痛，那么治疗起来就更加麻烦了。

其次，要尽量减少或消除病原刺激物，改变口腔环境。这里的重要环节是刷牙和漱口。

最后就是调节饮食。针对胃火牙痛，患者应该吃点能够清胃泻火，凉血止痛的食物，如牛奶、贝类、芋头和新鲜的红、黄、绿色蔬菜等。这类牙痛也要忌食辛辣、油炸、坚硬、粗纤维食物。此外，熏烤类食物会直接刺激牙周黏膜，破坏黏膜的上皮细胞，使它充血、水肿，引起疼痛；含糖、脂肪高的甜食对牙龈有刺激，又不易消化，也应忌食。

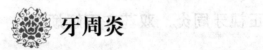

# 牙周炎

## 喝碗枣粥治牙周炎，健康吃出来

牙周病症主要发生在牙周韧带、牙龈和牙床部位。因为进程缓慢而容易被人忽略。很多人都是在发现自己牙龈出血严重的时候才开始关心牙周问题。

一般说来，牙龈萎缩或者牙龈出血的主要原因就是牙周炎症。牙周炎症也是口腔内科的常见病、多发病。发病的原因多是因为菌斑、牙结石、食物嵌塞、不良修复体、咬创伤等原因。之所以会出现菌斑和牙结石都是由于清洁不彻底，食物的残渣日积月累形成的。严重时会出现牙龈发炎肿胀，微痛，并由龈上向龈下扩延。

这里，我们为大家推荐一款应对牙周炎症的食疗偏方：枸杞枣肉粥。这个粥取材简单，效果良好，十分适合由于牙齿疏松摇动、牙龈溃烂萎缩、溃烂边缘微红肿等症状的患者。

具体说来，需要准备的材料有：枸杞 20 克，枣肉 30 克，粳米 60 克，白糖适量。先将枸杞、枣肉和米煮熟，最后加入白糖食之。

选择枸杞为主要材料是有医学依据的。中医认为："肾主骨，生髓，齿为骨之余""肾衰则齿脱，肾固则齿坚"。而枸杞是补肾佳品，对于牙齿疾病的修复也具有重要意义。

此外，牙周炎患者还要注意补充高蛋白饮食，以增强机体抵抗力及抗炎能力，提供损伤组织修复必需的原料。补充矿物质，注意平衡体内钙、磷、锌的比例。多食豆制品、鸡蛋、牛奶、绿豆、麦片和新鲜蔬菜、瓜果等，时常吃些肉类和全谷物。忌食油炸煎熬油腻食品以及海货、大蒜、韭菜等刺激性食品。少吃糖，因为糖类易导致菌斑形成并阻止白细胞消灭细菌。

预防牙周炎要养成健康的饮食习惯。注意饮食结构营养均衡，多吃富含纤维的耐嚼食物，有效增加唾液分泌，这样做利于牙面及口腔清洁，能将牙周炎症扼杀在摇篮中。

## 正视牙周炎，双药齐下解烦忧

古语说得好："齿为骨之余，骨为肾所主。"牙齿一旦生了病，说明人胃部虚弱，肾气不足。齿稀疏松动，牙龈萎缩，多为虚火上炎所致。

患有牙周炎时，会出现牙龈红肿、发脓出血、无力咀嚼等症状。对此，我们介绍两种巧治牙周炎的简便方法。

这两种方法的主要材料分别是荔枝和金银花。

第一种方法：先取适量干荔枝，去壳后，放入口中，咬于病齿上，让其生津，再吐出唾液，每次含 20~25 分钟，一日含 3~4 次，连含 3 天即可。

荔枝肉含丰富的维生素 C 和蛋白质，有助于增强机体免疫功能，提高抗病能力，能消肿解毒、止血止痛。所以，应对牙周炎症有良好的缓解病痛的作用。

第二种方法：取金银花 20 克，加水煎服，每日一剂，一剂分早、晚两次煎服，连服 3~5 日即可治愈。

对于金银花的药用作用古书中早有记载。其茎、叶和花都可入药，具有解毒、消炎、杀毒、杀菌、利尿和止痒的作用。金银花茶味甘，性寒，具有清热解毒、疏散风热的作用。金银花有清热解毒、疏利咽喉、消暑除烦的作用。可治疗暑热症、泻痢、流感、疮疖肿毒、急慢性扁桃体炎、牙周炎等病。

　　这两款牙周炎偏方取材源自天然植被，所以，副作用极小，适合的病症患者范围也较广。无论是小孩还是老人得了牙周炎，都可以选用。

　　牙周炎的形成不是一朝一夕的事，所以牙周炎的预防工作也应该从日常生活中开始。因为牙齿的主要功用就是咀嚼食物。所以，食物的选择和正确的吃法都对牙齿健康起到至关重要的作用。多吃对牙齿环境有益的食物，可以有效延长牙齿寿命，减少口腔疾病的发生。

　　要想消除牙内细菌，可以多吃橘子、猕猴桃、哈密瓜、木瓜、草莓等水果。以上水果中都含有丰富的维生素 C，不仅可以消灭细菌，还会促进牙龈所需胶原蛋白的生成，使牙龈更健康。此外，西红柿、红薯以及红色、黄色和橙色的柿子椒中也含有比较丰富的维生素 C，可以适当多吃。但是在刷牙前半小时内，尽量不要吃橘子等较酸的食物。因为这些酸性物质会使牙齿外层的保护膜变得脆弱，暂时削弱牙齿的抵抗力，如果马上刷牙，容易损害牙齿。

　　要想清洁牙齿残留物，可以选择吃生胡萝卜、芹菜、花椰菜、豌豆等食物。它们可以清洁牙齿和牙龈，在咀嚼的同时，将牙缝里藏着的残余食物轻松去除掉。咀嚼的速度要放慢，而且要让每个牙齿都能参与。

　　如果你想要改变口腔 pH 值，就要喝牛奶、酸奶了。牛奶、酸奶或奶酪含有丰富的钙质、维生素 D 等，它们能使口腔中的 pH 值升高，酸性降低，这样就会大大降低患蛀牙的概率。相反地，面包、土豆和面条等淀粉类食物，糖分含量高，留在孩子的口腔中，容易形成某些细菌的温床，加速蛀牙的产生。

　　如果你想让自己的牙齿更加强健，可以把芝麻、瓜子等作为平时的零食。它们所含的天然脂肪，可以起到保护牙齿和抵抗细菌的作用，让你的牙齿更加健康，有效预防蛀牙。

## 野山菊泡脚，炎症节节败退

"医生，你看我这牙怎么比别人的稀呢？"在某大学的附属医院内，44岁的金女士正在接受牙齿诊断。主治医师在仔细检查过金女士的口腔后告诉她。由于她的牙周炎没有得到及时的治疗，致使牙龈萎缩严重，现在只能将牙齿拔除。这个结果让金女士很吃惊，自己从没在意的"小毛病"却酿成了这样严重的后果。

据不完全统计，我国的牙病患者中牙龈炎、牙周病的发病比例高达90%。看到这样的结果，你是否想起关心自己的牙齿了呢？

想要对付像牙周炎症这样的疾病，光靠吃药显然不是上上之策。药物虽然可以收到立竿见影的效果，但之后对身体的副作用也会逐渐显现出来。尤其是对于上了年纪的中老年人，身体对于副作用的承受力和容纳力都已经很低，所以，吃药治牙周炎对他们而言并不见得是一件好事。

自然疗法是老年人调养疾病的一个正确选择。这里为大家推荐的偏方适用于40岁以上的中老年人，即"野山菊足浴法"。

简单地说，野山菊足浴法是以水为媒介，利用人与水的接触，使水中含有的一些对人体健康有益的成分通过亲和渗透作用进入人体，达到治疗目的。野山菊足浴能有效地祛虚火、寒火，可以治疗口腔溃疡、咽喉肿痛、牙周炎、牙龈炎、中耳炎等头面部反复发作的与虚火、寒火有关的疾病，对提高免疫力，防治和治疗感冒有很好的疗效。长期坚持菊花泡脚可增强机体免疫力，不易生病，亦可延年益寿。

需要注意的是，野菊花性微寒，常人长期使用或者用量过大，可伤脾胃阳气，如出现胃部不适、胃纳欠佳、肠鸣、大便稀烂等胃肠道反应，故脾胃虚寒者及孕妇不宜用。

此外，在野菊花的购买和选择上，也要有基本的鉴别能力。因为菊花容易发霉，长虫，市场上菊花质量参差不齐，有些菊花加工有问题，用的是硫黄熏制。为了方便大家选取质量上乘的野菊，早日治愈牙周疾病，下面为大家介绍一些详细的挑选方法：

1. 颜色太鲜艳、太漂亮的菊花不能选，可能是硫黄熏的。硫黄熏的菊花用滚水冲泡后，有硫黄味。要选有花萼且花萼偏绿色的新鲜菊花。

2. 颜色发暗的菊花也不要选，这种菊花是陈年老菊花，且受潮了，可能还长了霉，使用这样的菊花对身体有害。

3. 用手摸一摸，松软的、顺滑的菊花比较好，花瓣不零乱，不脱落，即表明是刚开的菊花就采摘了。

4. 菜市场上的菊花质量没有保证，大医院或大药店的菊花有独立包装，流动快，有药师把关，相对来说，质量有保障。

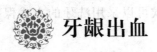

# 牙龈出血

## 酸藤果饮驱赶红色困扰

当你早晨起床刷牙的时候可否在牙刷上以及牙膏的白色泡沫中发现混有殷红的血液？当你在吃水果、咬馒头时是否会在水果及馒头上留下带血的牙印？如果答案都是肯定的，那么很抱歉地告诉你，你牙龈出血的状况已经比较严重了。很多人在发现牙龈出血后，习惯自己买点药吃，但是有时总是久治不愈怎么办呢？

如果你有足够的时间也可以试试民间流传的治疗牙龈出血的小偏方，或许会对你牙龈出血的症状有所改善。

孙丽娜是某科技公司的前台，毕业之后至今已经在公司效力两年，表现一直不错。可是最近有一件事让她很烦恼，她的牙龈出血严重，已经到了不碰也可能会出血的程度。一次，有外籍客户来访，她负责前期的接待工作。在礼貌接待时，为了给对方留下好的职业印象，笑容一直挂在脸上。可是，没想到几天之后竟然受到了主管的批评。"小娜，你赶紧把牙齿出血的问题解决一下，一笑都能看到齿缝里的血丝，那笑得怪恐怖的。客户看了也不舒服。"几句话，像迎头泼过来的凉水，让她很是难受。

同期进公司的小金，知道了这件事之后建议她试试食疗偏方——酸藤果饮。一开始孙丽娜并不想尝试，她觉得这样做有些幼稚。后来，为了工作上的努力不会因为这样不完美的细节化为泡影，她最终尝试了。没想到，效果真的很不错。

具体的制作方法很简单，就是用新鲜的酸藤果6~9克，以水煎服。每日饮用两次。要问为什么酸藤果能有如此疗效，其实这不是什么秘密，因为酸藤果可治胃酸缺乏，齿龈出血。

此外，我们在平时还应保护牙龈，做好预防工作。预防牙龈出血的好办法是早晚有效地刷牙，饭后漱口，及时使用牙线清洁牙缝。正常的牙龈组织为粉红色，紧包牙齿，不出血。而发炎的牙根呈深红色（水肿），一碰就会出血。

如果你对自己的牙齿健康状况表示担心，也可以选择定期到专业的口腔科做检查。必要的时候可以采用洗牙的方式保持口腔卫生，防止牙龈出血。

## 郁李酒让牙龈不再出血

牙病和其他疾病一样也有"易感人群"这个概念。那么，哪类人易患牙龈出血类的牙病呢？

首先是处于换牙时期的儿童。他们常因乳恒牙替换，牙列出现暂时性排列不齐，易导致牙床发炎，如不注意口腔卫生，易引起萌出性龈炎导致牙龈出血。

其次是处于青春期的少男少女。因易患青春期龈炎，牙龈出血也常见。主要原因是卫生习惯不良，再加之青春期内分泌（性激素）的变化较明显，使牙龈组织对微量局部刺激物易产生明显的炎症反应，出现牙龈出血。

再次是处于妊娠期的女性。如果妊娠前就已患有慢性龈炎，在妊娠期间孕激素水平升高后，常造成牙龈的自发性出血，妊娠时牙龈乳头可出现瘤样增生称"妊娠性龈瘤"，极易出血，一般在经期和分娩后，龈瘤和出血症状可消失或部分消失。

最后是患某些系统性疾病的中老年人。糖尿病患者由于牙床毛细血管缺氧，抵抗细菌能力下降，易造成牙床感染出血。

了解了易感人群，对于牙病的预防能起到很好的作用，有效地减低牙周疾病、牙龈出血的发生概率。

陈伟因为早年丧父，结婚之后，就和母亲住在一起。母亲只要有一点小病小灾，他都会挂在心上。最近，为了给母亲寻找治疗牙龈出血的奇效偏方，打听了不少偏方。母亲年轻时因为胆结石做过手术，很多东西都吃不了。所以，他不想让母亲吃很多药来加重身体上的负担。终于，功夫不负有心人，他找到了郁李酒这个偏方。

具体的操作方法为：取郁李根、细辛、椒各半两，槐白皮、柳白皮各一两。先上细锉，每用药一两，酒半斤，然后煎三五成沸，去除渣滓之后用来漱口，热漱冷吐效果较好。主要的功效就是用来治齿风肿痛，牙龈肿赤、出血。

郁李种植广泛，取材容易，经济实用，而且虽不是正方，但其基本原理古书中可找，有治疗的依据和可信度。这一偏方有一定的使用忌讳，《本草经疏》中说："津液不足者，慎勿轻用。"《得配本草》说："大便不实者禁用。"

日常保健方面，要想杜绝不必要的牙龈出血现象就要掌握正确的刷牙方法——竖刷法，即刷上牙时刷毛顺着牙缝从上向下刷；刷下牙时顺着牙缝从下向上刷。动作要慢一些，在同一部位上反复数次，让刷毛通过龈与牙的交界区时彻底去除污物，对牙龈也有按摩作用。

## 牙龈出血，多吃维 C 炒饭

到现在为止，我们了解的牙龈出血的原因有很多，因此必须找出病因，才能进行有效的防治。牙龈是软组织，当缺乏蛋白质、钙、维生素 C 时易产生牙龈萎缩、出血。

如果是因为缺乏维生素 C 而导致牙龈出血的话，除了在医生的指导下服用维生素 C 片剂外，饮食上也要多注意补充富含维生素 C 的食物，多吃水果蔬菜。在同样的条件下，长期缺乏维生素 C 的人由于牙龈组织的毛细血管脆性增加，渗透性强，比常人遇到上述刺激后更易出现牙龈出血。

汪敏霞家在农村，大学毕业之后留在大城市工作。因为从小养成了节俭的习惯，所以，虽然自己每个月的收入也不算不少，但生活费用开销在她的掌控下却很是有限。为了攒下钱寄回家里，她每个星期都会主动加班，并且午饭也很少在外面吃，总是自己带饭。水果之类更是很少吃一次。加班加点地工作，让她眼底的眼圈严重，牙龈出血，皮肤暗沉。

在她寻找治疗方期间，她的身体出现了精神消退，烦躁不安，做任何工作很容易疲惫，肌肉疼痛的现象。后来与同事闲聊的时候，其他的女同事都对她平时"虐待"自己的行为"不满"，关心地为她出谋划策。最后，她选择采用一种成本较低的食疗偏方治牙龈出血——青辣椒饭，没想到效果很好。这款食疗方可以快速补充维生素 C，下面就和大家分享一下。

准备绿番茄、干香菇、洋葱、红甜椒、青椒、火腿肉、白饭若干，调味用品有咖喱粉和色拉油。

具体的制作方法是将干香菇泡软切细丁、绿番茄、洋葱、火腿切小细丁。青椒、红椒对半去子，一半切细丁，另一半内部刮净备用。色拉油起油锅，将全部丁状材料入锅爆香，放入白饭及咖喱粉共拌。拌后置于另一半青椒、红椒内，入烤箱以170℃烤25分钟。

青椒、红椒含高量的维生素C，对牙龈出血舒缓颇有助益。

那么，哪些人群最容易缺乏维生素C呢？

1. 工作环境恶劣的人。

2. 喜欢抽烟或者烟龄很长的人。

3. 从事剧烈运动和高强度劳动的人。这些人因流汗过多会损失大量维生素C，应及时予以补充。

4. 脸上有色素斑的人。维生素C有抗氧化作用，补充维生素C可抑制色素斑的生成，促进其消退。

5. 对某种药物有依赖的人。服用阿司匹林、安眠药、抗癌变药、钙制品、避孕药、降压药等，都会使人体维生素C减少，并可引起其他不良反应，应及时补充维生素C。

在预防牙龈出血的过程中，还要注意一点：如果遇到原因不明的大范围自发性牙龈出血时，应及早到医院检查，以便确定其是否存在血液系统疾病，尤其是隐蔽的血液病。

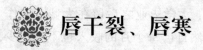

# 唇干裂、唇寒

## 爱上保鲜膜，让唇色更诱人

由于空气污染和唇膏选择失误，现代女性的嘴唇普遍出现越来越干燥的现象。尤其是进入秋冬季节之后，嘴唇脱皮、干裂问题开始变得很严重。很多女性身边不离润唇膏，但实际上润唇膏只能缓解嘴唇一时的不适，而且，还会导致嘴唇对润唇膏的依赖性。

　　不停地涂润唇膏既费时费事，又可能因误食过多的唇膏对身体产生不利影响。这里为大家介绍一种保鲜膜润唇法，是个十分好用的小偏方。

　　具体做法是：用成分单纯的润唇膏（最好是没有果味或者其他特殊添加成分的），涂抹在嘴唇后，用厨房的保鲜膜覆盖在上面，其要领类似于做面膜。一次大约15分钟。如此重复两个星期左右，嘴唇保持湿润的能力自然就能恢复。其实道理很简单，即密封促进水分吸收。但是，在操作的时候除了要掌握好使用的时间，更要选择正确的保鲜膜材质。乱用一气，会有中毒的危险。

　　那么，应当选择哪种类型的保鲜膜呢？

　　现在市面上最为常见的PE、PVC、PC这三种保鲜膜中，PE和PC这两种材料的保鲜膜对人体是安全的，可以放心使用，而PVC保鲜膜含有致癌物质，对人体危害较大。

　　不过，专家提醒，由于用此种方法不能用嘴呼吸，所以在感冒时不能用这个办法。此外，切忌在感到嘴唇干燥时用舌头舔湿它，因为这样只会加快嘴唇表面水分蒸发的速度，令嘴唇越舔越干，直至裂口。

　　此外，我们还要学会在日常生活中护理唇部。

　　首先要学会不用舌头湿润双唇。这是因为唾液中含有一些刺激性的分泌物，这些分泌物虽然可以帮我们消除蚊虫叮咬后的瘙痒，却会让娇嫩的双唇承受不起。因为嘴唇的表面不是皮肤，而是一层薄薄的黏膜，所以应当区别对待。

　　其次，每天涂抹润唇膏的最佳时间不是出门之前而是晚上睡觉以前。这样可以利用夜间的时间来滋养嘴唇，使它得到充足的水分和营养。注意，这个时候不要用保鲜膜。

　　再次，注意避免刺激性饮食对唇的伤害。吃过辣的食物会刺激唇部黏膜的溃烂、气泡。不要喝太烫的水或者吃太烫的食物，这样很容易造成唇部黏膜烫伤，使唇部容易老化，让嘴唇更容易起死皮，严重的引发溃疡，留下不好的痕迹。

　　最后，特别提醒爱美的女性朋友们，在买唇部彩妆产品的时候要测试，最好不要轻易试用柜台那些口红试用装。很多口红被女性随意试用，滋生细菌，难免会造成交叉感染，所以一定要将使用过的口红用干净的纸巾擦净，用卫生的棉棒，或者准备一些可以隔离口红的唇蜡之类的隔离产品，涂抹隔离产品后再尝试使用口红试用装，试过后一定要及时擦去。

## 天然食物做唇膜，防止唇干裂

庞文是某大学的大四学生，是个很有时尚感觉的女孩子，在学校里人缘也很好。因为擅长美容保养，所以在大三下半学期的时候就在学校周边的临街租了一个小店面，卖一些护肤保养品和生活日用品。她还经常给去店里的同学朋友传达护养秘诀，其中不少偏方经济又好用，很受欢迎。班上有一个南方来的同学晶晶，因为唇干裂变得沉默寡言。其主要表现为嘴角裂口，出血，疼痛，庞文特意到她宿舍聊天，告诉她两款护唇小偏方。晶晶用过之后，干裂症状减轻许多，也不再出血了，安然地度过了干燥难熬的秋季。

这两个奇妙的偏方是以天然食物（橄榄油、牛奶）为主要材料的。

第一个偏方是在睡前将橄榄油涂在嘴唇上吸收 20 分钟以上，然后擦净。每日坚持。5~7 天即可见效。

第二个偏方是将少量奶粉用水调成糊状，厚厚地涂在嘴唇上，充当唇膜。待完全干了之后去除即可。每天一敷，7~10 天即可见效。

此外要注意，已经干裂起皮的嘴唇千万别用手撕扯，如果脱皮严重，可以将润唇膏敷在嘴唇上再盖上保鲜膜，然后用热毛巾轻敷，让唇部充分吸收水分和油分，敷完唇后，用指腹轻轻按摩，这样死皮即可脱去，唇部也会因按摩而促进血液循环，变得润泽。

最后，对于唇干裂的患者而言，虽然张口就痛，但也要多饮水，多吃新鲜蔬菜、梨、荸荠等有生津滋阴作用的食物，也可同时服用维生素 A，这些举措都能对缓解唇裂起到积极作用。

## 唇寒病生，保健穴位送温暖

古语有云："唇亡齿寒。"唇在五官健康中占据着十分重要的位置。

试问哪个爱美的人不想拥有红润而富有光泽的双唇呢？可是总有些人的双唇不尽如人意，要么就是干裂，要么就是发暗，甚至偏紫色，毫无光泽可言，他们的手脚总是冰凉的，如果赶上寒冷天气，唇色就会变成暗紫色，猛然看到有些吓人，不知道的还以为他得了什么大病。

现在有很多女性的体质天生就偏寒，所以手脚容易发凉，再加上现在流行的露脐装、低腰裤和超短裙，使女性的身体更加寒凉。中医学讲，寒主凝滞，体内太寒，血液流动太慢，就会形成血淤，血行变慢，新鲜的血液也就是动脉血不能及时补充，会表现出静脉血的颜色呈暗红色，而动脉血呈鲜红色，所以受寒的女性的唇色会发紫和发暗。要祛寒就要温阳，其中最简便的方法就是灸神阙穴和关元穴。

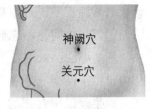

神阙穴就在肚脐眼的地方，我们可以取少量的盐放在肚脐内，上面放一块硬币大小的生姜片，再放满艾绒，点燃，但要注意的是，当你感觉很烫的时候，把姜片拿下来，绕着肚脐上下左右移动。每天睡觉之前灸，因为此时阳气最少。

神阙穴和关元穴的位置

关元穴在肚脐正下方四横指的地方，每天要灸 10 分钟，可以隔着姜灸，也可以只用艾条灸。除了灸神阙穴和关元穴之外，还可以刺激血海，因为刺激血海可以活血化瘀，用大拇指点揉或者按揉，直到感到疼痛为止。

建议你每天坚持灸神阙穴和关元穴 10 分钟，然后按揉血海 2~3 分钟，直到感觉浑身暖和为止。只要你长期坚持，相信你的双唇会如樱桃般鲜嫩红润，富有光泽。

对于体质寒凉的人而言，最好还要多晒太阳，多运动，时刻注意保暖，还要多吃一些温热性的食物，如牛羊肉、虾仁、生姜、韭菜等。体质的调节和转变可对嘴唇的养护起到重要的基础性作用。

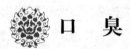

# 口　臭

## 菜叶治口臭，人际距离短三米

从病理学的角度讲，口臭的产生是由于机体失调导致口内出气臭秽。从社会关系的角度讲，没有人会愿意和口中有异味的人靠得太近，即使对方是你的朋友。不论是出于礼貌还是出于自身健康考虑，有口臭就应当及时治疗。

口臭还常是某些慢性病变的一种症状，如口腔、鼻咽、呼吸和消化系统及一些全身疾病，在这种情况下，刷牙漱口、含口香糖、使用口气清洁剂等大都治标不治本。

宁海涛是某政府部门的负责人，因为平日里经常接待相关领导，所以免不了酒席应酬。但最近有饭局的时候，他都不好意思和对方坐太近，说话也时常注意不说近距离的悄悄话。原来是因为他发现自己最近口气不够清新。饭局中间还不忘到洗手间喷点口气清新剂做遮掩。他心想，这样下去也不是办法，就去看了医生。医生的诊断结果是，胃部积食，消化不良，体内排毒不畅变成毒素，影响了口气。

医生建议用食疗的方法。具体方法：取新鲜的青菜叶，或萝卜叶、莴笋叶都可以。将菜叶用水冲洗干净，凉开水冲一遍，晾干表面水分，然后切碎，用榨汁机取汁。或是将菜叶放在容器内捣烂，绞汁，再用干净纱布过滤。服用时可加入少许凉开水，每天早晚各饮 1 杯，坚持 2 周。让他感觉惊喜的是两周之后，口里的异味完全消除了。空气清新剂、口香糖之类的东西终于可以扔到一边去了。

所以，当发现自己有口臭症状，同时伴随咽干，频发口腔溃疡，胃痛腹胀，消化不良，食欲缺乏时，应及早采取措施。

在平常生活中，要预防口臭应注意以下几点：

1. 保持口腔的清洁和湿润。饭后漱口，睡前刷牙，用含氟的牙膏刷牙，同时仔细地清理牙缝；注意清洗义齿，睡觉前要除去义齿；多喝水，以保持口腔湿润。

2. 定期接受口腔检查。注意预防并及时治疗龋齿。少吃甜食。

3. 饮食要有规律，具体来说，要做到以下几点：

（1）饮食要相对清淡，避免吃生冷、刺激性、有臭味及不易消化的、油腻的高蛋白、高脂肪食物。

（2）多吃蔬菜水果，粗细搭配，不挑食，不偏食，不暴饮暴食。进餐不宜过饱。

（3）睡前不吃零食，特别是甜食。

（4）进餐时要细嚼慢咽。

4. 少饮酒，戒烟。

5. 防治消化不良。当出现消化不良时，可适当服用一些助消化的药物，保持大便通畅。

## 艾草酒汁，清新口气不是梦

张未然是某企业培训机构的讲师，因为每天做的最多的事情就是与人沟通，讲授课程，所以个人形象对他而言是很重要的。虽然自己的专业知识和沟通能力都不差，但是因为有口臭的毛病，与人沟通或者朋友相聚的时候还是难免会感到难堪。有一次回到家乡，邻居的老人与他说话时，突然问他是否有口臭，得到肯定的答复后，老人家说这是小毛病，很好治的。老人家告诉张未然一个治疗口臭的小偏方，这个方子只需要用家乡盛产的艾草（艾蒿）浸酒绞汁、配蜂蜜食用即可。

具体的做法是：在春天当艾草长出新叶时，摘取其新叶洗净，曝晒后备用。将艾草装入事先准备好的一个广口容器，以清酒装满密封泡浸四五天，再开盖将泡浸数天的艾草从容器中取出，绞汁一杯，与少许蜂蜜或等量的白开水兑匀食用。若在睡前服用，隔天口臭即可全除；用法得当的话，还能使口齿之间留有鲜艾草的清香，清新口气。

张未然依照此法，连用了一星期，口臭异味全部消失。

在引发口臭的因素中，幽门螺杆菌感染引起口臭的发生率很高。肠胃火热，在过高酸浓度下，口腔内辅助消化的各种菌和酶，就会表现出"亢进"状态，从而菌类丛生。艾叶不仅取材天然，而且具有抗菌及抗病毒作用，所以是治疗口臭的不二之选。

此外，老人还告诉他艾草的用途很广，还可作"艾叶茶""艾叶汤""艾叶粥"等食谱，以增强人体对疾病的抵抗力。而且，由于艾草具有一种特殊的香味，这些特殊的香味具有驱蚊虫的功效，所以古人常在门前挂艾草，一来避邪，二来驱赶蚊虫。现在，不少乡间屋舍门前，依旧可以看到这样的景象。

当然，中草药偏方疗法也未必适用于每一种口臭。人们患口臭的毛病，有时是因为食用特定食物之故。比如常吃大蒜的人，就带有大蒜异味；喜欢抽烟的人，就会有烟草臭味；饮酒过量的人，呼出来的气则带有怪异味或酸腐的酒味。像这些情形，用艾草浸酒绞汁食尚可除去；如果因胃寒引起口臭，可嚼食生姜去除；若因湿热胃积食，甚至因食道反流、胃溃疡、肺有化脓等之故而产生的口臭，则不适用此等家庭中草药疗法，患者须尽早到医院接受治疗。

## 胃热型口臭，需要三穴同治

引发口臭的原因是多样的。但是，最为常见的是上火。上火有着更深层次的原因：有胃火可以伴有胃疼、大便干等症状；肺部有火可有咯血、咳嗽、黄痰等症状；肝中有火会有一些烦躁、失眠等症状，女性会有乳房胀痛等。

一般说来，能引发口臭的上火多是胃火。胃腑积热、胃肠功能紊乱、消化不良、胃肠出血、便秘等引起口气上攻及风火或湿热，口臭也就发生了。而且，胃热引起的口臭，舌质一般是红的，舌苔发黄，这时只要喝用萝卜煮的水，消食化淤，口臭很快就会消除。胃热引起的口臭多是偶尔发生。

胃里的火气运行状况对人体健康，尤其是口腔健康影响明显。比如：胃火上升，胃热化火时，人多出现口腔炎症，如口臭，牙龈肿痛，甚或牙龈出血等。胃失和降时，可见口苦、口渴引饮、大便秘结等症。

金明伟在某生态科技公司做市场销售工作，常常出差到全国各地拜访客户。当他来到重庆的时候，一连三天拜访了三家客户，吃的都是火锅。虽然味道很地道，自己也很喜欢，但是麻烦的是，临回程的前一晚就上火了。吃了去火的药但是效果不大。回到公司之后，同事们都说他口臭严重，而且脸红扑扑的像喝多了一样。他自己也发现，一连几天他都不太想吃东西。

有多年中医经验的母亲看到儿子这个状况，确定他是胃火上延，便用穴位疗法给他降"火"。

因为金明伟不仅有口臭还伴有口干、牙床肿痛、消化不良等现象，所以母亲为他充分按揉足二趾趾面，并按揉足部内庭、冲阳、公孙穴各 1 分钟；又从小腿向足趾方向推足背及其两侧各 30 次。这样坚持做了三天，其口臭症状逐渐消失，吃饭也有些胃口了。

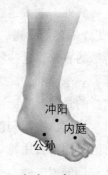

内庭、冲阳、公孙三穴的位置

母亲在治疗的过程中还嘱咐儿子平时也要注意养成良好的生活习惯。如果再遇到口臭现象不能照搬此方法，而应首先确定是何种原因引发的，此穴位疗法只对由胃热引起的口臭有效。

除此之外，比较常见的口臭原因还有胃寒。这类人多见舌苔普遍发白，口臭时有时无，反复发作。对于这类由胃寒引起的口臭，平时要多喝生姜水，如果怕麻烦，也可以将姜切成薄片，取一片含在嘴里，也会对口气有一定的帮助。

每个人都希望自己口气清新，在社交谈话时给对方良好的印象。那么有口臭的人一定要分清自己的疾患是何种原因引起的，然后对证施治。此外，平时还要注意口腔卫生，定期洗牙，以预防口臭。

此外，若想避免因上火引发口臭，平时还要多吃点"苦"，苦味食物是"火"的天敌！最佳的清热解毒的苦味食物是苦瓜。除了苦瓜，还有杏仁、苦菜、苦丁茶、芹菜、苦荞麦、芥蓝、旱金莲等。用鲜芹菜叶加水煎剂，或用鲜芹菜以开水烫后榨取其汁，食后同样能清热解毒。

吃水果也要注意，有的水果属于热性水果，比如荔枝、橘子、菠萝、桂圆、石榴等，应少吃。另外葱、姜、蒜、辣椒、酒、胡椒、花椒、熏蒸食品、麻辣烫等都是容易引发上火的。

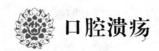

# 口腔溃疡

## 口腔溃疡又来了，苹果来帮忙

反复发作的口腔溃疡，是内外因素相互作用的结果。外因以热毒为主，内因多为情志内伤，饮食不节，房事劳倦所致。因为此前已经有过类似的溃疡病史，所以复发性溃疡多数发生在原来病痛的区域内，常常令患者疼痛难忍、寝食难安。

王萍是某航空公司的乘务员，以前就有过口腔溃疡的病史。最近因为工作需要调整航线，倒时差成为她的家常便饭。工作状态适应了，但是身体状态的适应却需要一段时间。一早起来刷牙时，发现口腔溃疡又回来了。于是，无奈的她想用以前的老办法来对付。谁知，三天过去了，病情没有丝毫好转。这小病一拖，使得她一连几天都没有食欲。说来也巧，赶上妇女节，公司发的节日礼物中有一箱苹果。本来不太爱吃苹果的她，因为听说苹果对溃疡好就坚持每天吃一个。没想到，一周下来，还是没什么效果。

后来，她才了解到是自己的方法不对。要想正确发挥苹果的药用功能，就要按照下面的方法去做：

取一个苹果或梨，削成片放到容器内，加入冷水，水必须要没过苹果或梨，加热至沸，待其稍凉后同啤酒一起含在口中片刻再食用。果然，改良了食用方法后收到不错的效果。

在口腔溃疡的急性发作期，由于口腔黏膜变得更薄，而生苹果质地较硬，又加上含有 1.2% 的粗纤维和 0.5% 的有机酸有刺激性，很不利于溃疡面的愈合，且可因机械性地作用易刮伤黏膜加重病情，所以应当试用上述软化方法。而且，要注意，这里只能使用啤酒，白酒或者其他酒类都不宜替代。这是因为，啤酒的原料中含有啤酒花多酚。这种物质是口腔溃疡菌、幽门螺旋杆菌的克星，可以降低其对口腔细胞的伤害。

复发性口腔溃疡与免疫有着十分密切的关系。有的患者表现为免疫缺陷，有的患者则表现为自身免疫反应，由于各种因素，使人体正常的免疫系统对自身组织抗原产生免疫反应，引起组织的破坏而发病。

复发性口腔溃疡还与遗传基因有关系。其发病有明显的家族遗传倾向，一般父母一方或双方患有复发性口腔溃疡，那么，他们的子女就比一般人更容易患病。

复发性口腔溃疡的发作还会受到一些疾病或症状的影响，例如十二指肠溃疡、胃溃疡、慢性或迁延性肝炎、结肠炎等。

另外，消化不良、偏食、贫血、发热、腹泻、精神紧张、工作压力大、睡眠不足、过度疲劳、月经周期的改变等因素，一种或多种活跃、交替、重叠出现时，机体免疫力下降，免疫功能紊乱，进而造成复发性口腔溃疡的频繁发作。


## 口腔溃疡几时好，蜂蜜说了算

面对好吃的东西不能痛快地吃，有想说的话不能痛快地说，怎能不郁闷？

口腔溃疡不是什么罕见的疾病，谁都可能经历过。但一般的偶发性口腔溃疡最多两个星期就好了，基本上不用服用什么药剂来治疗。

这里所关注的口腔溃疡，多与虚火上炎或脾胃湿热有关，而此类型引发的溃疡多发生在夏季。夏季天气炎热，景色秀美，人们的生活更加丰富。

晚睡、熬夜，加上现代人习惯吃热辣、油腻食品，甚至有酗酒、吸烟等不良的生活习惯，给身体"火上加油"，尤其是对于长期感到压力大，精神紧张、波动，经常有疲劳感、睡眠不足的人而言，更容易"捂出"口腔溃疡。

李晓明是诸多北漂中的一员，因为刚到北京不满三个月，没有良好的人际关系，没有积蓄，所以境况很是艰苦。他好不容易租住到一处位于一层的房屋，也刚找到一份在酒吧驻唱的工作来维持生计。可是，不巧的是赶上北京连续两周连降大雨，他晚上加班加点唱歌，白天补觉，却发现屋子里潮湿得很，衣服洗了好几天也干不透。虽然如此，由于工作环境的关系，他的"夜生活"却挺丰富：熬夜、酗酒、唱歌、吸烟。没想到的是，口腔溃疡的困扰随之而来。

因为已经到了影响唱歌的程度，所以不得已去就诊。检查结果是舌尖部有两个米粒大小的黄白色溃疡面，舌质红，苔中略黄腻，医生说是由于体内湿热引发的心火上炎而口舌生疮，给他开了几种药。但是一看价格他就傻了眼，治个口腔溃疡要花上百块，一晚上的活儿白干。幸亏，同住的小伙子家里人过来看望，告诉他一个治疗偏方。说家里人以前试过挺好用的。没想到连用了三天，溃疡好了大半，可以正常工作了。

这个方子其实很简单，主要材料是蜂蜜，具体的使用方法是：先将口腔洗漱干净，再用消毒棉签将蜂蜜涂于溃疡面上，涂擦后暂不要饮食。15分钟左右，可用蜂蜜连口水一起咽下，再继续涂擦，一天可重复涂擦数遍，可以起到消炎、止痛，促进细胞再生的效用。应对湿热引发的口腔溃疡效果显著。

在日常生活中，要预防口腔溃疡首先要学会正确的刷牙方法，并多刷牙、多漱口，保持口腔卫生。刷牙的原则为"三个三"，即每天刷三次、每次刷三分钟、刷全牙齿的三个面。另外，当创口痊愈后，一定要将牙刷扔掉，一来为了防止牙刷上留有的细菌继续"害人"，二来软毛牙刷的材质和设计不易将牙齿刷干净。

中国有句老话，叫作"食药不分家"。预防口腔溃疡，还要在饮食上注意适当增加蛋白质饮食，多饮水，多吃新鲜水果和蔬菜，合理作息。特别是换季时，要多吃西红柿，因为它含有大量 B 族维生素、胡萝卜素，以及钙、铁、锌、碘等微量元素，每天吃 2~3 个，能够有效预防口腔溃疡的发生。

## 一勺绿豆、一颗鸡蛋治溃疡

口腔溃疡是人体阴阳失衡的典型表现，它虽不是什么重病，却会给人的生活带来不便与痛苦。用饮食来治口腔溃疡，效果不错。

付新伟是一名顽固性多发性口腔溃疡患者。他的病情最严重时在口腔黏膜、舌头、齿龈等部位都有多个溃疡点，小的有米粒大，大到蚕豆瓣那么大，有时还有渗血，灼痛难忍，吞咽食物困难，说话也受到很大的影响，且有全身症状，如肤色呈灰黑状，全身乏力，苦不堪言。在他和口腔溃疡"斗争"的三年间，尝试过多种药物治疗法，中药西药，口服外用药试了一大堆，都未能彻底治愈。然而，在一个偶然的机会，他到儿子读书的学校参加家长会，在和别的家长聊天的过程中，偶然得到了一个偏方，此方的名字是绿豆鸡蛋花。

具体制法为：将鸡蛋打入碗内拌成糊状，取适量绿豆放在陶罐内用冷水浸泡十多分钟，放火上煮沸约 15 分钟，不宜久煮，这时绿豆未熟，取绿豆水冲鸡蛋花饮用。每日早晚各一次，治疗口腔溃疡效果很好。

《本草纲目》中记载："绿豆性凉味甘，有清热解毒、去火的功效，而鸡蛋可以补养。"

对于口腔溃疡，及早辨证和预防非常重要。那么，究竟哪些人更容易患口腔溃疡呢？

第一类：女性、挑食者。

据统计，口腔溃疡的发病率为 20%，以复发性口腔溃疡最多见，且男女比例约为 2∶3。

挑食很容易造成体内需要的某种营养物质的缺失，从而促发溃疡生成。

第二类：加班、压力、抑郁症患者。

如果一个人经常加班，精神紧张，经常有疲劳感、睡眠不足，就会引起免疫功能紊乱进而诱发口腔溃疡。抑郁症患者更是易发人群。

第三类：处在生理期、更年期的女性。

女性在月经前后易出现口腔溃疡，并且容易反复发作；更年期妇女也有病损增多的现象。但是不用过于担心，在怀孕后，这种症状会有所好转。

第四组：外伤、贫血。

意外受伤引发溃疡的情形占患者的 38%，此类患者多是被做工粗糙的义齿套所害，或者误食了太烫的食物。此外，营养缺乏、贫血，尤其是缺乏铁和 B 族维生素的人更容易被溃疡缠上。

第五组：父母遗传。

遗传也是一个突出诱因。父母中一方曾患此病，其子女得病的概率是 35%～40%。

最后需要提醒大家的是，对口腔溃疡不能轻视。因为口腔内经久不愈的溃疡，由于经常受到咀嚼、说话的刺激，日久会有一定的癌变可能。经常罹患口腔溃疡的患者，就更要注意。如有可疑，应及时到医院检查，必要时行病理活检，以明确诊断，及时接受相应的治疗。切不可等闲视之，以免延误治疗良机。

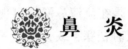

# 鼻 炎

## 搓脚心，让你告别"鼻涕虫"

春季是未成年人患鼻炎的高发季节。当鼻塞、咽痛、头痛、打喷嚏等症状相继出现时，不少家长以为孩子患了感冒，就将感冒药、消炎药一起用，但效果并不明显，殊不知是鼻炎在作怪。

对于未成年人流鼻涕，应针对不同情况采取相应的办法。平常加强耐寒锻炼，多让未成年人到室外活动，保持室内空气清新，合理饮食，都有助于防止未成年人流鼻涕。

小齐今年 17 岁，是某中学高二的学生。平时他在学校表现突出，深受老师的喜爱，而且因为性格开朗，在同学们的眼中也是当之无愧的"人气王"。正因为这个原因他对自己的要求也越来越高了。这次，他担任了学校校庆的旗手，责任重大。可是，却因为鼻炎而发愁。练习的时候，鼻涕一会儿就流出来，擦干又流，这让他很尴尬，真要到了活动当天总不能一会儿就擦一下鼻子，而且全程都有录像。这可难坏了他。一开始以为是感冒，吃了感冒药但是不管用，后来才知道是鼻炎。妈妈知道这个情况后，就在晚上睡觉前为他搓脚心。没想到，第二天就好多了。坚持了两三天之后，到活动当天他的状态特别好，很好地完成了护旗和升旗任务。

如果你身边的朋友也有小齐这样的毛病，我们可建议他们在临睡前搓脚心 50 下，然后搓背部和两手的鱼际穴，直到微微发热为止。如果患者总是反反复复地流浓鼻涕，说明肺热，按摩时应向手掌方向直推患者的肾经。

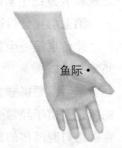

鱼际·

鱼际穴的位置

未成年人经常流清鼻涕，是因为未成年人体内寒重、气虚，家长除了注意不让未成年人受凉外，饮食上也要让未成年人戒掉寒凉之物，多吃性温平的食物。除了从冰箱里拿出来的食物之外，有很多食品，虽然是在常温下食用的，但它的本质却是寒性的，例如西瓜、梨、猪肉、绿豆、冰糖、苦瓜等，即使是加热后，也要分季节，适可而止。

未成年人流浓鼻涕多数是在流清鼻涕后出现的，这一般是未成年人受凉引起流清鼻涕后，没有及时祛寒，或又吃了一些上火的食物，如膨化食品，导致体内有寒又有热，才会出现流浓鼻涕的现象。

由此可见，鼻子的保养应当从生活中入手。鼻子的健康看起来是小事，不足挂齿，但事实上却会对我们的健康和生活带来很大的影响。其实，不管是成年人还是未成年人，在对鼻子健康的保养上都应当做到尽心竭力，譬如，保持室内空气清新，养成良好的饮食习惯，依据环境温度的变化增减衣物等。

## 盐水洗鼻，让鼻炎乖乖听话

鼻炎的表现多种多样，从鼻腔黏膜的病理学改变来说，有慢性单纯性鼻炎、慢性肥厚性鼻炎、干酪性鼻炎、萎缩性鼻炎等。其中，慢性单纯性鼻炎是常见的多发病，由急性鼻炎发展而来。与合并细菌继发感染、治疗不彻底和反复发作有关。

董巧巧是某艺术院校的大三学生，民族舞专业。在平时练习舞蹈的时候，她常会因为自己的慢性鼻炎而郁闷。好的舞蹈不仅仅是技巧的展示，也是思想感情的展示，要求舞者的气息、步法，情感三者达成一致。而对于巧巧来说，气息这一点很难。慢性鼻炎已经困扰她有四五年的时间了，和其他慢性病一样，病情时好时坏，极难根治。在期末测评到来之前，她感觉自己的鼻炎状况加重，以往间歇性鼻塞的时间变长了。有时候一塞住，好长时间也通不了，这让她苦恼极了。

后来，她的导师发现了她的苦恼，便教给她一个治疗偏方：用盐水洗鼻，生理盐水就可以。借用一定压力（或吸或用重力，或用机械压力）将生理盐水送入鼻孔，流经鼻前庭、鼻窦、鼻道绕经鼻咽部，或从一侧鼻孔排出，或从口部排出。通过以上路径，借助于生理盐水自身的杀菌作用及水流的冲击力，将鼻腔内已聚集的致病及污垢排出，从而使鼻腔恢复正常的生理环境，恢复鼻腔的自我排毒功能，达到保护鼻腔的目的。

这里需要注意的是，洗鼻必须选择食用高级非碘盐或生理盐水。一般现在用的食盐都是含碘盐，使用在鼻腔上是不合适的。碘可以少量吃，但不能用在鼻腔内部，碘经口服后人体的吸收是有限的，但鼻腔内用吸收量却较大，在医学上鼻腔内给药的效果相当于肌内注射，因为鼻腔内毛细血管非常丰富，稍有不当容易对人体造成损害。至于价格昂贵的天然海盐或温泉盐，医学研究报告指出其冲洗鼻腔的效果并不会比生理食盐水更好，使用的感觉也不会比生理食盐水舒服。

在工具的选择上，最好是使用专门的洗鼻工具。

这种方法的最大优点是没有任何副作用。虽然见效相对于药物慢一些，但对于没有鼻甲肥大和鼻息肉的鼻炎来说，坚持洗鼻，效果很好。


## 葱汁塞鼻孔，刺激疗法效果好

作为耳鼻咽喉科的常见病，鼻炎往往会被患者随意处置。自作主张滴呋麻滴鼻液，吃点鼻炎片，而结果却适得其反，有的甚至因为长期滴用血管收缩剂而惹来一种药物性鼻炎，招来更多烦恼。

药物性鼻炎是不恰当的鼻腔用药长期持续作用的结果，也可理解为是一种慢性鼻炎。其致病原因就是不恰当的鼻腔用药，包括使用作用强烈的鼻黏膜血管收缩滴鼻剂、药液浓度过高、用药过量或长期用药等。这些均会损害鼻黏膜纤毛的结构，从而影响鼻黏膜的生理功能，产生临床病症。

魏东是某广告公司的创意人员，虽然年纪轻轻，未满30，但是因为经常加班，用脑过度致使其头上已经出现白发，平时他身体的抵抗力也比较差，经常感冒，偶发鼻炎，所以经常吃药。因为他白天干活，晚上还加班，又容易感冒，所以同事们给他起了一个外号叫"白加黑"。最近一段时间，魏东突然不加班了，原来这次他患上了药物性鼻炎，鼻子里像有一团火在烧，鼻翼肿胀呈暗红色，鼻道中有黏液性或黏液脓性分泌物。后来，在休息一周之后，魏东复工，面对大家的关心，他道出了病情好转的原因——用葱汁塞鼻孔。

其具体制作方法是：取新鲜生葱，洗净，取葱白，捣烂，放几小团指甲盖大小的药棉浸葱汁备用。治疗时先用棉签蘸淡盐水清洁鼻孔，然后将浸了葱汁的小棉花团塞入鼻孔内，保持数分钟，一开始感到刺鼻，渐渐会失去刺激性，当效力消失后再换新棉团。

每次如此塞半小时至一小时左右，一天两三次。为求方便可多备些葱汁，用保鲜膜密封，有空就做，治疗同时可做其他事，一点儿也不影响正常的生活，特别方便。这个偏方对药物性鼻炎疗效较好，虽不能确保每位患者都能痊愈，但确实可以有效缓解病情。

说到这里，也许有的朋友对药物性鼻炎还不甚了解，无法确定自身的病症是否属于药物性鼻炎。一般说来，有长期应用鼻血管收缩剂或血管收缩药物的病史，连续应用10天以上；自觉使用滴鼻剂的效果越来越差，所需用药量越来越大、滴药次数越来越多，即出现多用减效现象；鼻黏膜外观从充血到苍白水肿不等，鼻腔内有灼烧感，鼻翼两侧红肿的患者就基本可以确定为药物性鼻炎患者了。

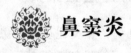

# 鼻窦炎

## 妙制葫芦酒，鼻通气畅好舒服

和过敏性鼻炎一样，鼻窦炎也是较为常见的鼻部炎症。鼻窦炎对身体的危害极大，它可引起头疼，头晕脑涨，失眠健忘，心烦意乱，容易发脾气，（学生的）学习成绩逐步下降，困倦淡漠，注意力不集中等，也可成为病灶，影响周围组织发炎，尤其是眼病，如中心性视网膜炎等。

想要治愈鼻窦炎先要了解鼻窦的构成和作用。

简单地说，鼻窦的作用就是保卫呼吸道。鼻窦一旦出了问题就会影响肺、气管等下呼吸道的功能，而且还会影响周围的组织，像大脑、眼睛等，如果病情严重的话，还会引起危害人们生命安全的并发症，而且发病率比较高，尤其是青年人的比例比较大，对患者的日常工作和学习的影响较大，应及早治疗。

伏成辉患鼻窦炎已经快40年了，经常鼻塞流涕头痛，感冒时更为严重，口干，睡觉不能平卧，左侧偏头痛，淌黄脓，恶臭异常。夏天好一些，冬季易犯。经医院治疗无效，需手术切除，但是并不保痊愈。他中西药吃了不少，一直时好时坏。就在他几乎已经对此失望的时候，一次和老友聚会时，喝了朋友家自酿的葫芦酒，病情竟然得到了缓解。之后自己照方炮制，两周不到，鼻子就通畅了，晚上睡觉也好多了，而且很少鼻塞，嗅觉也好了。

此方的具体制作方法为：先准备苦葫芦子30克。然后将葫芦子捣碎置瓶中，加150毫升醇酒浸泡7日。去渣后，少量纳入鼻中。每日2~4次，一周左右见效。

对于鼻窦炎而言，在治疗的过程中还要注意其诱发症状。鼻窦炎可能诱发牙痛、头痛等症状。春冬季节是鼻窦炎的高发季节，一部分病人呼吸道症状不严重，往往因牙痛或头痛就诊，从而辗转治疗贻误病情。鼻窦炎的表现多种多样，最主要的症状是持续性鼻塞、脓鼻涕增多且不易擦净，一旦向后流入咽部及下呼吸道时，会刺激咽、喉黏膜，引起发干、咳嗽，甚至恶心。所以说，鼻窦炎的诊断和对症治疗一定要准确，否则就会出现治标不治本的尴尬局面。

此外，强有力的预防措施也可以降低鼻窦炎的发生概率。

首先，平时应注意鼻腔卫生，注意擤涕方法。鼻塞多涕者，宜按塞一侧鼻孔，稍稍用力外擤，之后交替而擤。条件允许的时候，可常做鼻部按摩。

其次，急性发作时，应多加休息。卧室应明亮，保持室内空气流通，但要避免直接吹风及阳光直射。

再次，慢性鼻窦炎者，治疗要有信心与恒心，注意加强锻炼以增强体质。以游泳为主要锻炼方式的朋友，要注意游泳时保持姿势正确，尽量做到头部露出水面。

最后，保持性情开朗，精神上避免刺激，严禁烟、酒和辛辣食品。

## 得了鼻窦炎，冷水洗鼻好得快

具体说来，以下几类人群较常人而言更容易被鼻窦炎所困扰：天生体质较弱、抵抗力差的人；过度疲劳、受凉受湿、营养不良的人；变态反应体质，有全身性疾病的人（贫血、内分泌功能不足）；有鼻腔疾病病史的人；有过鼻部外伤的人；游泳或者潜水姿势不当的人；喜爱高空速降运动的人。

钱强是一名摄影师，潜水是他平日里最喜欢的运动项目。但是，他的潜水技术没有经过正规的学习，是在朋友的点拨和自己的摸索中学会的。对于这项运动，他唯一的遗憾就是不能经常进行。因为自身有鼻窦炎，而且有加重的趋势。两天一瓶滴鼻净还不够，一停药，鼻孔立刻不通气，长时间治不好。

终于有一天，他受不了了，找到医生看病。医生了解他的情况之后说："小伙子，你本来就有过鼻炎病史，现在又经常潜水。我敢说你的潜水方式一定有问题，所以加重了你的病情。"

钱强听后恍然大悟。医生除了给他开一些成药之外还推荐给他一个偏方：洗脸不用热水，用冷水。具体做法是：洗脸时用手心盛水龙头放出来的冷水，捂在鼻子上，把冷水吸进鼻孔里，而后擤出来，再盛水吸进去，再擤出来，连续几次，每天坚持。钱强用这个冷水疗法试了 10 天，病症明显好转。后来，他依旧坚持使用这个冷水疗法从未间断，一年过去了，鼻窦炎没有再犯。

钱强的鼻窦炎是由于气压发生急骤变化时，鼻窦内外气压不平衡，使得窦腔黏膜肿胀和渗出所致。这种情况常见于航空、潜水等情况，称气压创伤性鼻窦炎，多见于窦口原来就不通畅的患者。

由此可见，了解自己的疾病，找到最关键的致病因素是缓解和治愈病症的关键。鼻窦炎是鼻窦黏膜的炎症性疾病，因呼吸道感染、呼吸道变态反应、鼻腔鼻窦解剖异常等原因引起鼻腔鼻窦黏膜肿胀、各鼻窦口阻塞、鼻窦内分泌物不能正常排出所致。冷水洗鼻能促进血液循环，使鼻甲及鼻腔鼻窦黏膜收缩，以利鼻腔鼻窦的通气和引流，在一定程度上可促进鼻窦炎的康复。

## 慢跑，让你恢复正常鼻功能

鼻窦炎是一种常见病，可分为急性和慢性两类，急性化脓性鼻窦炎多继发于急性鼻炎，以鼻塞、多脓涕、头痛为主要特征；慢性化脓性鼻窦炎常继发于急性化脓性鼻窦炎，以多脓涕为主要表现，可伴有轻重不一的鼻塞、头痛及嗅觉障碍。

慢性鼻窦炎的病程一般持续时间较长，数月至十数年不等，其症状与慢性鼻炎相似，各鼻窦区无压痛和红肿，无全身不适。对于慢性鼻窦炎，现阶段还没有特效疗法。虽然不是所有的疾病都能从根本上治愈，但是像鼻窦炎一样的很多疾病，我们至少可以采取有效措施来解除症状，使其在较长时间内不会复发，以往之所以反复发作，关键在于没有找到真正适合你的治疗方法。

刘振今年39岁，是某大学讲师。20年前，因一次重感冒落下了鼻窦炎的病根。从此，鼻腔不通，什么味儿都闻不到，还经常头痛。他尝试吃过各类鼻炎药，买过鼻炎治疗仪，还做过穿刺和手术，但由于当时医学水平有限，效果并不如意。后来，一位朋友告诉他跑步能减轻鼻窦炎的痛苦。他便开始每天早晨或傍晚坚持慢跑40分钟，坚持了两个月病情有所好转，又坚持下去，不到两年他的鼻窦炎基本上就全好了。现在，虽然他已改慢跑为快步走。但十几年来一直在坚持，就连上下班都是以步代车。他常和别人说："累点没什么，呼吸顺畅感觉最好。"

为什么慢跑能起到缓解鼻窦炎的作用呢？这是因为慢跑可以促进血液循环，鼻腔内的鼻窦黏膜因此频繁收缩，鼻腔通气和引流运动循环往复，长期坚持可增强体质。但是，这个方法相比其他偏方窍门而言对于患者的决心和毅力是一大考验，一定要长期坚持才可收到好的效果，一旦中途放弃就等于前功尽弃。

值得一提的是，在选择慢跑治疗鼻窦炎之前，患者一定要根据自身的症状到医院进行相关检查以明确诊断，了解自身疾病的性质及其严重程度，综合各方面情况制订一个较好的治疗方案，切勿耽误病情。对龋齿、扁桃腺炎、牙部脓肿、鼻息肉、鼻中隔偏曲等邻近组织的病变要及时治疗，要知道，五官之间的健康有着千丝万缕的联系，关心鼻子周围的其他炎症也能避免累及鼻窦而发生鼻窦炎。

此外，慢性鼻窦炎的并发症也是要留心的方向。鼻腔和鼻窦位于颅脑下面，居于咽喉与口腔上方，坐落于两眼眶之间，它们之间相互为邻，关系密切。鼻腔和鼻窦病变常向附近组织蔓延，因而会引起各种各样的并发症。若延及颅脑，严重的可造成死亡，对咽喉与眼眶的渗透，也会引起各种病变，尤其对未成年人来说，并发症将会影响身体和智力的发育，后果严重。

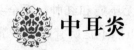

# 中耳炎

## 核桃油滴一滴，耳朵更聪灵

分泌性中耳炎是以鼓室积液及听力下降为主要特征的中耳非化脓性炎性疾病。中耳积液的性质可为浆液性漏出液或渗出液，亦可为黏液。本病可分为急、慢性两类，慢性分泌性中耳炎可因急性分泌性中耳炎未能及时与恰当地治疗，或由急性分泌性中耳炎反复发作，迁延转化而来。

中耳炎常见症状如下：

1. 耳聋：可于感冒后、乘飞机下降或潜水时，突然出现听力下降，压迫耳屏或头位改变时，听力可有所改善。

2. 耳鸣：多为低音调"轰轰"样耳鸣，打呵欠或擤鼻时可闻及气过水声。

冯卫东是一名环卫工人，虽然在最平凡的岗位上，但是他对待工作一向是一丝不苟。因为直接与脏东西和垃圾接触，所以他对自身的消毒措施一向比较到位。但是，某一年由于天气原因，风沙狂吹，让他有些措手不及。没多久他就发现自己的耳朵发炎了，一开始他用治疗眼部炎症的药膏抹了一点，可惜不起任何作用。后来他偶然间从其他环卫工人那里听到一个核桃仁治疗中耳炎的小偏方。

具体的做法是：取核桃仁适量，冰片少许。将核桃仁捣烂（或蒸熟），用洁净纱布包好加压挤油约15毫升，加入冰片（1~1.5克），不断搅和，使其溶解。用时，先按常规消毒，然后滴入药液2~3滴，再用棉球将外耳孔堵住，每日3次，连用5~10日。

在他按照上述方法和计量连续使用三天后，炎症已经消除了许多，后来为了巩固疗效，就又坚持使用了三天，彻底治愈。

通过以上对中耳炎偏方的介绍，希望有心的患者可以在遵医嘱的情况下，询问医生以后，正确采用，及早脱离中耳炎的困扰。

此外，为了能让治疗方发挥更好的效果，还要经常进行身体锻炼，增强体质，这也是预防风热外袭和中耳炎的关键。

## 胆矾散治疗化脓性中耳炎

中耳发炎，顾名思义，是耳朵里面有了炎症。有的人一发现自己的耳朵有不舒服的情况就胡乱用药，有人甚至把眼药膏抹在耳朵里。这种没搞清楚病因类型就草率治疗的做法十分不可取。

一般说来，中耳炎分为分泌性中耳炎、急性化脓性中耳炎、慢性化脓性中耳炎，还有粘连性中耳炎和气压创伤性中耳炎五种类型。其中化脓性中耳炎最为常见，而且多发于年纪轻的人。因为中耳炎往往是普通感冒或咽喉感染等上呼吸道感染的前兆，所以忽视不得。

一般来说，细菌进入鼓室引起化脓感染，称为急性化脓性中耳炎；凡因急性化脓性中耳炎治疗不当，细菌毒性过强，机体抵抗力过弱或并发了乳突炎，以致持续流脓1~2个月以上者，都称为慢性化脓性中耳炎。

某小学教师何志成，今年45岁，左耳曾患慢性中耳炎多年，并经常复发，久治不愈，时常发生耳鸣、头昏、耳道流脓等症状，听力也随之逐渐下降，他为此感到十分痛苦和烦恼。后来，在一次家访过程中得到一个偏方，连续用药仅4天，耳道内流脓即被止住；用药7天后，耳内完全干燥，因而停药；半个月后耳鸣、头昏等症状也随之消失，后来听力也逐渐恢复，而且至今不曾复发过。

这个偏方的材料和具体操作方法是：取猪胆1个，注意猪胆应是完好无缺的，原胆汁要保留在内，然后在胆上部开一小口，塞入一些明矾，使明矾全部浸没在胆汁里，然后用线在开口处扎牢，再把猪胆挂在通风处阴干。经过一段时间，待胆汁干了后，就把胆内的明矾倒出，研成粉末，即成"明矾散"。使用时，取一段空心麦草秆，在麦草秆中放入少许药粉，叫另一人把麦草管的一头伸进患者的耳道里，另一头用嘴吹，把麦草管内的药粉吹入耳道深处。每天吹药 2~3 次，直到耳内没有脓液、耳道内干燥为止。

方中用到的明矾在普通的药店就有出售，但一定要在正规的药店购买，以防上当受骗。

中耳炎和体质有一定的关系。体质不一样，感染的风险也不同。反复感染中耳炎的人，自身的免疫力比较弱。另外，中耳炎易发、易反复，与家里有人吸烟、治疗不彻底也有很大关系。所以，在中耳炎反复发作期间，一定要要求家里人禁烟，而且一定要坚持到完全治愈后，经过医生确认才能停止治疗。

此外，为了保证此方的良好效果，生活中要格外留心细菌感染，时刻保持患者外耳道及耳前皮肤的清洁，如果有脓性分泌物，要及时清理。

## 虎耳草对慢性中耳炎有效

一般说来，慢性中耳炎可由急性中耳炎、咽鼓管阻塞、机械性创伤、热灼性和化学性烧伤及冲击波创伤所致。慢性中耳炎虽发作缓慢，但破坏性很大，能够造成永久性伤害，发病时耳中会不时流出灰色或黄色的脓液，严重时患者甚至会丧失一部分听力，感染时间越久，听力损失越多，因此及早发现十分重要。

王敏是某医院的护工，得中耳炎已经有相当长的一段时间。一开始的时候她为了治好中耳炎，几乎每天都去看医生。但是，后来因为效果不好而越来越少去医院了。最后，彻底放弃了。其实，她内心对此病十分惶恐。后来，经过多方打听才获得了用新鲜的虎耳草治疗中耳炎的偏方，而且，同时她也听说不少人用过都有好疗效，所以对此充满希望。果然，在使用后不久，她的中耳炎就好了。

这个偏方的具体做法是将五六片鲜虎耳草的叶子用水洗净后，用力揉搓，将它的汁液滴两三滴到耳孔内，每日早晚各一次即可。一般说来，连续使用三天即可好转，一周后痊愈。

在治疗的过程中，要注意防范中耳炎的并发症，因为这些并发症一旦出现就会给人体带来极大的伤害，不得不防。先让我们依次来了解一下：

1. 面瘫。面神经距中耳腔很近，若损伤它，就会引起口眼㖞斜。

2. 迷路炎。如果炎症向内侵犯，进入内耳会引起迷路炎，导致眩晕和恶心、呕吐等。

3. 颅内并发症包括脑膜炎、脑膜外脓肿及脑脓肿。不论出现哪一种情况，都会有生命危险。

4. 各种脓肿。如耳后骨膜下脓肿、颞肌下脓肿、外耳道后壁脓肿等，出现脓肿后，在局部可摸到很软的包块，红肿、疼痛剧烈，并有高烧。如果处理不及时，脓肿向颈部扩散，引起颈部转动时疼痛，严重时会破坏颈部大血管，导致死亡。

此外，还有一点需要提醒注意的是，急性期后持续有分泌物出现或存在其他症状，可能并发其他疾病，不宜延误，应到医院作进一步检查，以免造成不良后果。

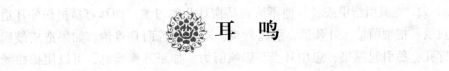

# 耳 鸣

## 食疗妙方，耳朵不再嗡嗡作响

近年来，白领阶层人群耳鸣的发生率明显增加。耳鸣不但在公司高级管理层人员中多见，许多年轻白领也被耳鸣困扰，主要表现为高频耳鸣，类似蝉鸣声。中青年人（特别是白领人士）出现耳鸣，主要是由于工作压力大、睡眠少、应酬多所致。

耳鸣为耳科疾病中的常见症状，患者自觉耳内或头部有声音，但其环境中并无相应的声源，而且越是安静，感觉鸣音越大。耳鸣音常为单一的声音，如蝉鸣声、汽锅声、蒸汽机声、嘶嘶声、铃声、振动声等，有时也可为较复杂的声音。可以是间歇性的，也可能为持续性，响度不一。一些响度较高的持续性耳鸣常常令人寝食难安。引起耳鸣的原因较多，各种耳病均可发生耳鸣。

《外科治疗全书》中说："耳鸣者，耳中有声，如若蝉鸣，或若钟鸣或若流水声，或若萁米声，或睡着如打战鼓，如风入耳。"凡属一时性的耳鸣，愈后多良。但若属持久不愈者，久鸣不已愈后稍差，可发生为耳聋，宜及时治疗。

建议有以上类似症状的患者使用以下食疗方法，下面的这款食疗方已经经过了验证，来源可靠，可以放心试用。

这个食疗方就是熘炒金针猪腰。其具体的制作方法是：先准备猪腰 500 克，金针菜 50 克，植物油、葱、姜、蒜、盐、糖、栗粉各适量。然后将猪腰剖开，剔去筋膜，洗净切成腰花块；金针菜用水泡发，撕成小条。将植物油倒入炒锅中，烧热熘炒葱、姜、蒜至散发出香味，即放入腰花爆炒，至变色熟透时，加水、金针菜、盐和糖，炒片刻，以水溶栗粉勾芡，汤汁透明即可。猪腰有补肾作用，再配金针菜养血平肝。经常佐餐使用本品，可辅助治疗肾虚耳鸣、腰痛以及产后奶水不足等症。

很多人在年轻时不注意耳朵的保健，年老后就会出现严重的听力减退。耳科专家表示，虽然没有很好的办法避免老年性听力减弱，但经常进行耳朵保健可以延缓耳朵衰老。关于耳朵的保健，日常生活中要注意以下几点：

1. 克服用指甲或者其他不洁物品掏耳朵的习惯。掏耳容易损伤外耳道皮肤，把细菌带入外耳道，引起发炎，不仅痛苦而且难治。如果造成鼓膜穿孔，易引起感染，患中耳炎，影响听力。如果耳痒难忍，可以用棉棒蘸酒精擦拭，但不要插入太深。

2. 预防游泳性耳病的发生，选择卫生条件合格的运动场所。硬块的耳屎可以形成栓塞，耳朵进水，耳屎变软膨胀，影响听力，刺激耳道，引起发炎。所以如果耳膜已经穿孔，则不要游泳，以免引起各种疾病的复发。而且，平时游泳时最好也用耳塞，头部仰起，高于水面。

3. 预防药物中毒影响听力。现在已知的可以致聋的药物主要有：链霉素、庆大霉素、卡那霉素、新霉素等，这些药物易损害内耳、耳蜗（听觉感受器）、前庭（平衡感受器），造成耳聋和平衡失调。

4. 远离噪声污染。不规律、强刺激噪声，不仅能引起心理不适，而且能伤害听力。噪声损伤听力是缓慢的，进行性损伤，很难治疗。强烈刺激的音乐也会使听力下降。

5. 养成科学的饮食习惯。多食含锌、铁、钙丰富的食物，可减少微量元素的缺乏，从而有助于扩张微血管，改善内耳的血液供应，防止听力减退。

6. 保持良好的精神状态。当人情绪激动时，肾上腺素分泌会增加，可使内耳小动脉血管发生痉挛，小血管内血流缓慢，造成内耳供氧不足，导致突发性耳聋。

## 没事弹弹耳朵，机灵又健康

人耳所能承受的最强声音通常为 90 分贝，若超过这个限度，即使自己感觉不出来，脆弱而敏感的内耳已受损。耳鸣是指人们在没有任何外界刺激条件下所产生的异常声音感觉，常常是耳聋的先兆，因听觉机能紊乱而引起。由耳部病变引起的耳鸣常与耳聋或眩晕同时存在。由其他因素引起的耳鸣，则可不伴有耳聋或眩晕。

造成耳鸣的原因，最常见的有三种：外耳或中耳的听觉失灵，不能吸收四周的声音，内耳所产生的"副产品"就会变得清晰；内耳受伤，失去了转化声音能量的功能，"副产品"的声量就会变得较强，即使在很嘈杂的环境中都能听到；来自中耳及内耳之外的鸣声：一些肾病患者耳朵听觉器官附近位于头部或颈部的血管，其血液的质量因肾病的影响而较差，使血液供应和流通不太顺畅，就会产生一些声音，吸烟者血管变窄，使血液流通受到一定程度的阻碍，也会造成同样的后果。年老者也会因身体衰竭血液质量较差而出现这样的问题。因为靠近耳朵，这些因血液不通畅而产生的声音，对耳朵来说会被听得一清二楚，成了耳鸣。肾开窍于耳，肾的精气充足则耳聪、听觉灵敏，如果精气不足，则会耳鸣。

此外，过度疲劳、睡眠不足、情绪过度紧张时，也可能产生耳鸣。对于前者引起的耳鸣治疗时应该去补肾精、补元气，后者只需将这些不良的生活方式戒除即可。

提拉耳朵能刺激耳郭的末梢神经及微血管，使局部血液循环加快，并通过神经、体液的作用，对全身的生理活动起到一定的调节作用，同时还能改善神经内分泌功能。特别是耳与肾脏有密切的关系，常提拉耳朵能使"肾精以充"。

其方法是双手示指放在耳屏内侧后，用示指、拇指提拉耳屏、耳垂，自内向外提拉，手法由轻到重，牵拉的力量以不感觉疼痛为宜，每次 3~5 分钟。此法可治头痛、头昏、神经衰弱、耳鸣等疾病。

搓弹双耳也可起到同样的效果，方法是双手轻捏两耳垂，再搓摩至发红发热，然后揪住耳垂往下拉，再放手让耳垂弹回。每天 2~3 次，每次 20 下为宜。

由于过度疲劳、睡眠不足、情绪过于紧张也可导致耳鸣的发生，所以，如果平时生活中坚持进行保健按摩，对耳鸣的防治很有效果。

## 食穴双补，还你宁静世界

耳聋、耳鸣是听觉异常的两种症状，可由多种疾病引起。耳聋以听力减退或听力丧失为主症，耳鸣为自觉耳内鸣叫，如闻潮声，或细或暴，妨碍听觉。有关专家认为，虽然造成耳聋耳鸣的原因有很多种，但总结起来不外乎外受风热、肝火上逆、痰浊内积、肝肾亏虚、脾胃气弱几大类。

值得注意的是，不同病因导致的耳聋耳鸣，其症状表现也各不相同。一般来说，凡由风热造成的，往往会突然耳鸣或耳聋，兼有表证；由肝火引发的，则耳窍轰鸣，攻逆阵作，发怒的时候病情加重；痰浊容易引起耳鸣眩晕，时轻时重，感到烦闷不舒服；肾虚容易造成慢性耳聋耳鸣，患者耳鸣声细，如蝉声持续，其中兼有腰酸面目憔悴者属于气虚，耳鸣时常发作，体重减轻，劳累加重，阴虚者通常会有午后加重的情况。

针对以上症状，为大家推荐内服加外用的治疗套方。

内服方推荐治鸣醒聋汤。

这个偏方的具体使用方法是：

准备木香15克，川芎20克，木通20克，香附20克，枣仁20克，枳壳30克，蝉蜕20克，菊花20克，泽泻20克，合欢20克，胆草15克，柴胡20克，石菖蒲20克，夜交藤20克。以水煎服，每日1剂。此方经过验证可以达到清肝泻胆，理气开窍的效用，适用于由肝火上逆、痰浊内积导致的耳聋耳鸣。

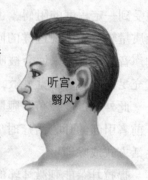

听宫、翳风两穴的位置

外治方是一款穴位疗法，取穴方法如下：

主穴在听宫、翳风、中渚。配穴可以是合谷、太冲，虚证可配太溪、筑宾。

手法可以采用泻法，虚证用补法，毫针刺（家庭治疗可用梅花针扣刺法或按摩法）。

耳聋、耳鸣临床上的实证多由肝胆之火上逆，少阳经气闭阻，或感受外邪，壅遏清窍所致；虚证则由肾虚气弱，精气不能上达于耳所致。治疗法则前者为清泻肝火，后者为补益肾精，主穴听宫、翳风、中渚均为阳经穴，可

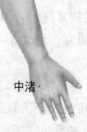

中渚·

中渚穴的位置

疏通耳部气血，止鸣复聪，配四关穴（手脚的合谷与太冲穴、两个腧穴此四个部位）清泻火热，开窍启闭；肾经原穴太溪与筑宾善于滋阴补肾，肾气充足则耳窍得养。

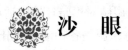

# 沙　眼

## 胆矾让你摆脱沙眼的苦恼

沙眼是由沙眼衣原体引起的一种慢性传染性结膜角膜炎，是青少年时期的常见眼病。如果孩子说眼睛不舒服，眼睛内像有沙子的感觉，有强光刺激还会流泪。出现这种情况，多半是患了沙眼。

沙眼急性发作时，眼睛发红，有异物感，怕光，眼部分泌物增多，迎风流泪，眼结膜上可见滤泡及乳头增生。孩子患了沙眼，如果在急性期得不到及时治疗，会逐渐进入慢性期，早上起床时出现眼屎粘住眼睫毛的情况，继续发展成重症，则会出现并发症，如眼睑内翻、倒睫、角膜溃疡，且眼球干燥等症状更加明显，甚至会影响视力。

关于沙眼的治疗，中医分为药物、手术、针灸三大类，其中，手术与针灸都需要专门的医师操作。这里我们只向大家介绍药物治疗沙眼的方法。

胆矾的用法有两种：一种是将胆矾配成1%的溶液点眼，每天点5次，每2小时点1次；第二种方法是，将胆矾配成5%～10%的油膏点眼，每天点3～4次。制法为：先将胆矾在乳钵中研极细，调入制过的白色凡士林油中，必须研匀。

沙眼是常见的慢性传染性眼病。一般，儿童患沙眼大多由父母或其他家庭成员传染所致。有关资料表明，无沙眼母亲的子女沙眼患病率为37.7%；有沙眼母亲的子女，其沙眼患病率则高达82.5%。

沙眼主要通过接触传染，凡是被沙眼衣原体污染了的手、毛巾、手帕、脸盆、水及其他公用物品都可以传播沙眼。因此，要想有效预防沙眼，必须养成良好的卫生习惯：不用手揉眼，毛巾、手帕要勤洗、晒干；托儿所、学校、工厂等集体单位应分盆分巾或倡导用流水洗脸；加强理发室、浴室、旅馆等服务行业的卫生管理，严格毛巾、脸盆等的消毒制度，注意水源清洁。

沙眼吃哪些食物好？具有明目作用的食物有枸杞、桑葚子及各种水果和蔬菜。

另外，可以多吃含维生素 A 的食物，维生素 A 可以预防和治疗干眼症。如果缺乏维生素 A，会导致眼睛对黑暗环境的适应能力减退，严重时还容易患夜游症。维生素 A 的最好来源是各种动物的肝脏、鱼肝油、奶类和蛋类。

## 沙眼难受极了，用桑叶水洗眼

沙眼是由沙眼衣原体引起的一种慢性传染性结膜角膜炎，是致盲眼病之一。晚期由于受累的睑结膜发生瘢痕，以致眼睑内翻畸形，加重角膜的损害，可严重影响视力甚至造成失明。

其潜伏期为 5~12 日，通常侵犯双眼。急性发病病人有异物感、畏光、流泪，很多黏液或黏液性分泌物。数周后急性症状消退，进入慢性期，此时可无任何不适或仅觉眼易疲劳。

老刘接单位通知，到北方一座城市出差。由于走得急，连毛巾也忘带了。住进宾馆后，服务员告诉他室内所用物品都是经过严格消毒的。于是，老刘就放心使用了宾馆内的公用毛巾。出差回来后老刘也没觉得有什么异常，但 10 天后他突然觉得眼内有异物感，而且畏光、流泪。眼科医生告诉他，他感染上了沙眼病。老刘说，我平时都带着近视镜，不曾有沙子吹进眼里呀！医生告诉他："沙眼不是由飞沙引起，而是由一种肉眼看不见的微生物沙眼衣原体感染所致。"

后来他使用偏方治好了沙眼。这个偏方的具体方法是：取桑叶、菊花各 15 克。制用法是水煎。连熏带洗，每日 3 次。

《本草纲目》中说，桑叶乃手、足阳明之药，治劳热咳嗽，明目长发，止消渴。

现代药理分析表明，菊花里含有丰富的维生素 A，是维护眼睛健康的重要物质。菊花茶能让人头脑清醒、双目明亮，特别对肝火旺、用眼过度导致的双眼干涩有较好的疗效，经常觉得眼睛干涩的人，尤其是常使用电脑的人，多喝些菊花茶很有好处。眼睛近视的人更是经常感到眼睛干涩，常喝菊花茶能改善眼睛的不适感。

此外，菊花茶可消除眼睛水肿及疲劳，睡前喝太多的水后，第二天早上起床眼睛就会水肿像金鱼一样，此时用棉花沾上菊花茶的茶汁，涂抹在眼睛四周，很快就能消除这种水肿现象。平时泡一杯菊花茶来喝，能使眼睛疲劳的症状消除，如果每天喝三到四杯的菊花茶，对恢复视力也有帮助。

菊花的种类很多，不懂门道的人会选择花朵白皙且大朵的菊花。其实又小又丑且颜色泛黄的菊花反而是上选。菊花茶其实是不加茶叶的，只将干燥后的菊花泡水或煮来喝就可以，冬天热饮，夏天冰饮都是很好的饮料。菊花茶中加入枸杞泡出来的茶就是有名的"菊杞茶"，这两种都是中药护眼的药材，尤其适宜学生彻夜温习功课致使眼睛疲劳时饮用。

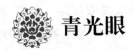

# 青光眼

## 菊明汤，青光眼患者的福音

青光眼是指眼内压力或间断或持续升高的一种眼病。眼内压力升高可因其病因的不同而有各种不同的症状表现。持续的高眼压可给眼球各部分组织和视功能带来损害，造成视力下降和视野缩小。如不及时治疗，视野可全部丧失甚至失明。故青光眼是致盲的主要病因之一。

胡玉苹今年已经 72 岁。2009 年 8 月开始她感到头痛、眼痛、乏力，被诊为青光眼。服用西药治疗，效果不佳。右眼已失明，连服菊明汤 6 剂后，诸症均减，又服 36 剂，头痛、目痛消失。

此方的具体的方法为：木贼草 12 克，牡蛎（先煎）、石决明（先煎）各 15 克，夜明砂 10 克，菊花 30 克。先把药用水浸泡 30 分钟，再放火上煎煮 30 分钟，每剂煎 2 次，将两次煎出的药液混合。每日一剂，早晚分服。

青光眼的发生与日常生活中的许多诱因有关。因此，预防青光眼应多从避免或减少发作诱因着手。

1. 保持愉快的心情。心情郁闷、过度激动均可使眼神经血管调节功能失调，睫状体充血，房水产生过多，瞳孔散大，眼压升高，引起青光眼。

2. 保持良好的睡眠。睡眠不安或失眠，都容易引起眼压升高，诱发青光眼，尤其是眼压较高的人，更要睡好觉。每晚睡前用温水泡脚。不要在短时间内或晚睡前大量饮水，以防眼内房水增多，眼压升高。

3. 避免长时间待在光线暗的环境中。在暗室工作的人，每 1~2 小时要走出暗室或适当开灯照明。不要看光线较暗的电影；关灯看电视时要有一个弱光灯照明。

4. 避免过度劳累。身体过度劳累易使眼压波动，所以要注意生活规律，劳逸结合。

## 适当食疗，别被青光眼吓到了

青光眼是由于脏腑不和，津液失调，病理产物在眼内积聚日久而使眼压相对（低眼压性）或绝对（高眼压性）升高所致的，以眼目胀痛、视物昏花、视力下降，甚至头晕头痛、恶心呕吐等为主要临床表现的一类常见性、多发性眼病。西医对于青光眼的治疗一般包括药物和手术治疗。现代医学认为，青光眼是不能被治愈的，只能被控制。这就是说，青光眼一旦确诊，就需要经常的、终生的护理。激光手术和显微手术在长期控制眼压方面被认为是比较成功的，但手术就预示着风险、疼痛以及术后的诸多并发症。即使手术成功了，也仅仅是暂时控制了眼压，还需经常地、定期地复查，是否能彻底治愈仍是个未知数。

随着孙子呱呱落地，年过半百的王阿姨最近可累得够呛。有一天吃过晚饭后，她突然觉得右侧头痛不止，眼睛也痛得很，以为患了感冒，休息一下就会轻点。

不料，半夜她的头痛得越来越厉害，不得不到内科看急诊。她没告诉医生眼睛痛的情况，而医生一听说是头痛，在检查身体其他部位没发现异常后，便给王阿姨打了止痛针，让她第二天复查。

回家后，王阿姨的头痛并没有减轻，而且眼痛的那一侧头痛更厉害了，第二天她又去了医院。这次经过仔细检查，医生观察到王阿姨眼睛发红，请眼科医生来会诊，发现其右眼视力已经跌至 0.2，左眼视力则在 1.0 左右，一测眼压，竟然超出正常值两倍多！经确诊，医生告诉王阿姨：她正处于"闭角型青光眼"急性发作期。经积极降眼压、缩瞳等治疗后，头痛消失，右眼视力也恢复到 0.8。

对于青光眼的治疗需要引起人们的重视，及早就医，以免延误病情。

下面为大家介绍一个猪肝苍术治青光眼的偏方：取猪肝一具，苍术 15 克，粟米适量。共煮粥服食。

《随息居饮食谱》中说："猪肝明目，治诸血病，余病均忌，平人勿食。"猪肝性温，味甘、苦，具有补肝明目、补益血气、通络下乳之功效。

现代营养学认为，猪肝可以调节和改善贫血病人造血系统的生理功能；其维生素 A 的含量远远超过奶、蛋、肉、鱼等食物，能保护眼睛维持正常视力，防止眼睛发涩、疲劳。

劳累过度、睡眠不足、情绪波动、饮食不节或暴饮暴食等因素，可以影响血管神经调节中枢，使血管舒缩功能失调：一方面可使毛细血管扩张，血管通透性增加，造成睫状肌水肿、前移，堵塞前房角，使房水流出通道受阻；另一方面可使房水分泌过多，后房压力过高，周边虹膜受压向前移而使前房变浅，前房角变窄。这些因素均可引起眼压的急剧升高，最终导致青光眼急性发作。

因此，青光眼病人应保持生活规律、情绪稳定、饮食有节，同时注意避免不良因素的刺激是十分重要的。

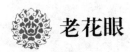

# 老花眼

## 冷热双敷，不再"雾里看花"

老花眼又叫老视眼，是老年人眼睛调节作用衰老的一种表现。每个人都有衰老的过程，比如老年人的头发变白、皮肤松弛、肌肉萎缩等。眼睛的调节作用也会衰老。随着年龄的增长，晶状体的弹性逐渐降低，睫状体的功能也逐渐减弱，看近处物体时，晶状体不能变凸，物像不能聚焦在视网膜上。看远处物体却很清楚，看书时，要把书拿得远一些，或者要求光线充足一些才能看清楚。这些情况就是老花眼。

为什么有的人老花眼发生早，有的人发生较晚呢？

这和年轻时各人的屈光状况及营养状况有关。年轻时没有远、近视者，一般 40 岁以后就开始有老花眼，随着年龄的增长，老花眼的度数也逐渐加深。如果年轻时有近视眼，看近处物体时离得很近，这样的人发生老花眼的时间要比正视眼晚一些。相反，如果年轻时有远视眼，眼轴较短，看近处物体时要离得远一些才能看清楚，这样的人发生老花眼的时间要比正视眼早一些，可能 30 多岁就需要戴老花镜了。

王依然今年已 60 多岁，过去由于自己不太注意对眼睛的保护，视力早衰，老花镜已戴 400 度，离开深度的眼镜就什么也看不清，麻烦不少。

近几年来，王依然因写稿，参阅学习了不少有关保健类知识的书刊资料，了解到一些治老花眼的小偏方，并尝试着用了一段时间，获得了意想不到的效果。近几个月来王依然有时只带 100 度的老花镜也能看书，并可以在光线充足的地方摘掉老花镜看书报、写稿。他所采用的方法如下。

冷水洗眼法：每天早晨起床后，坚持用冷水洗脸、洗眼。首先将双眼浸泡于冷水中 1~2 分钟，然后擦洗脸部及眼周围眼肌，最后用双手轻轻搓揉 20~40 次。

热敷眼部法：每天晚上临睡之前，用 40~50℃的温热水洗脸。洗脸时先将毛巾浸泡在热水中，取出来不要拧得太干，趁热敷在额头和双眼部位，头略向上仰，两眼暂时轻闭，约 12 分钟，待温度降低后再拿开洗脸。

以上方法，既不花一分钱，又简单方便，而且行之有效，只要长期坚持，就会收到良好的效果。

## 转眼揉承泣，解老花眼之忧

王佳今年 49 岁，虽然年纪不算大，但是却已经有了老花的部分症状。读书看报时，或者穿针线的时候都很吃力。为了改善这种情况，她一直在不断寻找和摸索好的治疗方法。不久之前，她看到一本医书上的小偏方，就拿来试用，结果效果很好，眼花的情况得到了大幅度的缓解，一般阅读印刷的刊物基本不需要再借助老花镜。

这个偏方就是闭着眼睛，转动眼球，开始先顺时针转 36 次，然后逆时针转 36 次。转完眼睛之后，再用示指按住承泣穴（目视正前方，黑眼球正下方，眼眶骨上的这个点，就是承泣穴），反复地揉搓。事实证明这种方法对老花眼、近视眼都有治疗和预防的作用。

为什么转睛和按承泣穴有如此神奇的护眼效果呢？

中医讲"目受血而能视"，这个"血"不仅指血液，而且包括由血液化生的各种营养物质，比如眼泪等，眼睛要不断接收这些物质的濡养，才能保持和提高视力。而转睛可以疏通络脉，祛除淤滞，使眼睛更顺利地得到"血"的滋养。与此同时，承泣穴是胃经最靠近眼睛的穴位，而中医讲"脾胃是后天之本，气血生化之源"，也就是说由脾胃化生的气血最多，所以按揉这个穴位能够使脾胃生化的气血更多地注入眼睛，保持视力。眼睛得到更多气血濡养，不仅晶状体不易淤滞，也不容易变形，所以对预防白内障和老花眼、近视眼都是有帮助的。

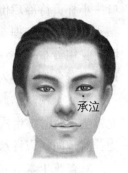

承泣穴的位置

老花眼是许多中老年人的烦恼，除了转睛和按承泣穴之外，我们再为大家推荐几种防治小方法：

1. 喝菊花枸杞茶：取白菊花、枸杞子各 5 克，用开水冲泡，代茶饮，每日 1 剂，坚持服用 3 个月。有滋补肝肾、清肝明目的功效，尤适合老花眼视物不清者。

2. 定时远眺：每天早起、中午、黄昏前，远眺 1~2 次，要选最远的目标，目不转睛地视物 10 分钟左右。

3. 防眼疲劳：看书报和电视时，保持一定距离，时间不宜过长，防止眼肌和视力过度疲劳。

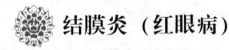

# 结膜炎（红眼病）

## 茶叶水洗脸，远离急性结膜炎

急性结膜炎俗称"红眼病"，多发于春季，为季节性传染病，它主要是通过接触传染。往往通过接触病人眼分泌物或与红眼病人握手或用脏手揉眼睛被传染。

汪老师，今年 66 岁，眼患了结膜炎，且比较严重，全眼已发红而且视力也有所减退。后来用茶叶水治疗，效果不错。

此方操作的具体步骤是：先准备茶叶、烟丝各适量。再用开水浸泡茶叶一小杯，待冷后倒出茶水，然后把烟丝放入茶水中浸渍 1 小时左右，倒尽茶水取出烟丝轻捏至不滴水为止。睡前用温开水清洗双眼，然后以烟丝敷眼皮，用纱布一小块覆盖，绷带固定。第二日清晨打开绷带，弃烟丝即可。用时要避免烟丝误入眼内。

其实，预防结膜炎，不仅要注意饮食卫生，还要合理调节饮食，多补充维生素 A、维生素 C 和锌，因为维生素 A、维生素 C 和锌能提高免疫能力，对预防病毒性结膜炎尤其重要，但锌不宜补得过多。

富含维生素 A 的食物有鱼肝油、动物肝脏、胡萝卜、黄绿蔬菜、蛋类、牛奶、奶制品、奶油、黄色水果等。维生素 C 巩固结缔组织，改善微血管的通透性，使眼睛免于更进一步的发炎，同时起着促进组织复原的作用，富含维生素 C 的食物有樱桃、番石榴、红椒、黄椒、柿子、青花菜、草莓、橘子、芥蓝、菜花、猕猴桃等。

此外，应多吃些具有清热、利湿、解毒功效的食物，如马兰头、枸杞叶、茭白、冬瓜、苦瓜、绿豆、荸荠、香蕉、西瓜等。豆类、小麦、蛋、鸡肉、猪肉、黄油等含铬丰富的食物也有益于结膜炎的治疗。深海鱼油可以改善视力，延缓视力衰退，维护视网膜。

最后，需要注意的是，结膜炎患者忌吃下列食物：辛辣温热食物，如洋葱、韭菜、芥末、生姜等；腥膻发物，如黄鱼、鳗鱼、鳝鱼、黑鱼、鳊鱼、蟹、虾等；忌饮酒。

## 梧桐濯足治疗慢性红眼病

有的人长期眼红，时轻时重，这很可能是患了慢性结膜炎。慢性结膜炎为一常见病、多发病，常为双侧性，有时非常顽固，久治不愈。慢性结膜炎的主要症状是眼分泌物和结膜充血。病人自觉症状轻微，主要为痒、灼热、异物感、干涩、眼睑沉重感、视力疲劳等，一般晚间或近距离工作时症状明显，但也有无任何不适者。这就是慢性结膜炎。

李某今年 22 岁，是一名软件工程师，最近常常觉得眼睛附近痒痒的，好像里面有什么东西，一开始也没有在意，一直拖着，后来感到双眼疼痛，且已经出现红肿症状，眼睛也很容易感到疲劳，看东西连续超过半小时就难受得不得了，晚上的时候症状更加明显，所以，连续好几天睡不好觉。后来去医院，经过诊断是急性结膜炎（红眼病）。用了一些药膏和滴眼液都不见明显效果，之后选择了梧桐濯足的偏方，没想到眼疾竟痊愈了。

有人可能会奇怪了，明明是眼睛出了问题，怎么会从脚上开始治呢？我们先来了解一下这个方子的具体方法再来解答这个问题。

准备梧桐叶 150 克，最好是深秋季节采集来的霜梧桐。加水 3000 毫升，煮至 2000 毫升，倒入盆内，趁热浸泡双足，边浸泡边揉搓按摩，直至水温不热时结束，每次约 30 分钟，依据病情程度，每日进行 1 次或者 2 次皆可。

本方中的梧桐自古以来就被作为一剂药材广泛使用。其花、叶子、种子都可以作为药用，但功效有所不同。这里以梧桐叶为主要药材，是因为其具有补气养阴、明目平肝的作用。经过温热水汽的作用，扩散作用于患者的脚底，刺激足部反射区，从而对眼部疾病起到治疗作用。此方可以治愈眼睑红肿，结膜充血，流泪，异物感等症状。

慢性结膜炎的致病因素主要有以下几点：

1. 感染因素。由于急性结膜炎未经治疗或治疗不彻底而转变为慢性。

2. 药物刺激。由于长期应用某些眼药如肾上腺素、缩瞳药和一些刺激眼药而导致。

3. 刺激因素。这是最常见的原因，如居住或工作环境不良、空气污浊、风沙、烟雾、强光、照明不足、有害气体、过度饮酒和睡眠不足、游泳过程中水污染以及其他疾患引起的刺激。

生活中，应注意避免以上透发因素，保护好眼睛，谨防慢性结膜炎。

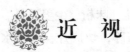

# 近　视

## 动物肝脏，让你重塑清晰"视"界

从金陵名小吃鸭血粉丝汤中的鸭肝，到"中国八大菜系"之一鲁菜中的炝猪肝，再到苏菜中颇具特色的美炸眉卷中的鸡肝，动物肝脏在中国老百姓的菜肴里可谓是不可或缺的美味佳肴。动物肝脏不但营养丰富，对促进儿童的生长发育，维持成人的身体健康都有一定的益处，而且还有助于防治因缺乏维生素 A 导致的疾病，比如各种眼部疾病。

下面就为大家介绍几道有助于改善视力状况的动物肝脏食疗餐。这些食疗方虽然多出于民间，但取材天然，基本无副作用，还可以依照个人口味的不同进行选择，所以，对于视力不好，或者轻度近视的患者特别适用。

1. 枸杞炖猪肝

主治：近视眼，迎风流泪。

材料：枸杞子20克，猪肝300克，食油、葱、姜、白糖、黄酒、淀粉各适量。

制法：先把猪肝洗净，同枸杞放入锅内，加水适量煮1小时，捞出猪肝切片备用。油锅烧热，葱、姜炝锅放入猪肝片炒，烹白糖、黄酒兑入原汤少许，收汁，勾入淀粉，汤汁明透即成。

2. 猪肝羹

主治：血不养肝，远视无力。

材料：猪肝125克，葱白15克，鸡蛋1个，豉汁适量。

制法：将猪肝切成薄片，葱白去须根，切成短节，入豉汁中作羹，临熟，将鸡蛋打破，混匀蛋白蛋黄，入汤内成羹，单食或佐餐服食。

3. 羊肝粥

主治肝血不足所致的近视、目昏等症。

材料：羊肝一具，葱子30克，大米30克。

制法：将羊肝切细，大米淘净。先将葱子水煎取汁，加羊肝、大米煮为稀粥。待熟后调入食盐适量服食。

4. 鸡肝羹

材料：鸡肝50克，食盐、味精、生姜适量。

制法：先将鸡肝洗净切碎，切成片，入沸水中汆一下，待鸡肝变色无血时取出，加入生姜末、食盐、味精，调匀即可。

鸡肝和猪肝都是富含蛋白质的食物。猪肝含维生素A较多，可以营养眼球，收到养肝明目的效果，适用于儿童青少年性近视（兼用于远视的食疗）。其中猪肝可用羊肝、牛肝、鸡肝代替。鸡肝中维生素A含量最高，本方可养肝明目，适用于各种近视。

此外，在进行近视治疗的同时一定要注意营养补充，以下几种营养物质必不可少：

蛋白质：就巩膜来说，它能成为眼球的坚韧外壳，就是由于含有多种必需氨基酸，构成很坚固的纤维组织。巩膜虽有一定的坚韧性，但在眼轴前后径部位仍比较弱。肉、鱼、蛋、奶等动物性食物不仅含有丰富的蛋白质，而且含有全部必需氨基酸。

钙：钙是骨骼的主要构成成分，也是巩膜的主要构成成分。钙的含量较高，对增强巩膜的坚韧性起主要作用。食物中牛骨、猪骨、羊骨等动物骨骼含钙丰富，且易被人体吸收利用。其他如乳类、豆类产品、虾皮、虾米、鸡蛋、油菜、小白菜、花生米、大枣等含钙量也较多。

锌：近视患者普遍缺乏铬和锌，应多吃一些含锌较多的食物。食物中如黄豆、杏仁、紫菜、海带、黄鱼、奶粉、茶叶、肉类、肝类等含锌和铬较多，可适量增加。补锌最好服用蛋白锌。

维生素：人体必需的营养物质。虽然人体对它们的需求量很小，但它们在人体物质和能量代谢中起着极为重要的作用。用食疗方法治疗近视时，应适当多补充些维生素 A、维生素 $B_1$、维生素 $B_2$、维生素 C 及维生素 E。富含维生素的食品有蛋、奶、肉、鱼、肝脏和新鲜的蔬菜、水果。

此外，叶黄素和玉米黄质是视网膜黄斑的主要成分，所以也可适当补充。


## 传统茶疗明目法

从医学的角度上讲，近视眼属于眼睛的屈光异常。除部分高度近视与遗传因素有关外，绝大多数的近视主要由后天用眼过度或者眼睛使用方法不当引起的。而且，一旦引发就可能呈现逐年上升的趋势。

在引发近视眼的诸多因素中，饮食不当是造成近视的重要原因。预防近视，首先要建立合理的饮食习惯，饮食有规律，不挑食、偏食，均衡摄入营养，增强自身体质。补充蛋白质、钙质、磷质，多食胡萝卜、豆芽、橘子、红枣、动物肝脏等食物对预防近视也十分有益。

据调查，多数近视患者缺乏维生素 A，且血钙、血清蛋白和血色素偏低，并伴有体内缺乏钙、锌、铬等微量元素的情况。近视患者可多吃些富含优质蛋白、钙、磷、维生素的食物，如猪肝、羊肝、鸡肝、猪腰等。饮食中增加蛋白质，减少碳水化合物供应，可使有遗传背景而发生近视的青少年减少或中止近视度数的增加。

这里为大家推荐的茶疗方是由龙眼肉、龙眼核和枸杞构成的。做法是取以上三味适量，加水煮成茶，龙眼核不必打碎。就当一般茶来喝就好，每天喝，至少连喝两个月即可见效。如果没有效果或者效果并不明显最好停用。此方的主要功能是治疗近视、远视、散光等眼部问题。

在使用此方的过程中一定要用龙眼核，只用龙眼肉，则效果减半。枸杞外邪实热，脾虚有湿及泄泻者忌服。

另外，此方最好是饭后服用。因为病在头部，而饭后喝会使药性发挥在头部较多。

龙眼对治眼部疾患的功用十分显著。早在汉朝时期，龙眼就已作为药用。李时珍说"龙眼大补""食品以荔枝为贵，而资益则龙眼为良"。枸杞子是一味常用的补肝益肾中药，其色鲜红，其味香甜。其含有甜菜碱、多糖、粗脂肪、粗蛋白、胡萝卜素、维生素 A、维生素 C、维生素 $B_1$、维生素 $B_2$ 及钙、磷、铁、锌、锰、亚油酸等营养成分，大诗人陆游到老年，因两目昏花，视物模糊，常吃枸杞治疗，因此而做"雪霁茅堂钟磬清，晨斋枸杞一杯羹"的诗句。枸杞子是古今养生的最佳选择，有延年益寿之功。

由此可见，选择传统茶疗方法明目治疗是有科学依据。

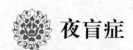

# 夜盲症

## 羊肝，治愈夜盲症的偏方

现代医学认为，夜盲症是由角膜营养性的病变引起，主要是维生素 A 缺乏，导致角膜上皮干燥变质，亦可由视网膜色素变性引起。临床表现以天明时视觉多正常，入暮或在光线暗淡处即视物不见或昏蒙为特征。

老李和老孙都在机械厂工作。一天夜班时，老李正查岗，见一个人晃晃悠悠爬到废料堆上去了，院子里有灯，可不太亮，那堆废料里有三角铁，有圆钢，还有横七竖八的带钢，大黑天的往那上面爬，出了事故咋办！

老李赶快跑去喊他下来，到近前一看，原来是老孙。老孙出门想上厕所，可是一出去，忽然就什么都看不见了，开始他以为是刚从亮处出来，眼睛不适应的原因，就凭着记忆顺着路走，没想到走到了原料堆。车间里机器轰鸣大家都听不到他的声音，要不是老李及时看到，不知会出什么危险呢。

经检查，老孙是由于营养不良得了夜盲症。老李知道后到处为他打听治疗夜盲症的偏方，知道羊肝芥菜籽能治这病，厂里便买了羊肝，让老孙天天吃，过了一段时间，老孙的夜盲症就好了。

其方法如下：羊肝1个，芥菜籽12克，笋外壳4个，将羊肝洗净切4块，芥菜籽炒黑研细末，分别撒于羊肝上，然后用笋壳包好，上笼蒸熟，1日分2次吃。

预防夜盲症，应从以下几方面入手：

1. 患者应作遗传因子检查，以免影响下一代。

2. 维生素A缺乏是造成夜盲症的主要因素，所以除了注意营养均衡外，治疗"夜盲症"就必须从补充维生素A着手，多吃含有维生素A的食物，如牛奶、鱼类、蔬菜等。而胡萝卜含丰富的胡萝卜素，胡萝卜素在体内可转变成维生素A，也可适当多食。

3. 多喝茶。每100克茶含17~20毫克胡萝卜素，这种含量水平可与胡萝卜和菠菜的含量相比拟。而胡萝卜素被人体吸收后，在肝脏和小肠中可转变为维生素A，维生素A可与赖氨酸作用形成视黄醛，增强视网膜的辨色力。因此，多饮茶，尤其是绿茶，对夜盲症有一定预防效果。

## 多吃黑枣，不再做夜盲人

人们说："眼睛是心灵的窗户。"不言而喻，拥有一双健康、美丽的眼睛，对一个人来说是多么重要。但是类似夜盲症的各种眼病正在威胁、困扰着每一个人，给人们的生活带来了诸多的不便。夜盲症有以下几种情况。

铁屑性夜盲。在生产劳动中，当铁屑弹入眼内时，即刻会产生严重的刺激症状；如果铁屑没有完全取出，在眼内就会慢慢发生化学变化，生成氧化铁，影响视网膜上杆体细胞的功能，使之产生夜盲。

视网膜色素变性。该病是一种具有遗传因素的眼病，通常先累及视网膜上的杆体细胞而使人产生夜盲，夜盲的程度为渐进性。随着病变的发展，可波及锥体细胞，从而白天视力出现下降。因此，视网膜色素变性的患者常首先出现夜盲，病变是双侧性的，容易被发现。

广泛性陈旧性脉络膜炎。脉络膜是紧贴于视网膜上的一种组织，上面布有丰富的血管，以供应视网膜的营养。当脉络膜产生广泛性的陈旧性炎变时，可使之萎缩，影响视网膜的血液供应，不仅可使视网膜上的杆体细胞产生变性、破坏而出现夜盲，还可以因锥体细胞的供血障碍而出现视力下降，在白天患者的视功能也差。

为了能使更多的朋友摆脱夜盲症的侵害，这里为大家推荐的是青葙子黑枣疗法。具体的制作方法是：先准备黑枣 500 克、青葙子 100 克、蜂蜜 500 克，青葙子加水煎煮，每 20 分钟取煎液 1 次，加水再煮，共取 3 次煎液合并，放入黑枣煮烂，余汁将干时，加入蜂蜜调匀，冷后装瓶备用。

青葙子味苦，性微寒，归肝经，具有清泄肝火，明目退翳的功能。生青葙子长于清肝泻火，常用于肝热目赤，肝火眩晕。青葙子，治风热目疾，与决明子功同。"……其治风瘙身痒，皮肤中热，以能散厥阴经中血脉之风热也"。

泡制而成的黑枣是大枣干品，不是真正的黑枣。黑枣含有丰富的维生素，有极强的增强体内免疫力的作用。黑枣性味甘温，能滋补肝肾，润燥生津。而养肝则明目，所以黑枣对眼部疾病也具有一定的治疗作用。

## 多吃红薯，夜晚一样看得清

张奇是一名患有夜盲症的人。虽然他自己很喜欢跳舞唱歌，但是，自从患病之后就不会和朋友在晚上出去了。因为，这对他而言实在太不方便了。即使是在自己家里，晚上也是经常把手电放在随手可以找得到的地方，生怕一停电就什么都看不到了。为了治疗这个病，他先后尝试过不少方子，但是都收效甚微。去看病的时候，医生说："不管想治什么病，你先要对自己的病有基本的认识，这样才不会在选择方子的时候走弯路，白白浪费时间和精力。"医生说他的症状是由于缺少维生素 A 引起的，所以可以采取食疗的方式加以弥补。试用过推荐的食疗方——多食红薯后不久，张奇的夜间视力果然有了改善。

一般说来，如因为肝热肾虚引发的患者，多会有头晕目眩，五心烦热，口唇发干，舌红，脉细，且有痒涩的感觉。因为肝经积热或者肾经虚损，故精气不能上承，目失所养，而成此症。有的患者，则是因体内气虚弱在白天还可以借助外在阳气而视物，晚间则大自然中阳气已尽无法借助而生夜盲。

而如果是暂时性夜盲，也就是属于张奇的这种情况，多是由于饮食中缺乏维生素 A 或因某些消化系统疾病影响维生素 A 的吸收，致使视网膜杆状细胞没有合成视紫红质的原料而造成夜盲。这种夜盲是暂时性的，只要多吃猪肝、胡萝卜、鱼肝油等，即可补充维生素 A 的不足，很快就会痊愈。

红薯之所以能够治疗夜盲症是因为其含有蛋白质、维生素、矿物质元素等多种对视力有帮助的成分。如果将其与其他常见的蔬菜比较，元素矿物质与蒜油维生素的含量均属上乘。

因此，亚洲蔬菜研究发展中心已将红薯列为高营养蔬菜。现在已经有越来越多的实例证明红薯蔬菜叶有提高人体免疫力、降糖、解毒、防治夜盲等保健功能。经常食用还可以预防便秘，保养皮肤，但有一点需要注意的是，红薯不适合正在减肥的人士。

# 第三章

# 内科老偏方，
# 小病一扫光

# 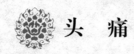 头 痛

## 泡手五分钟，标本兼治疗效好

头痛是现代人的一种常见病症，很多人靠止痛药来缓解头痛，但长期使用止痛药会给身体带来不利影响，为其他疾患埋下病根。

夏天离是某高校的研究生。课程进入到二年级之后，业余时间比较充裕。本想自己创业，开一家小的公告公司。可是，偏偏这个时候犯了头痛病。他常难受地拿头去撞墙，很多人都劝他去看医生，他说自己有医院恐惧症，说什么也不肯去。后来，想合作创业的同学王某见他病情严重，就托了自己另一个学医的好友来看。朋友问夏天离头痛的部位大概在哪里，奇怪的是"哪里都好像在痛"，就好比有一个沉重的滚球在转来转去，转到哪里哪里就痛。

这位学医的朋友笑了笑说："如果你分不清自己是哪里头痛，那么有一个治头痛的简便方法。"夏天离用这个方法尝试了一下，结果，痛感大大减轻了。

这个方法就是泡手法，具体方法如下：头痛发作时，把双手伸到热水里（水温以把手放进去能感觉到烫为宜），然后赶快抽回来，再放入水中，再抽回来，如此反复直到手指感到麻木，头痛就能缓解。

这个泡手法的治疗原理其实很简单。因为手指上的经络都通向心与脑，手受热刺激后就会打通经络，通则不痛，头痛自然就会得到缓解了。

这个小窍门操作简单，取材也简单，也没有任何风险，所以，如果有朋友得了头痛，但是又像夏天离这样说不清楚位置，不妨一试。

对于症状较轻的头痛，一般不用休息，只需要一个相对安静和舒适的环境。若能清楚地了解病痛点，可以有针对性地给予相应护理。另外，对于有头痛眩晕、心烦易怒、夜眠不佳、面红、口苦症状的病人，应加强其精神护理，消除病人的易怒、紧张等不良情绪，以避免诱发其他疾病。高血压病人应注意休息，保持安静，按时服降压药。

## 老方新解治愈偏头痛

偏头痛是常见的血管性头痛，由于颅血管收缩功能变化，呈现为发作性的搏动性痛或胀痛，伴恶心、呕吐、畏光，发作间歇期正常。头痛发作时，一般都局限于头的一侧，有的患者每次发作时头痛的部位可有变化，有时可见枕部和头顶疼痛，也有的患者表现为面部和颈部疼痛。头痛发作时，疼痛逐渐加重，几分钟到1~2小时头痛达到高峰，可持续几个小时乃至几天，随后头痛逐渐减弱或消失。活动可使头痛加剧，卧床休息可使疼痛减轻，短期睡眠可使疼痛完全消失。并非所有的偏头痛都需要治疗，而且在治疗中，患者自己如果能够掌握科学的方法，便可以减轻痛苦。

外界物理性刺激、精神因素、饮食因素、气候的变化、过度疲劳等为常见的诱发偏头痛的因素，避免这些因素，可预防偏头痛的发作。

方言是一家经纪公司的签约模特，不过，因为没有什么名气所以生活较为拮据。每次遇到商业活动的面试，她就很兴奋，上进心和成功欲望每次都会促使她自觉练习。由于对自己的身材和步法要求严格，所以她每天都练到筋疲力尽，直到面试前一天才休息了半天。很不巧的是，面试当天一早起床她就发现自己右侧的太阳穴头痛难忍。吃了止痛药却未能缓解多少痛感，这让她更加着急。这种程度的头痛让她无法集中精力走台。结果面试当然没有成功。心情沮丧的方言回到家中，一言不发。同居室的好友文文为了让她感觉舒服一些就把学医的姨妈请到家里。在吃过姨妈开的中药方之后，她的头疼果然祛除了，这让方言很惊喜。

这个方子是由辛夷、川芎、细辛、当归、蔓荆子几味药组成。可取辛夷9克，川芎30克，细辛3克，当归30克，蔓荆子6克。将上面的5味药用水浸泡30分钟之后，再用大火煮沸，煮沸后转为文火，再煮20分钟即可。为了使疗效得以较好的发挥。最好不要着急服用，而是将上述做法以新的材料重煮一遍。两遍所得合成一剂，平均分为3份，每天饮用1份即可。

本方具有活血行气、祛风止痛作用，常用于治疗偏、正头痛，症见头痛骤作，痛如针刺，或遇风加剧，四肢酸痛，或伴恶寒无汗，舌紫暗或淡，苔薄，脉细涩或浮紧。

川芎活血行气、祛风止痛；当归活血止痛、补血润燥；辛夷芳香开窍、升达肺胃清气、散寒止痛；细辛芳香透达、祛风散寒止痛；蔓荆子祛风止痛、清利头目。该方常用于现代医学的偏头痛等病症，本病可在气候变化、精神紧张、过度疲劳及其他强烈刺激等因素下诱发，呈周期性发作。

据现代药理研究，川芎可使脑血流量增加、血管阻力下降，有明显的镇痛作用；当归有抗炎镇痛及扩张血管、促进血液循环作用；辛夷、细辛有镇静、麻醉作用；蔓荆子有一定的镇静、镇痛、抗凝作用。诸药共同作用可达到镇痛、镇静、麻醉及改善微循环等目的，所以可以治偏头痛等病症。

## 周期性头痛就喝五花饮

周期性头痛有的是因为遗传，有的是病理原因，也有的属于特殊的生理表现。女性经期头痛就属于周期性头痛。女性头痛除了在经期时发作外，其他时间也有发作，临床上把女性在月经前后及月经期发生的头痛称为经期头痛。

这种头痛伴随着女性的生理期而来，每月一次，所以更加烦人。不少女性讨厌生理期的到来不是因为生理期的护理麻烦，而是因为又要头痛了。

曹晶晶今年 38 岁，周期性头痛病史已经有 7 年了。在这 7 年里，每遇月经来潮前四五天都会发生头痛。这种痛苦的到来和经期一样准确，前后不会相差两天，尤其两太阳穴部位更为明显，清晨起床后痛得更加剧烈。情况严重的时候她会感觉两胁疼痛，情绪抑郁。等到生理期过去之后，整个人都蒙蒙的，嗜睡、不想吃饭，总要缓上三天左右，从第四天后才能恢复正常的生活状态。她之前又去医院做脑电图、心电图、脑血流图、CT 扫描均未发现异常。但因最近几个月头痛周期性缩短，不仅月经来潮前四五天疼痛，在月经期间也发作，止痛药吃得都产生了抗性，病情仍不见好转。

后来，她从一位从医的朋友那里了解到，她这种每遇月经随即头痛发作，呈周期性演变的情况属于周期性头痛的一种，应以清肝、柔肝、疏养肝、通五脉、利五脏的治疗原则来治疗才能有效果。朋友向她推荐的是一款在民间流传的草药偏方——五花饮。曹晶晶服此方 28 天后，等下次月经来潮，继续服药不中断，头痛未再发作。又服 12 剂，月经前头痛再也没有发作过。

这个方子的方法是：先准备菊花 10 克，金银花 15 克，桃花 10 克，月季花 12 克，旋覆花 6 克。然后将上述诸花洗净水煎服。每日服 1 剂，分 2 次服用。以 12 剂为一个疗程。坚持服用，对周期性头痛有良好的治疗效果。

有的朋友可能会好奇，为什么这种头疼容易发生在女性的生理期，但是一旦怀孕就会消失。这是因为体内雌激素的高低变化所致。女性在怀孕期间雌激素的影响力正好被黄体酮所取代。

除了使用此方之外，要想全方位地预防生理期头痛的发生就要注重自我精神的调解。女性朋友在工作中若遇到一些不顺心的事或一些棘手的问题不要给自己过大的压力。现代都市紧张的生活和工作压力，本来就已使我们的大脑神经处于紧张状态，如果自己的情绪不稳定，有时愤怒激动有时又很低落的话，就很容易引发头痛。再加上生活没有规律，饮食不规律更会加重这种情况的产生。

预防生理性的头痛同样离不开营养的补充。研究表明，钙和维生素 D 都有预防周期性头痛的作用。而钙质的极佳来源是绿色叶菜类和豆荚类。如果服用维生素 D，适当的剂量是每天 5 微克。值得注意的是，为了防止体内钙流失，应避开动物性蛋白、咖啡、烟草和多余的钠和糖。

女性要想预防生理性周期头痛就要适当摄取镁。研究显示，如果体内的镁元素不足或消耗太多，会导致头痛。因此饮食中含有适量的镁元素，发生头痛的概率就会低一些。含有丰富镁元素的食物主要包括：全麦类、稻米；非柑橘类水果如无花果；绿色蔬菜，特别是青花菜、菠菜等。

生活中多做运动，多晒太阳都是预防头疼的好习惯。运动可以帮助人们排解紧张与压力，是预防轻度经期头痛的有效方法之一。但要注意的是，如果经期头痛剧烈，则不宜运动，否则会加剧疼痛。阳光对预防或消除经期头痛有很好的效果。那是因为人体吸收食物中钙质的能力与维生素 D 有关，而维生素 D 是皮肤吸收阳光自然形成的。每天晒 10 分钟的日光浴所产生的维生素 D 就足够身体所需。和直接服用维生素相比，这种方式对人体健康更有利。

## 关键点按摩，经络疏通头不痛

中医认为"不通则痛""通则不痛"，简单地说头痛是因为经络不通。生活中，虽然人们头痛症状相似，但发病的原因往往不同，所以治疗时要找到根源，分清头痛的原因，然后有针对性地进行治疗才能收到好的治疗效果。这里为大家推荐的是一种经络按摩治头痛的妙方。

张黎是一名幼儿园教师，每天为了照顾好班里20多个小宝贝颇费心思。但是，最近的异常情况让她感觉力不从心。她总是感觉头晕晕的，稍感疲劳的时候就会头疼，而且是两侧一起痛。脑袋里好像有两只啄木鸟在不停地敲击自己的太阳穴，十分难受。轻轻地按揉已经不起作用。后来，她的妈妈知道这个情况后，就让她先请假2天，回家后，妈妈说自己以前也得过类似的病，是用经络按摩的方法治好的，但是不是按揉太阳穴。

如果头两边痛，是胆经出了问题，治疗时就拍胆经。拍胆经的时间最好在23点到凌晨1点，早睡的人可以提前一些。胆经在人体的侧面，拍的时候从臀部开始一直往下就可以了，每天拍够300下。张黎坚持治疗了一周，头痛症状明显减轻了许多。

如果痛是感觉脑袋里面的中空痛，是肝经出现了问题，可以按摩肝经。肝经在凌晨1点到3点之间"值班"，若不想影响自己的睡眠，也可以在19点到21点时按摩心包经，因为心包经和肝经属于同名经，所以按摩心包经也能起到同样的作用。

如果是后脑勺痛就是膀胱经的问题。但膀胱经大部分穴位在背后，自己一般情况下够不到，所以这类头痛患者可以找家人帮助按摩后背，或者找一个类似擀面杖的东西放在背部，上下滚动以刺激相关腧穴，疏通经气。

如果是前额痛就是胃经出了问题，治疗时要从胃经入手。左边偏头痛和右边偏头痛也是不同的，因为左主肝，右主肺。如果左边偏头痛，就很有可能是肝血的问题，而右边头痛可能是肺气的问题。治疗时要分清症状，对症施治。

如果是用脑过度、精神疲惫导致头痛，人们往往会不由自主地按揉前额，或者用拳头轻轻地敲打，其实，这就是在刺激头部的两个重要穴位——印堂和神庭。

印堂穴是人体经外奇穴，《达摩秘功》中将此穴列为"回春法"之一，可见其重要地位。按摩时将中指放在印堂穴上，用较强的力点按10次，然后顺时针揉动20~30圈，逆时针揉动20~30圈即可。神庭穴属人体督脉，对神经系统有治疗作用。按压这两个穴位对消除头痛头昏、恢复大脑活力有异曲同工之妙，同时按摩，互相补益，则效果更佳。神庭穴的按揉方法与印堂穴相同。

放松心情和身体，或闭上眼睛或到室外做些简易舒展运动。打开窗户让室内空气流通，或者离开办公桌，戴上耳机听音乐。另外，头痛时不要乱吃止痛片，那只会令人对痛的感觉变得迟钝、损伤脑部神经，却解决不了根本问题。

有一点要注意，止痛药用于治疗头痛一般不超过五日，如症状未缓解，或伴有发热、嗜睡、复视、血压或眼压升高、手脚冰凉、神志不清时应立即去医院就诊。因为当病情已经出现严重的延伸症状时，说明已经不是单一的原发性疼痛，可能已经引发了并发症状，仅仅治疗头痛不见得能取得好的治疗效果。这时候需要借助专业人士的帮助，切勿再简单地依靠偏方和小窍门。

## 治疗紧张性头痛的两个秘制方

紧张性头痛的特征是几乎每日双枕部会出现非搏动性持续性钝痛，如带子紧束头部或呈头周缩箍感、压迫感或沉重感。不伴前驱症状如恶心、呕吐、畏光或畏声、视力障碍等，许多病人可伴有头昏、失眠、焦虑或抑郁等症状，有疼痛部位肌肉触痛或压痛点、有时牵拉头发也有疼痛。颈肩背部肌肉有僵硬感、捏压时肌肉感觉舒适。紧张型（性）头痛可为较频繁发作，头痛间歇期日常生活不受影响，可与偏头痛并存。

马先生，今年45岁，头痛反复发作持续了二十多年。据他自己说，在他16岁的时候出现前额胀痛的现象。此后，每年都会发作2~3次。到了25岁以后，发作渐频繁，每7~8天发作一次，如果疼痛发作时，服用止痛片可使头痛缓解。但是，近几年来几乎每天发作，全天均有疼痛，痛时难忍，每天服用多片止痛药，仍止不住反复的头痛。近一年来头痛加剧，服用常用的止痛药已无效果，需注射曲马朵止痛，平均每天要自行肌内注射6~7次，严重时最多需注射9次。医生诊断为慢性紧张型头痛和止痛药过度使用性头痛。因为止痛药的累积使用量过大，其副作用已经对马先生的身体产生综合性的不良反应，所以，再采用一般的止痛药品效果都不好。所以建议其采用中医的温和调养方，以达到解痉止痛，活血化瘀的功效。

马先生选用的是广传于民间，口碑很好的调养方，此方主要包含：菊花10克，薄荷10克，生石膏30克，酒大黄5克，当归10克，川芎10克，白芷10克，细辛3克，藁本10克。只需要以水煎服，一日服用1次即可。马先生按照此方连续服用了一周，效果显著，头痛的次数越来越少，并且痛感也在降低。又持续使用了一段时间之后，头痛现象基本消除。

除了此方之外，还有另外一款草药方与此方具有类似效果，不过因为取材上对常人而言较为生疏，所以简单介绍一下，仅供大家参考。

这款推荐方的方法是：先准备生石决明 30 克（先煎），大川芎 9 克，香白芷 4.5 克，北荆辛 4.5 克，水煎服。病程长的慢性病人可加枸杞子 12 克，青陈皮各 4.5 克。

## 头痛了就刮刮痧

头痛是一种常见病，祖国医学历代医家认为，头部经络为诸阳经交会之处，凡五脏精华之血，六腑清阳之气，都上会于此。若六淫外侵，七情内伤，升降失调，郁于清窍，清阳不运，皆能致头痛。新感为头痛，久病为头风。大抵外感多实证，治宜疏风祛邪为主；内伤头痛，多属虚证，治宜平肝、滋阴、补气、养血、化痰、祛淤等为主。但由痰饮，淤血所致者，为虚中有实，应当分别施治。头痛可分偏正、左右、前后、寒热，如痛在脑后，上至巅顶，下连于项，多太阳经风郁。

无论哪种情况引起的头痛，均与循行于头部的经脉气血失调，气滞血淤有关。因此刮拭寻找并疏通头部和头部对应的疼痛区域都可以缓解头痛的症状。

刮拭方法如下：

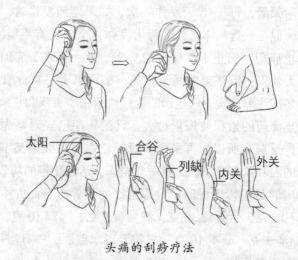

头痛的刮痧疗法

1. 用水牛角刮痧梳子以面刮法刮拭全头，先刮侧头部，将刮痧板竖放在发际头维穴至耳上处，从前向后刮至侧头部下面发际边缘处。

2. 用平面按揉法刮拭双侧经外奇穴太阳穴。

3. 感冒头痛可用平面按揉法刮拭手背部双侧大肠经原穴合谷，及与其相表里的肺经络穴列缺。

4. 内伤头痛可用面刮法或平面按揉法刮拭腕部外侧外关，及腕部内侧对应穴位内关。

5. 偏头痛者用垂直按揉法按揉足拇指与次趾缝后肝经太冲穴，力度要重，每按压 15 秒钟放松 1 次，直到头痛缓解为止。

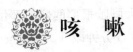

# 咳　嗽

## 毛刷洗刷刷，经肺止咳效果好

中医和西医对于咳嗽的起因说法不一，前者认为是外邪，后者则认为是受细菌、病毒等病原微生物或是过敏源的影响。其实，咳嗽的形成与反复发病，常是许多复杂因素综合作用的结果。

石磊是某单位的司机，工作一向认真负责，但是，有段时间由于总是咳嗽，还有痰，在给领导开车的时候感觉很别扭。不少人都嘱咐他好好去把咳嗽治一治。一开始他没有往心里去，心想多喝点水应该就会好了，谁知水是喝了不少，可是只是增加了跑厕所的次数，咳嗽的症状却没见有什么好转。他只得去了医院，医生说，他这是风热咳嗽，光喝水是不够的。风热咳嗽症见咳嗽，痰多黄色，口渴欲饮，咽疼咽痒，头疼乏力，脉搏加快，每分钟超过 90 次。其因在风热袭肺，肺失清肃，热熬津液为痰，口渴咽疼。说得直白一点就是肺中有热火。

医生建议其做针灸来治疗，说效果比较好。但是石磊从小就晕针，只好改为毛刷疗法。没想到效果很不错，而且操作简单方便。

这个方法的具体操作步骤是：先保持手臂伸平、手掌向上的姿势，然后从肩胛处开始，用软刷沿着手臂内侧的上方，一直刷到大拇指，适应以后逐渐过渡到用硬毛刷，由上向下刷，一定要注意方向，不要反了，刷至皮肤微红就可以了。每天1次，每次5分钟。

其实，这个疗法是由针灸疗法演变而来的。对于普通人来说，针灸疗法比较有难度，毛刷疗法则比较适合家庭使用，效果也可以跟针灸相媲美。

施行毛刷疗法时，用常见的毛刷或牙刷就可以，八成新为宜。皮肤比较细嫩的，可以用软性的猪鬃毛刷或尼龙毛刷。毛刷疗法对很多常见疾病都有疗效。在上面的例子中，毛刷走过的正是肺经的循行路线，可以促进肺部经络的经气流通，对于肺部的不适，如感冒、咳嗽、哮喘等都有缓解作用。一般肺部疾病都可以用这个方法治疗。

对于风热咳嗽，并同时伴有咽痛、扁桃体发炎的人还可以采用脚底按摩的方法。先上下来回搓脚心，每只脚搓30下。然后每个脚趾都上下按摩20~40下。重点按摩脚面大脚趾根部两侧的部位，若是扁桃体发炎，这个部位就会很疼，每只脚按摩5分钟即可。坚持按摩，患者咽喉肿痛的症状会逐渐减轻。按摩后要多喝水，也可以喝淡盐开水。每天坚持按摩两次，再配合食疗，病很快就会好转。

## 咳嗽又发烧，橘红皮有妙方

风寒咳嗽也是平时最为常见的一种病症表现。一旦感冒了，十有八九会连带发生咳嗽和流鼻涕这样的现象。尤其在一年四季气候分明的地域，当气候改变时，很容易外感风寒。下面为大家介绍一个方便又实用的止咳偏方——橘红皮。

说到这一偏方还要从一个民间传说说起。

据说清初时候有一官吏，性情暴躁，在广东化州为官时，曾患咳喘病，请遍当地名医，吃了不少药都无济于事。每遇季节、气候变化，或心情不好，则咳喘复发很是痛苦。一天夜里，下雨了，他的咳喘频发，咳声不止。异常难受的时候又因为大雨倾盆，不方便找人医治而着急。只有急叫使女取平日所取之药再煎服。使女得命之后又因为屋内没有水源而准备到井中打清泉，但因雨急路滑，恐怕耽误时间遭到责骂，就顺手从后院的水缸中取来一些雨水倒入药罐，以此水煎药。没想到，药煎好之后官吏服下自觉病情缓解。又接着服用了一次，大咳变小咳并能平卧熟睡。第二天，官吏一觉醒来，精神爽快，心中欢喜，但一转念思想，又感到十分奇怪，此药平日服用平平，昨晚为何如此管用？就把昨晚使女叫来细问情况，后来，使女才战战兢兢地说出了用雨水煎药的实情。

虽然知道了这一点，但是官吏请来的医生依旧百思不解，因为只用雨水煎药从理论上来说无法得到这样的药效。后来，家里来了访客，在陪伴其游园的时候发现院内墙沿边上橘红之落花甚多，风雨把落花带入缸内。官吏灵机一动想到可能是橘红治好了咳喘病，后来又试用了一次，果然如此。于是，橘红止咳化痰、平喘便成为了流传于世的偏方。

其具体的制作方法是：先准备橘红皮9克，川贝母6克，黄芩12克。将上药焙干研末，每次服6克，日服3次。本方所治之咳嗽是由肺经郁热、灼津液为痰所致的咳嗽气粗、痰鸣气喘。方中橘红皮具有理气祛痰功能，川贝母具有清肺止咳功能，黄芩可清利肺经之虚热，三药相伍，共奏清肺止咳、除痰之功。

其实，咳嗽不能算作一种病，只能说是疾病的一种症状表现。所以，想要不咳嗽应懂得预防，预防会引发咳嗽的相关疾病。

感冒后大多咳嗽，这已经是常识。所以，预防感冒非常关键，平时要注意锻炼身体，提高御"邪"能力，避免外感，以防加重病情。

还要注重生活调理。尤其是老人和小孩子更要如此。健康合理的饮食搭配，充足的睡眠，清新的居室环境，三者缺一不可。平日里爱吃梨和萝卜的人很少咳嗽，这是因为此两者均有润肺止咳的功效。

最后还要提醒的一点是，咳嗽的症状如果剧烈，而且持续的时间很长，那么可能会导致呼吸道出血。一旦出现此现象，就要及时就医，不要用慢治调养的方式了，和病魔作斗争也需要争取时间。

## 沏上一壶紫苏酒，咳止痰消

风寒咳嗽多由风寒之邪侵袭，内郁肺气，肺卫失宣而引起，可以通过食疗的方法缓解咳嗽症状。很多人不相信民间偏方，认为其取材过于一般，殊不知，很多病症的根源源自自然之中，所以，用自然的偏方疗法效果反而更好。

王萍的父亲是一名研究中草药的老专家。虽然已经上了年纪不再为别人看病，但是只要有机会，还是经常向自己的家人朋友传授一些保健养生的小偏方。每年一到秋冬寒冷季节，儿女们都会收到父亲亲自泡制的紫苏酒。

一开始的时候，孩子们都不愿意喝。后来，王萍的爱人从外地出差回来的时候感冒了，咳嗽不止，口舌干渴，无意间喝了几口紫苏酒，竟觉得喉咙里舒服多了。后来一问才知道这是老父亲专为儿女们制作的，专门用来止咳平喘的。

紫苏酒的具体制作方法是：摘紫苏叶洗净，常用量是 5~10 克。沥干水分后放入广口玻璃瓶中，加入蜂蜜和 40 度以上的烧酒浸泡，最好能让酒没过紫苏叶。天冷时或者气温骤降的时候喝上一小杯。自从喝紫苏酒后，王萍爱人的咳嗽没几天就全好了。现在全家人都想向父亲学做紫苏酒，每当伤风咳嗽时，便喝上一小杯。

对此酒的制作还有以下几点需要注意的地方：

首先，紫苏泡浸的时间不宜过长，以半日为限最好。紫苏叶的量和酒、蜂蜜的比例应相对应。

其次，如果是想给小孩子止咳，不要喝得太多。如果孩子不愿意喝，也可以让他把酒含在嘴里片刻，然后吐出来，这样也能达到一定的止咳效果。

紫苏性味辛温、气辛香，归肺、脾经，有解表散寒，行气和胃之效。所以主要用于风寒感冒，咳嗽气喘，但也有一定的御寒效果。

患风热咳嗽时，还可以吃些冬瓜煨汤、炒丝瓜、炒藕片、炒苦瓜，这同样起到消内热、去火、止咳的作用。辛辣、容易上火的食物禁止食用，如羊肉、狗肉、乌骨鸡、鱼、虾、枣、桂圆肉、荔枝、核桃仁、辣椒、樱桃、蚕蛹。


## 口含生姜一小块，先止痒后止咳

刘灿然是某小学的数学教师，做老师不到四年，但是毛病却落了一身，如静脉曲张、咳嗽。他的咳嗽是一咳就要好长时间，非常苦恼。而且，因为给学生上课必须要讲话，边咳边讲很是难受。后来，有亲戚告诉他晚上睡觉时嘴里含片生姜就能止咳嗽。

怎么可能这么简单呢？他半信半疑地试用起来，晚上睡觉时含两片生姜。说也奇怪，连含了两三天以后，咳嗽就基本上好了。为了巩固这意想不到的效果，他又含了两三天，咳嗽完全好了。

其具体方法是：其将生姜洗干净，先切去一小块，使生姜有个平面的切口，然后再切1~2毫米厚的薄片，晚上睡觉时将1~2片姜片含在嘴里腮帮的一侧或两侧，开始嘴里会感到有些麻辣，过一会儿就适应了。第二天起床时吐出。在含的过程中，如果嗓子发痒要咳嗽，可用牙齿轻轻一咬生姜，使姜汁与唾液一起慢慢咽下。姜汁通过喉部时能抑制嗓子发痒，可以减少咳嗽。如果条件许可，白天也含含姜片，治咳嗽的效果会更好。

生姜味辛辣，是一种散发风寒的药物。一般的咳嗽，大多是由于受了风寒，生姜正好能散发寒气，祛痰解毒。

《名医别录》中说："生姜，微温，辛，归五藏。去淡，下气，止呕吐，除风邪寒热。"

绝大部分咳嗽是由于呼吸道疾病引起的，因此预防呼吸道疾病是防止咳嗽的关键。预防措施应做到如下几点：

1. 加强锻炼，多进行户外活动，提高机体抗病能力。

2. 气候转变时及时增减衣服，防止过冷或过热。

3. 少去拥挤的公共场所，减少感染机会。

4. 经常开窗，流通新鲜空气。家人患感冒时，室内可用醋熏蒸消毒，防止病毒感染。

5. 及时接受预防注射，减少传染病发生。

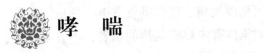

# 哮　喘

## 常背热水袋也可治好气管炎哮喘

根据有无过敏原和发病年龄的不同，临床上将哮喘分为外原性哮喘和内原性哮喘。外原性哮喘常在童年、青少年时发病，多有家族过敏史。内原性哮喘则多无已知过敏原，在成年期发病，无明显季节性，少有过敏史，可能由体内感染灶引起。无论何种哮喘，轻症可以逐渐自行缓解，缓解期无任何症状或异常体征。

某年春节，高雷明坐火车回家探亲，由于卧铺车厢只有一床毛毯不能抗寒，使他患了感冒。探亲 1 个月，吃药打针有 10 天左右，最后还是落下了后遗症。一受凉就咳嗽不停，一感冒就上不来气，经常半夜坐起来往嘴里喷药。后来发展到马路上的尘土，春天树上飘落的花絮，甚至张嘴大笑都会引发他不停地咳嗽，上不来气，在单位他成了有名的"病包"。经过诊断，他知道自己的病属于外原性哮喘。

俗话说有病乱求医，高雷明知道这种病在人老了以后会带来什么样的严重后果，便不惜财力想治好这种病，中药、西药都尝试过，结果钱没少花，可病却是老样子。自己泄气了，心想这讨厌的病要折磨自己一辈子了，可又无可奈何。

后来，高雷明听家乡的老人说用热水袋热敷可治哮喘，试用之后，发现病情减轻许多。连续热敷了几天，咳嗽减轻了，从此高雷明每天晚上睡觉背上都背着热水袋，这样坚持了一个冬天。也许是热水袋由烫到温热的整个过程使背部血液流通，驱除了肺部长期积存的寒气，他现在连续运动都不累，咳嗽、气喘的感觉都没有了，自我感觉良好。热水袋使高雷明过了一个轻松愉快的冬季。

除了偏方疗法之外，哮喘患者在饮食上应当多注意。许多食物如鱼虾（海鱼）、芝麻、贝壳类、坚果类（腰果、花生等）、奶制品甚至小麦制品等，可作为过敏原引起哮喘发作。对此，在明确过敏原后，可以通过饮食调控来尽量避免进食相应的食品，或高度可疑为过敏原的食品。此外，如哮喘患者常有痰浊内伏之病机，此时不宜食用猪肉、鱼肉或肥甘油腻之品，因其可助湿生痰，可多进食萝卜、丝瓜、薏米、柑橘、银杏等化痰利湿之品；对素体有内热或痰热的患者，不宜吃辣椒、花椒、芥末、茴香等辛辣刺激性食品，因其性温化热，可进食绿豆、油菜、苦瓜、柚子等清热之物。

## 防哮喘有高招，巧洗鼻子就能好

如果你在街上遇到一位老人，手捂着脖子，呼吸困难的样子，相信你也会惊慌失措，不知道应当怎样应对。依据我们所了解到的常识，这位老人很可能是得了哮喘。一旦得了这个病，很可能会长期遭受其折磨，每次发病都会让家人为其提心吊胆。

邓军是一名中医院的医生，最近接诊了一位老太太，得哮喘病好几年了。老太太平常喜欢搬张椅子坐在家门口晒太阳，看着满街跑的小孩子们或逗他们玩。有一次她和孩子们玩耍的时候，突然哮喘病发作，"呼呼"地大声喘气，把孩子们吓得大哭。自此之后，孩子们见到她都躲着走，不敢再接近她了。村民们以为她有什么传染性的怪病，也不准孩子们找她玩，怕她把病传染给孩子。更过分的是，要是见她拿东西给小孩吃，父母还会把孩子狠骂一通。

邓军很同情老人的遭遇，邓军想要尽量治好老太太的病，让她的晚年生活少一些痛苦，多一些温情。邓军给她检查完，发现她不但有哮喘的毛病，还有过敏性鼻炎。她说自己时不时就会鼻子痒和流鼻涕，但她并没把这些情况当回事，以为只是普通的感冒症状。邓军给她介绍了一个既安全又无副作用的偏方：每日在洗脸的时候清洗鼻腔，这个方法很简便，容易长期坚持。

此后，老太太每年都会来找他一两次，主要是做体检，看看身体有没有什么问题。邓军问起她的哮喘和过敏性鼻炎，得知她自从治好之后，两年来只发作过一次，治疗效果非常不错。

这里给大家推荐的洗鼻子的方法，目的是为了保障鼻腔发挥正常的功能，它的功能正常了，就不会再出现上述现象，从而减少了哮喘的发病概率。

## 一推一拿，顽固哮喘不复发

哮喘症是一种顽固难治的疾患。对于哮喘病人而言最痛苦的不是病情发作时候的痛苦而是病情没完没了地纠缠。治好又发，发了再治，治好再发。

现在，哮喘的高发人群以中青年人更为多见。多数在年幼的时候就已经有苗头。每遇气候变化、疲劳过度、饮食不当、起居失宜的时候患者就会感到胸闷难受、呼吸困难。有的人还伴有耳鸣、多痰的现象。

李曼曼是一名业余的射击爱好者，经常和朋友一起到射击场比赛，也曾多次参加业余组的比赛，成绩不错。今年已经年近四十的她，一直有个心病，那就是哮喘。每年春天的时候，她都会休赛一阵子，因为在这个季节中，她哮喘的发病率增高，如果在比赛时发病，一切就会前功尽弃。所以，在她患哮喘的十几年里，一直都在寻找更有效的治疗方。因为患病多年了，所以医院不知道去过多少次，取药买药，各种治疗哮喘的药她都有所了解。她很明白自己的哮喘类型属于热哮。这类哮喘常见于夏季温度升高时或者剧烈运动后。其特点为：在持续 5 分钟以上的剧烈运动后出现胸闷、喘息、呼吸困难等症，并可听到哮鸣音。症状多在运动停止后 5~10 分钟出现，但也可在运动过程中出现，持续 0.5~1 小时可逐渐缓解。

有一天，她来到射击场的门口正好遇到一个病友，两人交流了治疗哮喘的经验。对方说自己现在正在尝试推拿疗法，虽然哮喘还偶有发生，但是就频率和感受而言都已经减轻不少，建议她也试一下。李曼曼听后觉得推拿是古法，应该比较靠谱，就开始试用，一段时间后她的病情明显好转了。

这个推拿治疗法主要有八个基本步骤，其具体操作方法如下：

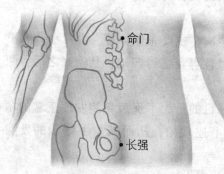

命门、长强两穴的位置

1. 清肺经。用拇指螺纹面着力，自环指指尖直推向指根 100 次。

2. 清大肠。用右手拇指桡侧面着力，先自虎口直推至示指指尖 200 次。

3. 清天河水。用拇指螺纹面着力，沿前臂正中，自腕横纹推向肘横纹 300 次。

4. 推掌小横纹。用拇指桡侧缘着力，沿掌小横纹从小指侧直推至拇指侧 100 次。

5. 推下七节骨。用拇指或示、中两指指腹，自腰部命门穴向下推至长强穴 50 次。

6. 运内八卦。在手掌内八卦穴处以拇指螺纹面顺时针施运法 100 次。

7. 分推膻中。用两手拇指螺纹面着力，自胸部膻中穴向两旁分推至乳头 100~200 次。

8. 搓摩胁肋。用双掌在两腋下胁肋处，自上而下搓摩 50~100 次。

发作期每日按摩 2 次，同时配

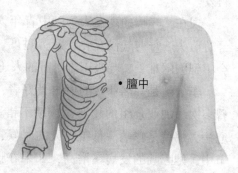

膻中穴的位置

合药物治疗。10 次为一个疗程，坚持 3~5 个疗程。

此推拿疗法虽然只针对热哮而治，但对于没有疾病的人也同样能起到一定的健身保健作用。

此外，哮喘患者在日常生活中应注意以下几点以免加重病情：

首先，患者的家人要帮助患者营造良好的生活环境，尽量不在家中饲养宠物、花草等可能包含过敏原的动植物。

其次，要避免患者接触刺激性气体、烟雾、灰尘和油烟等，必须戒烟。

再次，避免受凉和上呼吸道感染。

最后，不管外出时间长短，距离远近，都必须在出门之前为患者备上快速有效的止喘药物，以防出现意外情况。

## 冰糖食醋防治支气管哮喘

哮喘是世界公认的医学难题，与哮喘相关的症状有咳嗽、喘息、呼吸困难、胸闷、咳痰等。典型的表现是发作时伴有哮鸣音的呼气性呼吸困难。严重者可被迫采取坐位或呈端坐呼吸，干咳或咯大量白色泡沫痰，甚至出现发绀等。哮喘症状可在数分钟内发作，经数小时至数天。

尚弘颖是一名中年职业女性，因体质弱，免疫功能差，2008 年秋由感冒引起呼吸道感染，大咳不止。后经住院治疗，有些好转，但从此便落下支气管哮喘的病根，稍遇风寒便会旧病复发，平日里没有食欲，晚上又失眠，痛苦不堪。2010 年冬，朋友介绍给她一小偏方，她将信将疑服用 1 个月，病情大有好转，咳嗽减轻了许多。这个方子就是冰糖加食醋。

具体的制作方法是：先准备冰糖 500 克，食醋 500 毫升（最好是陈醋或香醋），置砂罐或陶钵内，用文火煎熬至冰糖完全溶化，冷却后装瓶备用。每日早晚各 1 次，1 次 10 毫升，空腹服下。此偏方制作简便，口感良好，效果显著，服后无副作用。凡有气喘、咳嗽、痰多等症的老少朋友均不妨一试。

对于支气管哮喘病人的护理主要是布置适合的生活环境方面。比如，患者应当选择向阳的居室居住。室内保持清洁通风干燥。床上用具应使用棉织品，不要用皮毛丝棉或羽绒制品。此外，对于女性患者而言，不要用香味浓烈的化妆品，更不要让患者拆棉衣棉被或毛线衣裤。这些行为都可能引发不适。

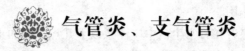

# 气管炎、支气管炎

## 枇杷叶熬粥，气管通畅心情好

老慢支是老年慢性支气管炎的简称，也是很多老年患者对自己的调侃。作为老年人的多发病，慢性支气管在秋冬寒冷季节常常发作并不是一件好事，它给老年人的生活蒙上了一层阴影。

慢性支气管炎多数起病很隐蔽，开始症状除轻咳之外并无特殊情况，故不易被病人所注意。部分患者起病之前先有急性上呼吸道感染如急性咽喉炎、感冒、急性支气管炎等病史，且起初多在寒冷季节发病，以后症状即持续，反复发作。

白秋里是某税务机构退休老干部，年轻的时候是个文艺积极分子，上了年纪还是很喜欢唱歌。每次老干部组织活动他都会一展歌喉。但是，因为慢性支气管炎的原因，让他经常出现干咳、咽痒、咽喉疼痛的症状，而且在天气寒凉的时候加重。有时甚至还会出现鼻唇干燥、鼻塞寒热等症状。每当这时，家人就跟着操心。

后来，他的老伴在一次妇女活动交流会中得知了枇杷粥的偏方，便煮了给他吃，结果确实管用。此后他便坚持食用此粥，多年的老慢支渐渐好了起来。

这个食疗偏方很简单，只需要准备枇杷叶 10~15 克（视症状轻重而定），粳米 50 克，冰糖适量。先用布将枇杷叶包起来水煎，然后去渣取浓汁，再加入粳米和水煮粥，粥将成时加入冰糖稍煮，每天当早餐和晚餐吃。

枇杷树是一种常绿乔木或灌木，其叶味微苦，性微寒，归肺、胃经，可清肺止咳，降逆止呕，主要用于肺热咳嗽、气逆喘急、胃热呕逆、烦热口渴等。

有支气管扩张、肺心痛、肺结核以及糖尿病的患者最好在医师的指导下服用此偏方。若服用一周后病症仍无改善，应立即停止服用，并去医院确诊。

此外，对于慢性支气管炎患者而言，良好的居住环境十分重要。居室内因采暖而闷热、空气流通不畅、内外温差加大，是导致支气管炎加重的重要原因。因此，建议大家，冬季居室不宜太热，空调、暖气开放要适当，并注意通过使用排风扇或开窗等适时调节温度，使室内空气保持新鲜，室内外温差不致太大。同时，进出房间要及时加减衣服，适应环境变化，防止引发疾病。

## 两款香粥帮你治愈急性支气管炎

急性支气管炎是由于病毒、细菌感染，物理和化学性刺激或过敏反应等影响支气管黏膜造成的急性炎症。本病多发于寒冷季节，受凉和过度疲劳均可削弱上呼吸道的生理性防御机能，给感染得以发展的机会。

张瑞是某科技公司的物流管理员，最近，因为得了急性支气管炎，他每天都流鼻涕、喉咙也疼得很，声音嘶哑，甚至不想开口说话。全身症状较轻微，仅有头痛、发热、肌肉酸痛等主要症状。刚开始生病的一两天他都没有请假，一直挺着上班，后来发现自己咳出来的痰都是脓痰，就有点着急了。晚上睡觉也睡不安慰，常常咳醒。

张瑞的妈妈听说儿子生病了便过来照顾。连着好几天都为儿子煮粥吃，两种粥品轮换着做。一开始张瑞并没在意，后来发现自己的气管炎好像好了不少，没有痰了，也不经常咳嗽了。原来，妈妈的粥是药粥，是她从朋友那里打听来的食疗秘方。

这两款粥品分别是南瓜大枣粥和大葱糯米粥。具体的制作方法如下：

1. 南瓜大枣粥。首先准备南瓜300克，大枣15枚，大米150克，蜂蜜60克。然后将南瓜洗净，切成小块，大枣、大米洗净备用。锅内加水适量，放入大枣、大米煮粥，五成熟时，加入南瓜，再煮至粥熟，调入蜂蜜即成。因为南瓜有消炎止痛、补中益气、解毒杀虫等功效，所以特别适用于急性支气管炎咳嗽痰喘。

2. 大葱糯米粥。首先准备大葱白5段（长3厘米），糯米60克，生姜5片。将这些食品一同下锅煮粥，粥成后加米醋5毫升，趁热食用。

预防急性支气管炎主要依靠食物建构坚固的人体免疫系统。在感冒高发季节多吃些富含锌的食品有助于机体抵抗感冒病毒，如肉类、海产品和家禽含锌最为丰富。此外，各种豆类、硬果类以及各种种子亦是较好的含锌食品，可以取得很好的治疗效果。各类新鲜绿叶蔬菜和各种水果都是补充维生素的佳品。

此外，患者要依据病情的寒热选择不同的食物。如体寒者用生姜、芥末等；体热者用茼蒿、萝卜、竹笋、柿子、梨子等。体虚者可用枇杷、百合、胡桃仁、蜂蜜、猪肺等。饮食宜清淡，低钠，能起到止咳平喘，化痰的功效。

不管是哪一种体质的患者都不能食用腥发及肥腻之物，特别是带鱼、黄鱼、虾、蟹等海产品，以及油炸排骨、烤羊肉串、肥肉、动物内脏、动物油等食品。这些东西吃多了难免损伤脾胃，助湿生痰，引发炎症。

## 调治气管炎的高招：海蜇牡蛎丸

吴鸾是某 IT 公司的工作人员，是一名被气管炎困扰多年的患者。他病情的基本状况是干咳，常伴胸骨后闷胀或疼痛，偶有发热现象但多能在两天之内恢复正常。但是，由于多喘，使其运动受限，平时基本不敢跑步。跑一小会儿就要休息半天。每次难受发病的时候，病程都可以用拖泥带水来形容，病程长而且易反复。

后来，一位老友为他推荐了海蜇牡蛎丸疗法。因为好奇也出于尝试的心理用了三次，效果还不错。

具体的做法是先取海蜇 30 克、牡蛎 5 克、蛤壳 5 克、蜂蜜 3 克，然后将海蜇煎成膏后烤干磨粉，把牡蛎、蛤壳炸后磨粉，把海蜇粉、牡蛎粉、蛤壳粉与蜂蜜混合后搓成丸（为 1 日用量），分 3 次，饭后服。10 天为一疗程。

因为海蜇有清热解毒、化痰软坚、降压消肿的功效，所以称为此方的主药。在《归砚录》中是这样描述其药用功效的："海蜇、妙药也。宣气化痰、消炎行食而不伤正气。故哮喘、胸痛、症瘕、胀满、便秘、带下、疳、疸等病，皆可食用。"所以，海蜇牡蛎丸对气管炎、支气管炎患者疗效显著。此方值得一试。

预防气管炎要避免引发该病的不利因素，这样就可以大大降低反复发病和患病的概率了。那么哪些条件下容易患气管炎呢？

首先是营养条件差。蛋白质（肉、蛋、鱼、豆制品）摄入不足，会使血液中的蛋白质（包括白蛋白，球蛋白）含量低，结果造成抵抗微生物的抗体形成少，对微生物的抵抗能力低。也就是说免疫力会降低，容易得气管炎。

其次是居住条件差。如果在冬天没有必要的取暖措施，又很少开窗通风的话，就很容易患上气管炎。而且，如果同一房间内的一个人患了感冒、上呼吸道感染或慢性支气管炎急性发作、肺炎，这个人在咳嗽时，致病的微生物可能通过飞沫污染空气，传染给周围的人。这是居室拥挤、开窗通气较少的居民易患气管炎的原因。

再次是衰老因素。随着年龄增长，与致病因子（如吸烟、微生物感染和空气污染物）的接触时间也越长；年龄越大，肺功能越日益减退，气管、支气管、细支气管等呼吸道的防御功能也逐渐减弱，全身对微生物的免疫力也日渐降低，这种情况下易诱发气管炎。

为了有效防止上述不利条件的产生，我们应当养成良好的生活习惯。比如有吸烟习惯的首先要戒烟。这是因为吸烟者比不吸烟者气管炎发病率高出许多倍。

应尽量多参加锻炼，增强机体的抵抗力。运动量要根据自己的身体情况而定。每天早晨可散步、打拳、慢跑等，这样能呼吸新鲜空气，促进血液循环，冬季锻炼能提高呼吸道黏膜对冷空气的适应能力，让你的气管不那么弱不禁风。

在室内的时候也要注意合理调节室温。冬季室内温度不宜过高，若与室外温差大，则易患感冒。夏天不宜贪凉，使用空调温度要适中，否则外出易患"热伤风"诱发气管炎。最后应记得，经常通风换气是预防慢性支气管炎复发的重要措施。


## 青木双皮——慢性炎症的克星

张敏是某工厂的工人，自幼患哮喘。初中读书时，于夏秋间游泳后病情加剧。得病8年多以来，由于病情越来越严重，重喘和多痰已经严重影响了她的精神状态，使她看起来比实际年龄老很多。不论冬夏，哮喘一发，咳嗽声不绝，气憋面赤，满头大汗，多痰，有时还会忍不住流泪。

这慢性气管炎已经成为她的一块心病，让她丧失自信，每天郁郁寡欢。8年来四处求医问药，花掉不少钱。严重的时候也曾住院治疗，当时稍有缓解，可是正常工作之后又会复发。西药、中药、土方草药，不知吃过多少，针灸、按摩、理疗，确也难以数计，均不见效。

前不久，因为病情加剧，在无可奈何的情况下，只好又一次回家休息。后来她的妈妈得到了一个治疗慢性支气管炎的小偏方，在试用了两次后，症状果然减轻不少。

具体的方法是：青木（青木香，也称木香）、双皮（桑白皮，也称桑皮）、青下（清半夏，也称半夏）、西茯苓（白茯苓，也称茯苓）、甘草、当归、川贝母、杏仁、五味子各6克。第一天晚上，煎服第一剂头煎（药渣留存）；第二天早上，煎服第二剂头煎（药渣留存）；第二天中午，煎服第三剂头煎（药渣留存）；第二天晚上，把所留存的三剂药渣同纳一罐，再煎一次，顿服。每次服药之后，最好接着再喝一杯冰糖水。

服用此方期间要额外注意的是，禁食辣椒、葱、蒜、酒。虽然此方为已经被验证过的民间流传的偏方，但是，因为每个人的体质不同，对于有过敏体质或者患有两种以上病症的患者而言，想要使用此方最好先找专业中医确定适当的用量，在医嘱下使用最好。

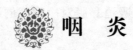

# 咽 炎

## 胖大海里"珍藏"的治咽秘方

据调查发现，慢性咽炎在城市居民中发病率占咽喉疾病的10%～20%。之所以会有这样高的比例，与城市环境，人们的生活方式、居住环境等多方面的因素有关。

马爽患有慢性咽炎已经四五年了，从上中学的时候开始就经常会感觉到咽部不适，有异物感，但是又没有任何东西咳得出来。因为是小毛病一直没有当回事，后来高考前期，咽炎加重，影响了她的饮食和生活。紧张的备考阶段竟然吃也吃不好，睡也睡不踏实，加上精神紧张，清晨起床第一件事就是干呕。这让家人很担心，怕因此影响考试。就在他们束手无策的时候，班主任在家长交流会上了解了情况。

班主任向马爽推荐了一款茶疗方，老师说自己之前也得过慢性咽炎，后来咨询了中医专家才知道，慢性咽炎相当于中医的"虚火喉痹"，其病因病机为肺肾阴虚导致的虚火上升、咽喉失养，治宜滋养肺肾、清热化痰、润喉利咽。马爽试用此茶疗方半月之后，咽喉的不适症状全部消失，安心地走进了高考考场。

这款茶疗方的名字是大海生地茶。具体制作方法是：取胖大海5枚，生地12克，冰糖30克，茶适量。上药共置热水瓶中，沸水冲泡半瓶，盖闷15分钟左右，不拘次数，频频代茶饮。根据患者的饮量，每日2~3剂，可清肺利咽，滋阴生津。此方对慢性咽炎有奇效。对咽炎期间伴随大便干燥者疗效更为显著。

胖大海还可以和板蓝根、甘草等物相配，这款茶的名字是双根大海茶。具体制作方法是：取板蓝根15克，山豆根10克，甘草10克，胖大海5克。共置保温瓶中，用沸水冲泡，盖闷20分钟后即可当茶水饮用。也可加水煎煮后，倒保温瓶中慢慢饮用，每天1剂。此方有清热、解毒、利咽的作用，适用于慢性咽炎咽喉疼痛明显的人。

咽炎患者要想从根本上治疗本病，除了要找对治疗方，还要注意调整自己的生活习惯。一些不良的生活习惯是导致慢性咽炎的主要"帮凶"。比如不良的饮食习惯。

这里所指的不良饮食习惯包括吃饭不准时，不注重质量，或者饥一顿饱一顿，暴饮暴食等，这些行为会导致胃肠功能紊乱，影响消化和吸收，造成体质衰弱，容易感冒，加重咽炎。

有的人偏食或者挑食，因为害怕身材走样而只吃蔬菜不吃主食。长期下去，可导致体内营养失去平衡，造成维生素、蛋白质等成分缺乏，体质下降。还有些人喜欢吃过热、过冷或辛辣性刺激性食物，或嗜饮烈酒、浓茶，使咽部黏膜经常处于充血状态，加重咽部不适症状。另外，进食过快，食物未经细嚼就吞咽，粗糙食团会使咽部负担加重，使炎症难以消除。

此外，还有些不良习惯，如张口呼吸（尤其是睡觉时），或不由自主地干咳，也会诱发慢性咽炎。

## 有了米醋金银花，咽喉炎症不慌张

咽喉病虽是一种小病，却影响着人们的生活质量、工作质量，让人们经常处于不适中。

汪明月是某中学的数学教师，平日里说话音量不大，轻声细语，但是为了能让自己班上 50 多个学生个个都听得清楚，只好放大音量，几乎每天都是扯着嗓子在喊。有时候，赶上一天要上四节课，一天下来，嗓子就像冒火一样，每天不是嘴里含着含片，就是捧着一大瓶用胖大海泡的水喝。几年下来，不但嗓子沙哑，而且经常感到咽喉干燥，有时还咳嗽不止。

后来她无意间得到一个治疗咽炎的偏方，没想到竟然有良好的效果。

这个偏方取材很简单，主要是米醋和金银花。具体的做法是：准备米醋 15 克，加水 30 克，煮沸后再加入金银花 5 克，桔梗 2 克，共煮三四分钟，滤出药液后，取生鸡蛋 1 个，打一小孔，倒出蛋清，注入醋药汁搅匀，放在火上熬成膏状，食时用筷子挑一小块入口，每隔 20 分钟含化一次。因为材料都是家常的，所以找起来容易也很实用，咽者患者不妨一试。

此方中，米醋是家庭常备的，金银花、桔梗各药店有售。金银花味甘性寒，能清热解毒、疏散风热，亦能解菌毒。但脾胃虚寒和气虚体弱者不宜使用。日常生活中以金银花泡水代茶喝，可治疗咽喉肿痛和预防上呼吸道感染。方法为：取金银花 15 克，煎水代茶或泡茶饮用，每日 1 剂。

这款偏方可以说是频繁用嗓的特殊职业者的法宝。平日里需要频繁使用嗓子的人，因用嗓过度，声带得不到休息，喝水又少，很容易造成声带慢性疲劳，出现充血、声带小结和声带息肉。这些情况会导致其声音嘶哑，说话不能大声出声等现象。平时应尽量避免这些诱发因素。

## 大蒜汤做浓点，咽喉不再痛

焦文欣是某杂志社的发行，因为工作关系，要不停地电联业务和出差，繁忙的工作往往让她无暇顾及自己。她是个事业上的强人，却是个生活中的懒人，因为平时不加注意所以经常感冒。一次她感冒时，昼夜不停地咳嗽，引起喉咙发炎，治了一个多月都没治好，尝试了各种西药都不见效。这时候，又正是工作的繁忙期，一下子让她感觉焦头烂额了。幸好，家里有亲戚在养生方面颇有心得，为她推荐了大蒜汤这个偏方。虽然是民间偏方，但是真的可以说是屡试屡灵。她因此治愈了自己的喉咙炎症之后，将其推荐给其他朋友，也都收到了不错的效果。

这个大蒜汤的具体制作方法是：将一瓣大蒜捣碎，滴上一二滴酱油，然后，加一碗热水服用，每天饮用 1 次。

这个小偏方之所以能有这么大的功效是因为大蒜中含有一种叫"硫化丙烯"的辣素。这种辣素对病原菌和寄生虫都有良好的杀灭作用，可用于预防感冒，迅速减轻发烧、咳嗽、喉痛等症状。如果只是对付喉咙痛，可以用大蒜汁直接涂在喉咙上，效果也很好。还可以用筷子夹住纱布，然后沾上大蒜汁，涂在患部。这样做也许会有微小的刺痛感，但见效很快。

过多生吃大蒜，易动火耗血，影响视力，对胃肠道也有刺激作用。所以阴虚火旺，患有胃炎、胃溃疡、十二指肠溃疡、肾炎、心脏病及便秘者不宜多吃。

咽喉的日常保健也很重要，平时应注意以下几个方面：

日常饮食的刺激、外界气候的变化都会影响咽喉的功能，甚至造成病理性的伤害。所以，我们的日常饮食应以清淡为主，少吃辛辣食品、戒烟酒，以避免对咽喉造成刺激。而且，对气候的变化要敏感，根据天气变化适当增减衣物，及时调节室内的温度和湿度，减轻外界环境变化对咽喉的伤害。

要注意咽喉的清洁。每天早晚刷牙后，用淡盐水漱口，以清洗咽喉，这样有利于保持口腔及咽喉部清洁，预防咽喉疾病。

此外，经常进行适量运动，增强体质也是咽喉养生保健的重要举措。还应注意在寒冷或风沙的天气出门时戴好口罩，防止冷空气对咽部的刺激，避免空气中的粉尘对口腔造成污染。

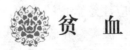

# 贫　血

## 上了年纪常吃点菠菜，身血双赢

贫血是指血液中缺少红细胞或红细胞的主要成分血红蛋白。造成贫血的原因主要有红细胞过度破坏，造血不良和失血。

随着人们年龄的增长，贫血发病率也会上升，在人群调查中，老年人贫血的检出率为10%～20%，住院老人贫血检出率为20%～30%。老年人贫血有些是生理老化、造血功能减退引起的，但更多的原因为老年人慢性疾病引起的继发性贫血。老年人的贫血长期得不到治疗，不但可加速衰老，而且会使原发病加重。因此，应当重视老年期贫血，并及时予以治疗。而且还要记住营养不足仅仅是导致贫血的原因之一。临床中，不少中老年患者起初就医是因为贫血，经过系列检查，最后诊断结果却是肿瘤。

今年已经55岁的纪少云，脸色一直不太好，她自己也发现近半年来脸色越来越苍白。单位体检发现贫血，血色素较低，后去医院再次查血常规，结果诊断为贫血。她自己觉得除了身体有少许疲倦外没什么症状，后来除了脸色难看之外，她胃口差、体重下降，此时才引起了她的警惕，她觉得自己的贫血不治疗的话可能会有恶化的可能。但是因为自身是过敏体质，很多药物治疗都不能采用。她便向一位老中医求教。这个大夫是她家的邻居，也见过她发病的状态，对她的病情较为了解。老中医说，她这种情况可以采取食疗的方法进行先期的调养。于是，推荐了猪肝菠菜汤给她。她按照指示服用，并在生活中加以注意，过了大概三个月左右，她发现自己的贫血症状明显减轻，头不晕了，胃口也变好了，体重也在逐渐恢复正常。

这款食疗方的做法很简单，具体说来是：先取菠菜50克，猪肝50克，熟猪油、生姜、葱白、清汤、食盐、水豆粉、味精适量。再将菠菜洗净，在沸水中烫片刻，脱去涩味，切段；猪肝切成薄片，与食盐、水豆粉、味精拌匀；然后将清汤烧沸，加入洗净拍破的生姜、切成短节的葱白、熟猪油等，几分钟后，放入拌好的猪肝片及菠菜，煮熟即可。佐餐常服，可生血养血，主治血虚症。

这个治疗方告诉我们，贫血的人应该特别注意日常的饮食保养，这对改善贫血会有所帮助。平时应注意膳食的均衡，食物中应有充足的新鲜蔬菜、肉类及蛋类制品。比如：菠菜、芥蓝菜、黑木耳、桂圆、红枣、海带、猪肝等富含铁质的食物，都对预防贫血有较好作用。同时对已查明正在治疗原发病的贫血老人有辅助配合治疗的效果。

此外，因为年纪越大的人越容易感觉孤独。所以，对老年期贫血患者要及时进行心理护理，解除患者的各种不良情绪反应及精神负担，增强其战胜疾病的信心。

对老年人来讲，许多急性、慢性疾病，特别是常见的感染性疾病都可引起贫血，如肿瘤、慢性支气管炎、结核、胆囊炎、肾盂肾炎、前列腺肥大、尿路感染、糖尿病及慢性肝炎或肝硬化等。因此，应积极有效地预防这些疾病，一旦患有疾病应及时进行治疗，不让疾病长期不愈，就可减少继发性贫血的发生率。有研究发现，消化道肿瘤患者约有45%的首发症状就是贫血。而老年人由于消化吸收功能变弱，也很容易出现贫血，确诊为贫血后，仍需查找贫血的原因，警惕肿瘤的可能性。

## 养生粥，贫血的首选食疗方

我国是世界上缺铁性贫血发生率较高的国家之一，发生率达到15%～20%，其中妇女儿童贫血率高达20%以上。由此可见，除了老年人之外，还有一个贫血的高发群体，就是女性，尤其是处于18～40岁的成年女性。

女性的生理特点决定了女性易发生贫血现象，贫血严重威胁妇女健康。而女性贫血者的贫血类型多为缺铁性贫血。

这是因为，处于青春期的女孩生长发育旺盛，机体对铁的需求量大，加上月经来潮，容易出现缺铁性贫血。妊娠哺乳期女性要供给胎儿、婴儿营养物质，铁的需要量大为提高，如不额外补充，贫血几乎无可避免。中年女性受宫内节育环、子宫肌瘤等影响，月经量较多，铁的流失已成必然。老年妇女胃肠道吸收功能减退，造血功能衰弱，贫血的发生也有增无减。

季梦怡是某外企的文员，收入稳定，爱情美满，但是唯一让她感觉头痛的就是自己的贫血。为此她用过不少药，但是效果都不是很好。后来，为了日后能成为一名好太太，她开始学习做饭。男友建议她先从简单的汤粥开始学起，她便开始四处搜集菜谱。在此过程中，她找到两道对治贫血有益的粥品，于是就经常煮点粥来吃。没想到，不知不觉中，自己的贫血症状竟然大大减轻。她一开始有点纳闷，后来又重新拿着粥的制作方法让学医的姐姐来分析。姐姐看后说："行啊你，都会自己给自己做养生粥了。这里面的不少材料都有补血健胃的功效，怪不得你的病好很多了。"

季梦怡选用的两道养生粥品治疗方分别是八味粥和芝麻粳米粥。

八味粥的具体做法是：用糯米300克，薏仁米50克，赤小豆30克，大红枣20枚，莲子20克，茨实米20克，生山药30克，白扁豆30克。先将薏仁米、赤小豆、茨实米、白扁豆入锅煮烂，再入糯米、山药、大枣、莲子同煮，每日早晚当点心食。此方健脾胃、生气血，主治经期贫血，纳差夜惊，大便溏泻，腹胀腹痛，四肢无力，舌质淡者。

芝麻粳米粥的具体做法是：取黑芝麻15克，粳米30克。将黑芝麻洗净，晒干炒熟，研粉，同粳米煮粥食。此方补气生血，主治产后血虚，面色无华，四肢无力，爪甲不荣者。

除了选择合适的食疗方之外，还应避免出现下列情形：

1. 月经失血过多。青春期少女多已月经来潮，每次月经周期失血 30~50 毫升，失铁量 15~25 毫克。由于人体有代偿功能，能保持体内铁质的相对平衡，一般不会因为月经而出现贫血。但有些少女患有"青春期功能性子宫出血"后，每次经量大或淋漓不尽，就会造成贫血。

2. 盲目减肥。少女对铁质的需求量本来就较高，但如果为了追求苗条身材而盲目减肥，不适当地节制饮食，吃富铁食物较少，甚至挑食、偏食，很容易引起贫血。

3. 生活无规律。学习压力大，精神疲劳，体力消耗过度，睡眠得不到保证，使健康受到影响，也可促使贫血发生。但是，除了自身的生理特点以外，女性在饮食方面存在一些认识误区和行为习惯，也是导致缺铁性贫血的重要原因。

## 贫血脾虚，吃点胡萝卜

刘万全，今年只有 32 岁，正是年轻力壮的时候，事业也处于起步的阶段。但是，最近却因为频繁出现头晕、乏力的症状而不得不休息。无奈之余，他的病情竟然越来越厉害。不仅持续出现上述症状，还同时伴有面色苍黄与尿色深黄。硬挺了两周后去医院就诊，医生经过检查，诊断为"自身免疫性溶血性贫血"。后来经过长达 9 个月的住院治疗，病情得到了抑制。没想到，后来他的病情出现了反复，这次他不再待在医院里了。因为上次治疗的失败经历让他有一种感觉，医院的治疗方不适合自己。有人说他太不理智了，治病怎么能靠感觉。

回到家里后，他对溶血性贫血做了一些了解。了解到自己的病是由于红细胞过早、过多的破坏而发生的贫血。由抗体参与的溶血反应所致贫血，即为免疫性溶血性贫血。他决定用食疗的方法逐渐调理改善自己的身体。

他的妻子于是四处寻找好的食疗方，学做各种养生菜肴。后来，在一次去图书馆借书的过程中，无意间翻到一个治贫血的古方，是利用胡萝卜做菜的主料，然后搭配肉类做成炖菜。这里的肉类，女性患者最好选择羊肉或者鸡肉，男性患者可以选择羊肉。这个方子被妻子带回之后，刘万全觉得选择胡萝卜是十分正确的。因为胡萝卜所含营养成分之丰富，在蔬菜中是享有盛名的，故在民间有"小人参"之称，而且胡萝卜有健脾消食，补血助发育，养肝明目，下气止咳的功效。所以，他决定试试看。接下来的日子，他每周吃一次这种炖菜，持续吃了一个冬天之后，发现自己的贫血现象基本消失。现在，他已经恢复了正常的生活与工作。

这个方子在使用的过程中需要注意的是，在做胡萝卜菜时，要多放油，最好同肉类一起炒。不要生吃胡萝卜，生吃胡萝卜不易消化吸收，90%胡萝卜素因不被人体吸收而直接排泄掉。烹制胡萝卜的时间要短，以减少维生素 C 的损失。

胡萝卜含有蛋白质、脂肪、糖类、胡萝卜素、B 族维生素等多种对人体有益的物质，的确是食疗的佳选。胡萝卜素能增强人体免疫力，且内含琥珀酸钾，有助于防止血管硬化。

这个食疗方对于那些脾胃气虚、贫血、食欲缺乏、皮肤粗糙、高血压、胆结石的患者尤为适用。糖尿病患者则应禁食。不仅如此，有类似案例中症状的溶血性贫血患者还要禁止食用下列食品：干鱿鱼、虾、白米、面粉制品、花生、啤酒。而且，在服用治疗方的恢复期间内要尽量避免高强度的工作和劳动，保持身心舒适。

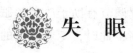

# 失　眠

## 若要一夜安眠，煮粥加白莲

失眠，已经成为困扰现代人的常见病。

人一旦失眠，就会出现入睡困难、时睡时醒、晨醒过早等症状。这些症状会引起人的疲劳感，让人一天都无精打采的。感觉器官反应迟缓、头痛、记忆力不集中等现象也属于其引发的连带反应。由此可见，失眠对人体最大的健康影响是精神方面的，严重一点会导致精神分裂。

如何有效地改善睡眠质量，一直是困扰当代人的心理难题。如果长期睡眠不足而又得不到有效改善的话，势必会对我们的生活、工作以及健康带来意想不到的影响。那么，到底该如何有效地改善睡眠质量呢？

民间流传着一个关于莲子治疗失眠的故事：古时有一位夫人，因长期失眠束手无策，便向一位精通医术的道姑求教，道姑随手一指水中荷花，称那形如睡莲，可治不眠之症。于是，失眠者在荷花中找到莲蓬，剥出莲子并食用，终得安眠。

关于莲子的功效，中医认为：莲子性平，味甘、涩，具有养心安神、健脾补肾、固精止遗、涩肠止泻之功效，可以治疗脾虚泄泻、肾亏遗精、妇女崩漏与白带过多、心肾不交之心悸失眠、虚烦消渴及尿血等症。现代研究证明，莲子除含有多种维生素、微量元素外，还含有荷叶碱、金丝草苷等物质，对治疗神经衰弱、慢性胃炎、消化不良、高血压等病症有效。

因此，如果你正被失眠困扰，可多吃一些莲子，也可以用小米加莲子熬粥，效果会更加明显。

此外，莲子为睡莲科植物莲成熟的种子，有很好的滋补作用，你可以用来做冰糖莲子汤、银耳莲子羹，或用它做八宝粥；古人认为经常服食，百病可除。

我们还可以选择做一些有助于睡眠的事。譬如洗个热水澡、阅读情节温馨的书籍、听些轻松的音乐等。充分放松，享受睡前时光，可以帮助你尽快入睡。

最后，需要提醒你的是失眠，患者往往是由心理压力大、情绪紧张所致，因此，进行适当的心理调节有助于改善睡眠质量。此外，如果经过一段时间的自我调理而无效者，此时，专业医生的介入也许会对你摆脱失眠症状有良好的帮助。

## 干炒酸枣仁治疗顽固性失眠

顽固性失眠是失眠病症中很常见的一种，也是最令人头痛的一种。当人们被顽固性失眠纠缠上的时候，精神就会慢慢被吞噬，被洗脑，认为失眠已经成为了自己的一种生活"习惯"。这才是最可怕的，一旦被动地接受了这种"习惯"，就意味着将生活在亚健康的状态之下。

与一般的失眠症状相比，顽固性失眠的治疗难度确实大一些，但绝对不是无法治愈的。顽固性失眠往往由心理因素引起，临床主要表现为入睡困难及维持睡眠困难，日间疲倦感，夜晚越想尽快入睡越难以入睡，加重心理冲突，产生紧张焦虑、情绪不稳、过度担心，自觉痛苦更导致失眠，形成恶性循环。

　　王爱是某法律机关的公务员，今年38岁。平素因工作繁忙，需要用脑的地方很多，常常是晚上睡觉之前还在想事情，天长日久之后，入睡困难就成为了她的难题，每夜仅睡4~5小时。白天为了不打瞌睡就喝咖啡，晚上为了能睡觉却要服"安定"，这样才能勉强入睡。近半年由于工作量骤然增多，个人的精神压力越来越大，更加睡不着了。每天的平均睡眠时间在3小时，还伴有头晕、心悸、食欲缺乏的症状。她求治于当地诊所，头晕心慌似有好转，睡眠仍未改善。后来，尝试了一个民间偏方后，才逐渐改善了睡眠质量。

　　这个方子的主要成分是酸枣仁。制作方法是：用炒枣仁30克为主药，再加当归、炒白术、党参、黄芪、茯神、远志、龙眼肉等补气血、养心神之品调治，7剂后自诉有效。再诊时适当随症加减药物，2个月后自觉睡眠质量明显提高。如果觉得上述方法有些烦琐，也可以选用下面的简易方，对症状较轻者可有相似疗效。具体的做法是：准备酸枣仁（炒令香熟）30克。将其捣细为散，以竹叶汤冲服，每次服用6克，每日2次，早晚各一次。

　　方中炒酸枣仁养心益肝、安神定志；竹叶清心利尿除烦。该方常用于现代医学的失眠等病。根据现代药理研究：酸枣仁有镇静催眠及抗心律失常、抗心肌缺血作用，可以治疗胆虚睡卧不宁等病症。

　　另外，有类似于王爱这样顽固性失眠症状的朋友，一定要认识到咖啡的坏处。咖啡中含有咖啡因，如果服食咖啡过量的话，也会出现失眠、颤抖、神经紧张、烦躁不安、心悸、恶心、眩晕等现象。如果每日服食咖啡因超过600毫克（大约7杯咖啡或可乐，或数片含咖啡因的药片）就会出现上述症状此外，咖啡因不单是咖啡中才有，其他如茶、巧克力、汽水、可乐，甚至头痛药、感冒药、提神剂、利尿剂、减肥药等也会有这种物质。

　　如果尚不能确定自己的顽固性失眠是否因为咖啡因而起，而自己平素又有饮用咖啡因类饮品的习惯，那么你所要做的第一件事就是把它们收到抽屉里，不要再去碰它。可尝试在一个星期内完全不吃不喝含这种物质的东西。最初两天可能感到有点不适，但一星期过后，你便会感到精神舒畅，这时你就应该考虑以后避免进食含咖啡因的食物了。如果你不能完全割舍含咖啡因的美食，可以逐渐减少吸收量。如喝茶时，把第一杯茶倒去，喝第二杯，因第一杯茶含咖啡因较多。或者考虑饮用无咖啡因的咖啡、茶或者改饮果汁、白开水。

# 老年失眠，关键在于养肝肾

老年性失眠症与年轻人的失眠相比有自身的特点。在病因病机方面与精神思想因素关系不大，不像年轻人那样主要由精神负担沉重、思虑过度、心血耗伤所致。所以，如果用前面的治疗方治疗老年人的失眠往往收不到应有的效果。其实，老年失眠症是由年老带来的全身和大脑皮质生理变化所导致的，所以，治疗应从改善老年人全身和大脑生理衰退状况为主。

中医学认为，人的发育成长和衰老是由肾气的盛衰所支配的，故老年人全身和大脑的构造形态和生理功能都会受到肾气衰退的影响，老年性失眠不过是其中的一种表现而已。由于"肾藏精生髓，通于脑"，肾精不足则致脑髓失养，生理功能紊乱而致失眠，故补肾填精应是老年失眠症的基本治疗原则。

孙有成是某税务机构的退休干部，今年63岁了。老人自从退休以来，心情起伏很大，一时间接受不了过于闲暇的生活状态，觉得自己的生活失去了重心，再加上家庭琐事较多而变得忧郁寡欢，急躁易怒。这些还都是小问题，最大的问题是睡不着觉。有的时候只睡2~3个小时，晨起口干舌燥，腰背酸楚，大便常干结难下。这样的情况持续了近一个月，老人家撑不住了，就买了些安定片，勉强入睡。后来，安定没少吃，可是似乎效果越来越弱了，又不敢轻易加量，老人知道，这类药副作用大，能不吃就不吃。左右为难的时候，儿子从外地为他请来一名老中医，因为两人年纪相仿，所以很是聊得来。只是，老医生神清气爽，精神头十足的样子让孙有成很是羡慕。请教之后得到一个草药方，按方服用一个疗程之后，不用借助安定也能入睡了，睡眠的质量也在慢慢改善中。

此方的具体操作方法是：准备桑葚30克，生地、丹参、酸枣仁各15克，首乌12克，灵磁石15克（先煎），灯芯草1尺。水煎服，每日1剂，10天为一个疗程。一般患者一个疗程即可痊愈。

此方中材料多对治因肾精肝血不足，肾水亏乏，阴虚火旺引发的老年性失眠。故用桑葚、丹参、首乌、生地等滋补肾水，润肠通便，养心阴以壮水制火，使水火相济；用酸枣仁以宁心安神，合灵磁石重镇安神定志；灯芯草淡渗清心，引热下行，邪有出路。诸药合用，相辅相成，水火相济，心肾相交。

　　有的老同志和案例中的孙老一样，由于顽固性失眠不得不靠安定来催眠，久而久之与安定就成了"好朋友"。这种现象在中老年朋友中十分普遍，觉得安定多服点没关系，其实，长期使用可形成依赖，甚至上瘾。由于老年人肝肾功能减弱，药物的不良残留会给老人的肝脏带来沉重的负担，产生耐药性，引起精神障碍，诱发其他疾病，比如肝脏肿大、肝区疼痛、黄疸、水肿、蛋白尿、血尿及恶心、腹胀、食欲缺乏、便秘等。因此，老年人应用安定类药物时更应小心。不到万不得已的时候尽量不要服用此类药品。而且要注意，在治疗期间应绝对禁止使用此类药品，以免药性冲突，得不偿失。

## 双穴对心肾，相交不失眠

　　《类证治裁·不寐》里说："阳气自动而之静则寐；阴气自静而之动则寤；不寐者，病在阳而不交阴也。"什么意思呢？"寐"就是睡着，"寤"就是醒来，这句话的意思是说阳气由动转入静就进入睡眠状态；阴气由静转入动就醒来了。

　　简单地说，失眠的人生病的原因是阳气和阴气不能正常交替。

　　那么，怎么才能让阴阳正常交替，解决失眠的问题呢？

　　中国古代文化里，很注重时辰。子时，即晚上11点到凌晨1点这个时段，属阴，阴主静，是人睡眠的良辰，此时休息，才会有好的身体和精神状态。亥时，即晚上9点到10点，这是三焦经当令，中医有"三焦通百脉"之说，亥时入眠，百脉皆得濡养。所以，要想有个好的睡眠，就要在晚上10点以前上床睡觉，这样才能保证10点以后不失眠。

　　其实，很多时候，我们失眠，是因为想事情，或是白天工作遇到了问题，或是与别人交往时产生了摩擦，有不愉快等，心火过旺，心神散了，心思不在睡眠上了，失眠也就发生了。怎么办呢？有人靠数羊来集中精力，结果往往是羊数了觉却没睡着。其实，数羊并不能解决失眠问题！在五行中，心主火，肾主水，要把心火压下去，把心神集中起来，就要用肾水来灭，这就是古人说的"心肾相交"。

　　古人是靠练功来达到心肾相交，以防失眠。现代人不练功，那么养成睡子午觉，即午睡与晚上11点前入睡的习惯就可以使心肾相交。

　　另外，手心与脚心对搓，也可以使心肾相交，为什么呢？手心有个劳宫穴，是心包经通过的地方；脚心有个涌泉穴，而肾经是斜走于足心的，如果我们想让心肾相交，摆脱失眠，不妨在临睡前将两个穴位对搓，直到微微发热为宜。

为什么会选择涌泉穴和劳宫穴这两个穴位呢?

俗话说："若要老人安，涌泉常温暖。"推搓涌泉穴俗称"搓脚心"，它是我国流传已久的自我养生保健按摩疗法之一。推搓摩擦出现的热感，就是一种良性的刺激。加之在推搓过程中本身就是一种自我的形体导引运动和身心的修养过程。据统计，推搓涌泉穴疗法可以防治老年性的哮喘、腰腿酸软无力、失眠多梦、神经衰弱、头晕、头痛、高血压、耳聋、耳鸣、大便秘结等五十余种疾病。而劳宫穴五行属火、具有清心火，安心神的作用，用于治疗失眠、神经衰弱等症。

由此可见，此两穴皆对失眠有良好的功效。此方可以一试。

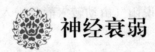

# 神经衰弱

## 灵芝银耳，加固你的神经防线

神经衰弱的主要特点是大脑高级神经中枢和自主神经的功能失调，所以神经衰弱的危害最先表现出来的是头痛、头晕、失眠以及记忆力减退等大脑功能紊乱的症状。随着病情的发展，神经衰弱的危害会逐渐扩散到循环、消化、内分泌、代谢及生殖等多个系统功能失调的症状。

所以说，得了精神衰弱不能不当回事，更不能置之不理，这样做可能会给自己的健康带来更大更严重的威胁。其实很多时候不是疾病在纠缠我们，而是我们自己对小毛病的不重视而招引来了疾病的纠缠。

柳真行是一名大学教授，因患神经衰弱症，好几年下来没有睡过一个踏实觉。前后服了许多滋补药物，仍得不到理想的疗效，因而担心得了什么大病没有被查出来，他为此到处检查求治，浪费了许多时间和金钱。

后来妻子为他找到了一个以灵芝、银耳为主要材料的食疗方，他试用之后效果不错。

很多神经衰弱患者长期自认为病魔缠身，以致情绪紧张、焦虑、烦恼、睡眠不足、食欲缺乏、免疫功能下降等，还可并发其他疾病，不仅严重地影响学习、工作和前途，也给家庭增加了负担，甚至影响家庭的和睦。这些都是神经衰弱危害当中比较常见的情况，反过来又会影响病情发展，以致形成恶性循环。

事例中，柳真行所使用的偏方具体操作方法如下：准备灵芝10克，银耳20克，冰糖250克，樱桃20粒，水蜜桃2个，鸡蛋清1个。先将灵芝洗净，切成薄片，放入锅内，加清水，小火慢蒸，取汁两次，滤净杂质。银耳放入温热水中浸泡30分钟，折去根脚等杂质，再放入温热水中泡涨后捞起。樱桃削去内核，水蜜桃去皮核后，将果肉切成片。将锅置于火上，加清水400克，待冰糖溶化，将搅散的鸡蛋清倒入冰糖汁中搅匀，待糖水之泡浮出水面时，用漏勺撇尽。将糖盛于蒸碗内，加入灵芝汁、银耳、樱桃、蜜桃片，用湿棉纸封住碗口，上笼蒸约2小时取出，盛入盘内即成。

这个方子之所以能发挥治疗功效是因为灵芝、银耳、樱桃等均系补肾、益肺胃、健脑之良药，最适宜用于神经衰弱症。而且，灵芝自古以来就被认为是"仙草""瑞草"，具有滋补强壮、固本扶正的明显功效。灵芝对治疗心悸怔忡、头晕、精神等症都有疗效，常食有益身体健康，有助于提高免疫力。

# 百合入药，找回你的精、气、神

王浩是某高校化学系的学生，大学的第一个暑假，他是在网络游戏中度过的。王浩说今年暑假是他第一个没有成堆作业的清闲假期，一定要玩个够。这个暑假，王浩每天的上网时间平均在10小时以上。

最开始，王妈妈并没在意，觉得孩子放假了轻松一下也未尝不可。直到有一天，王妈妈深夜3点多起来，看到王浩仍坐在电脑前酣战，王妈妈推门进房对着王浩就是一顿臭骂。但是，王浩仍背着家人偷偷上网打游戏，还要时时关注到母亲房间的动静，精神高度紧张。

最近，王妈妈发现儿子的脸色十分难看，将其带到医院就医，检查发现儿子患上了神经衰弱。医院神经内科的医生告诉王妈妈，适当玩虚拟游戏是释放压力的一种方式，但一定要掌握好度。如果沉迷其中反而会加重精神负担，导致失眠和精神衰弱的发生。

为了儿子能健康成长，王妈妈听取医生的意见，尽量选取温和的治疗方，而不是单纯的精神性药物。

费尽周折之后，王妈妈找到了一个据说传世已久的偏方，对于精神衰弱十分有效。在给儿子做过思想工作之后，让他试用了几次，效果还不错。

这个方子的具体制作方法是：准备百合 24 克，青龙齿 9 克，生龙骨 11 克，琥珀粉 3 克（分冲），炙甘草 6 克，淮小麦 15 克，红枣 5 枚。以水煎服，每日 1 剂，早晚各一次。7 天为一个疗程。

由于神经衰弱多因患者长期受有精神创伤或突然受到某种精神刺激而造成的一种神经官能性疾病，不可能一下子就完全恢复，所以患者及家属都应该有一定的耐心，同时不能以强硬的手段戒掉患者的精神依赖品，这样反而会适得其反。对于年纪尚轻的患者，一定要循序渐进地控制，逐步帮其走出精神衰弱的阴影。

## 玫瑰疗法，为女人减轻神经负担

神经衰弱是临床常见病、多发病，好发于女性，其发病与情志失调有关。由于生活、工作及社会压力等原因，使精神长期过度紧张，大脑兴奋和抑制过程发生功能失调，精神活动能力受影响，其主要临床表现为失眠、神疲、头痛、烦急、多疑等症状。

下面，我们就为大家推荐两则民间流传甚广的治疗神经衰弱的偏方，以供广大患者选用。

方一：玫瑰花 4.5 克，滁菊花、佛花、合欢花、厚朴花各 9 克，生白芍 12 克，炙甘草 3 克。水煎服，每日 1 剂，分 2 次服。本方适用于神经衰弱初起。

方二：鲜玫瑰花 50 克（干品 15 克），羊心 500 克，盐适量。先将玫瑰花放在小锅中，加入食盐和适量水煎煮 10 分钟，待冷备用。羊心洗净，切成块，用竹签串在一起后，蘸玫瑰盐水反复在火上烤炙，趁热食用。本方养血安神，适用于神经衰弱，症见惊悸失眠等症。

以上治疗神经衰弱的偏方虽经实践验证，但是并非适用于所有人。因此，患者在选用治疗神经衰弱偏方的时候，需要咨询专业医生，在医生的指导下选择服用，才能保证疗效。

要想彻底治好精神衰弱就不能放弃自我调整，平时努力让自己做到以下几点：

1. 信任自己。别总是以别人的评价为标准，以别人的好恶为是非，总是跟着别人转，久而久之就会养成过分敏感的性格。因此，要避免这种"过敏心理"，因为它会给你现在和今后的社会活动带来数不清的麻烦。如果别人以异样的眼光看着你时，你不必局促不安，也不必神情窘迫，唯一的办法是——用你的眼神接住对方的眼神，久而久之，你就会发现，你可以自如地生活在千万双眼睛织成的人生网格里。

2. 不计较小事。每天生活中人际交往中的矛盾甚至冲突，都是无法避免的。如果一个人被这些生活中的繁琐小事牵着鼻子走，人也会变得琐碎，不仅不讨人喜欢，自己也会自寻烦恼。

3. 充实业余时间。多参加集体活动或读点自己感兴趣并有益的书籍，当有"敏感"干扰时，即用松弛身心的办法来对付，可进行自我暗示，转移注意力，如转移话题、有意避开现场等。

4. 劳逸结合。参加跑步、做操、打球和游泳等体育活动，对神经系统有着良好的调节作用，能促进神经系统兴奋和抑制的良性转换，可使患者的神经衰弱症状得到减轻或者消失，从而使脑子反应灵活，思考问题敏捷、提高工作效率。

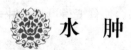

# 水 肿

## 去除水肿做佳人，多喝点鱼汤

有些健康的女性在月经来潮前一周或半个月内，会出现眼睑、手背、脚部甚至双下肢轻度水肿，或伴有乳房胀痛、盆腔部沉重感，以及烦躁、易怒、失眠、疲乏、头痛等症状。这种症状属于经期水肿，一般会随着生理期的结束而消失。

也有的女性因为想减肥而挑食，这不吃那不吃，结果营养不良引发水肿，弄巧成拙，不瘦反而水肿了。

不管是上述哪一种水肿，都可以从食疗方中得到解决。

应对此类水肿我们向大家推荐两道以鱼为主料的食疗系列，希望患者能早日去除水肿变回清瘦佳人。

先来看消除经期水肿的食疗方：鲤鱼冬瓜汤。

它的具体制作方法是：准备鲤鱼1条，冬瓜100克，葱白20克，黄酒、食盐各适量。鲤鱼去鳞及内脏，冲洗干净，斩去鱼头、鱼尾，顺脊背批下两片鱼肉，切成细丁备用。冬瓜、葱白冲洗干净，切碎备用。鱼肉放入锅中，加清水、冬瓜、葱白、黄酒及食盐，煮熟即成。本方有利水消肿功效，适用于水肿，小便不利。

经期水肿的女性还可吃些利水的食物，帮助身体排水，如车前子、绿豆、红豆、冬瓜汤等，或用茯苓、荷叶按1：1的比例煮成水，加点冰糖饮用，有助于排除月经期的多余水分。

再来看应对营养不良性水肿的鳝鱼汤。

它的具体制作方法是：准备鳝鱼500克，红糖100克，醋适量，菜油适量。将鳝鱼去骨及内脏、头、尾，洗净，切成肉丝，放入锅内煸炒，备用。将铁锅烧热，放入菜油烧开，将鳝鱼丝倒入翻炒，把醋、红糖加入炒和，加水煮熟，再加豆粉汁适量，翻炒即成。本方补气血，利水肿，适用于营养不良性水肿。

此外，每天还应保证食入一定量的畜、禽、肉、鱼、虾、蛋、奶等动物类食物，这类食物含有丰富的优质蛋白质。同时要避免食用高盐、加工、腌渍或罐头食物。这些食物会使你变得更加水肿。

## 四步按摩小动作，解决坐班水肿

若你是"坐班族"中的一员，且双脚都有水肿现象，但只要稍事休息，睡一觉起来就会消失。无需过于担心，这种水肿属于生理性水肿，多半因为饮食失调、久坐或久站引起循环不良，或生理周期、服用避孕药导致的。再者，也可能是因为过度疲劳，致使身体水分运行受阻。不管是哪一种原因的生理性水肿，只要改善生活作息和饮食习惯就可以有效缓解。相比起来，病理性水肿治疗起来就比较困难了，不是一两个简单的治疗方可以治愈的。最好到医院做检查，看看病理症结究竟在哪里，是否有其他部位的疾病。

"坐班族"们在办公室坐了一天之后，由于血液循环受阻出现的水肿现象可以依靠四步快速按摩消肿法来解决。

这个四步快速按摩消肿法的具体操作方法如下：

1. 按摩小腿的腿肚子上的肌肉。用两手一边捏小腿腿肚子上的肌肉，一边从中间向上下按摩，不断变化按捏的肌肉，重复 5 次。

2. 拧小腿腿肚的肌肉。像拧抹布一样左右拧小腿腿肚的肌肉，从脚踝到膝盖不断改变拧的地方，重复 5 次。

3. 按摩小腿前面的腿骨肌肉。两手握住小腿，大拇指按住小腿前面的腿骨，从下往上按摩，重复 3 次。除了拇指，其他手指也要相应加大力度按摩肌肉。

4. 按摩大腿肌肉。把拇指放在膝盖上面，两手握住大腿的肌肉边按压边按摩，重复 5 次。

除此之外，平时生活中的保健注意事项也同样不可忽视：白天避免劳累和情绪激动；饮食上保持低盐饮食，晚餐不吃得太饱；睡觉时可以把头部的床脚抬高 10~15 厘米，以减少下肢血液的回心血量。如果是孕妇，又要坚持上班，准妈妈们可以在脚下垫个矮凳。工作间隙要适当走动，以增加下肢血流。在躺着休息时，尽量平躺或左侧卧。平常坐着时，不要跷二郎腿，要常常伸展腿部，动动脚跟、脚趾、旋转脚踝关节，伸展小腿肌肉。不要穿会压迫到脚踝及小腿的过紧的袜子，以免影响血液回流。如想穿可预防或治疗水肿的弹性袜时，应选择高腰式，并在早晨醒来离开床之前先穿好。若健康情况允许，可以进行适当的体育锻炼，如游泳对减轻水肿有一定好处。

## 葡萄，消除泛溢肌肤的肿

想知道自己是否水肿，有一个最简单的方法：早上起床后双手握拳，如果感到手指与手指之间有肿胀感或是肌肉阻碍，那么很不幸，你今天水肿了。

这里为大家推荐的消除肌肤水肿的办法是多吃葡萄干。葡萄含有蛋白质、脂肪、碳水化合物、葡萄糖、果糖、蔗糖及铁、钙、磷、钾、硼、胡萝卜素、维生素 $B_1$、维生素 $B_2$、烟酸、维生素 C、酒石酸、草酸、柠檬酸、苹果酸等营养成分，营养异常丰富。

中医认为，葡萄性平味甘酸，能滋肝肾、生津液、强筋骨、有补益气血、通利小便的作用，可用于脾虚气弱、气短乏力、水肿、小便不利等病症的辅助治疗。

这里需要注意的是，和其他偏方一样，并不是所有的人都适合以多吃葡萄干的方法来治疗水肿的。比如，糖尿病患者就不适宜，体型肥胖者也不适宜。相对的，有轻微贫血症状的人，有高血压病史的人，或者体质偏弱，容易感觉疲劳的人都适合使用此方。

此外，如果采用此方把葡萄干当零食吃的话，吃葡萄后不能立刻喝水，否则很容易发生腹泻。这个葡萄干偏方严格地讲在使用上有不少的局限。它也只能对生理性水肿起到一定的缓解和治疗作用，对于病理性的却一点办法也没有。所以，使用此方之前一定要看清楚自己水肿属于什么类型。

对于生理性水肿，除了可以选用上述方法之外，还可以采取以下措施来进行防治：

1. 保持乐观情绪，长期坚持适当锻炼，如散步、慢跑、健身器械锻炼等，以增强体质，提高适应能力。

2. 选择食物，应以含有丰富的蛋白质、维生素及无机盐，低脂肪、低胆固醇，少盐为原则，芹菜、萝卜、菠菜、西红柿、大豆、蘑菇、大蒜、水果以及豆制品等食物可多吃一些。

3. 避免久坐久站，经常活动下肢，并注意经常上抬两下脚。

4. 保证良好的睡眠，起居有规律。

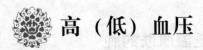

# 高（低）血压

## 传统草药方，治疗低血压有奇效

高血压是老年人的常见病，而实际上，低血压对老年人的危害同样严重。

低血压病人由于血管内压力过低，导致血液循环缓慢，远端毛细血管缺血，以致影响组织细胞氧气和营养的供应，二氧化碳及代谢废物的排泄。由于血压下降影响了大脑和心脏的血液供应，因此使机体功能大大下降。

王大爷长期受眩晕、乏力的困扰，一开始不知道是怎么回事，后来在一次常规体检中发现是低血压。医生告诉王大爷，这样下去有诱发中风和心肌梗死的可能。虽然发病率并不太高，但是仍旧属于危险状态，于是医生为他介绍了一个偏方。为了尽快治好自己的病，他听取了医生的建议，照方治疗，目前，血压已经趋近于正常值范围。

王大爷使用的这款中草药偏方便是参补法。

具体的操作方法是：准备人参 6 克，麦冬 15 克，五味子 9 克，然后以水煎服，每日 1 剂，连服 1 周。方中人参以野山参或高丽参为佳，也可用生晒参、红参。气阴虚损者，则可用西洋参代之。

人参中的蛋白质因子能抑制脂肪分解，加重血管壁脂质沉积，故有冠心病、高血压、脑血管硬化、糖尿病者应慎服人参。人参有促进红细胞生长的作用，红细胞增多，血液黏稠度会更高。

那么，为什么老年人低血压会诱发中风与心肌梗死？

这是因为，随年龄增大，人的血管硬化程度会不断加重，特别是脑血管硬化与心脏冠状动脉硬化，可使它们调节血流量的功能逐渐减弱或丧失，这时只有靠一定的血压才能维持适当的血流量。当血压过低时，血流缓慢，脑血管和冠状动脉的血流量减少，造成供血、供氧不足。同时，血流变缓还容易引致栓塞，从而诱发中风或心肌梗死。

中医认为，低血压多与先天不足、后天失养、劳倦伤正、失血耗气等有关。平时可多吃山药、苡仁、桂圆、荔枝、枸杞子、栗子、核桃、红枣、人参、黄芪等；在肉食中，要多吃瘦猪肉、羊肉及鸡肉、鸽子肉；蔬菜和水果含维生素、微量元素丰富，平时也应多吃一点；黄豆、黑豆、红豆等豆类食品，对控制血压也有很大的好处。

要重视体位性低血压的预防，这一点对于低血压患者而言也是十分重要的，注意放缓自己变换体位的动作速度，比如起床时不要突然坐起，蹲下时不要突然站立。

如果发生急性的低血压，应该首先停止正在做的事情，缓慢躺下，或找地方扶稳，一般在休息后会好转。如不能好转，再急送医院。

## 三穴合一，血压速降

高血压是一种世界性的常见疾病，世界各国的患病率高达 10%~20%，并可导致脑血管、心脏、肾脏的病变，是危害人类健康的主要疾病。

现在我国高血压患者大约有 1 亿多，大多都在服用降压药。其实，高血压最可怕的是它带来的隐患，比如，心、脑、肾最容易受到波及，危害性最大的还是心脑血管病。所以，得了高血压之后，最重要的是从日常生活入手，防止疾病的进一步发展，控制好血压。这样的话，即使血压没有降到正常值，身体的各个器官也会适应这种状态，重新达到一种新的平衡，人一样能够健康地生活。

周军年纪不大，但是却患有高血压。为此他十分苦恼。觉得自己人到中年，事业有成，家庭美满一切都很美好，却只有这个高血压让他心里有疙瘩。用过的降压药很多，自己也快成为半个医生了，可就是未能将血压稳定下来。后来他放弃了药物治疗，选择用传统的穴位疗法治疗，每过多久，血压降下来了。他心中很是兴奋。把这个方法介绍给自己的亲朋好友，希望更多的人可以从中受益。

太冲

太冲穴的位置

这个穴位疗法中主要运用的是太冲穴、太溪穴和曲池穴。高血压一般分为肝阳上亢和肝肾阴虚两种证型。肝阳上亢的人经常脸色发红，脾气也相对比较暴躁，特别容易着急，这种人血压的波动比较大。肝肾阴虚的人经常会觉得口渴、腰酸腿软、头晕耳鸣等，一般血压波动不大。其实，不管什么类型的高血压患者，都要好好地利用人体自身快速降血压的三个关键穴位——太冲、太溪和曲池。

太冲穴可以疏肝理气，平肝降逆，不让肝气升发太过；肾经上的太溪穴可补肾阴；大肠经上的曲池穴可以扑灭火气，降压效果最好。如果坚持每天按揉这 3 个穴位 3~5 分钟，每次不低于 200 下，两个月就会有效果。

以下人群易患高血压，平时应多加以防范：父母、兄弟、姐妹等直系家属有高血压病史的人；过度肥胖的人；饮食偏咸，过分摄取盐分的人；过度饮酒的人。

在饮食上，高血压患者一定要戒掉一切寒凉的食物，多吃补肾、补肝的食品。平时保持心情舒畅、豁达，也能让心经、心包经畅通，有助于血压的控制。

## 品一口沁心茶，治好高血压

茶疗法对治疗高血压效果好。但茶不是随便喝的，要讲究方式方法，讲究取材，什么茶品对高血压有好处，为什么会有好处，我们都要有所了解。这样才能取之有道，用之有效。

据现代科学分析和鉴定，茶叶中含有450多种对人体有益的化学成分，如叶绿素、维生素、类脂、咖啡因、茶多酚、脂多糖、蛋白质和氨基酸、碳水化合物、矿物质等对人体都有很好的营养价值和药理作用。

人体的胆固醇、三酸甘油酯等含量高，血管内壁脂肪沉积，血管平滑肌细胞增生后形成动脉粥样化斑块等心血管疾病。茶多酚，尤其是茶多酚中的儿茶素ECG和EGC及其氧化产物茶黄素等，有助于使这种斑状增生受到抑制，使可促进血凝黏度增强的纤维蛋白原降低，凝血变清，从而抑制动脉粥样硬化。

下面为大家推荐和简单介绍几种有助于降血压的茶饮：

1. 决明子茶：中药决明子具有降血压、降血脂、清肝明目等功效。经常饮用决明子茶有治疗高血压之特效。每天数次用15～20克决明子泡水代茶饮用，不啻为治疗高血压、头晕目眩、视物不清之妙品。

2. 荷叶茶：中医实践表明，荷叶的浸剂和煎剂具有扩张血管、清热解暑及降血压之效。同时，荷叶还是减肥去脂之良药。治疗高血压的饮用方法是：用鲜荷叶半张洗净切碎，加适量的水，煮沸放凉后代茶饮用。

3. 首乌茶：首乌具有降血脂、减少血栓形成之功效。血脂增高者，常饮首乌茶疗效十分明显。其制作方法为取制首乌20～30克，加水煎煮30分钟后，待温凉后当茶饮用，每天一剂。

4. 葛根茶：葛根具有改善脑部血液循环之效，对因高血压引起的头痛、眩晕、耳鸣及腰酸腿痛等症状有较好的缓解功效。经常饮用葛根茶对治疗高血压具有明显的疗效，其制作方法为将葛根洗净切成薄片，每天30克，加水煮沸后当茶饮用。

5. 蕃楸草茶：蕃楸草是中草药，属灌木植物，具有消炎抗菌、清热解毒等功效，对血压血脂有双向调节功效，可以改善和预防心脑血管疾病。具体的用法为：每次取蕃楸草1～2克泡茶饮用，随时想喝随时喝，次数不限。

6. 菊花茶：所用的菊花应为甘菊，其味不苦，尤以苏杭一带所生的大白菊或小白菊最佳，每次用3克左右泡茶饮用，每日三次。也可用菊花加金银花、甘草同煎代茶饮用，有平肝明目、清热解毒之特效。对高血压、动脉硬化患者有显著疗效。

7. 山楂茶：山楂所含的成分可以助消化、扩张血管、降低血糖、降低血压。同时经常饮用山楂茶，对治疗高血压具有明显的辅助疗效。其饮用方法为，每天数次用鲜嫩山楂果 1~2 枚泡茶饮用。

8. 莲子心茶：所谓莲子心是指莲子中间青绿色的胚芽，其味极苦，却具有极好的降压去脂之效。用莲心 12 克，开水冲泡后代茶饮用，每天早晚各饮一次，除了能降低血压外，还有清热、安神、强心之特效。

9. 桑寄生茶：中草药桑寄生为补肾补血要剂。中医临床表明，用桑寄生煎汤代茶，对治疗高血压具有明显的辅助疗效。桑寄生茶的制作方法是，取桑寄生干品 15 克，煎煮 15 分钟后饮用，每天早晚各一次。

10. 玉米须茶：玉米须不仅具有很好的降血压之功效，而且也具有止泻、止血、利尿和养胃之疗效。泡茶饮用每天数次，每次 25~30 克。在临床上应用玉米须治疗因肾炎引起的水肿和高血压疗效尤为明显。

高血压患者在日常生活中还应注意以下几个方面：

1. 中午小睡很有必要。工作了一上午的高血压病患者在吃过午饭后稍稍活动一下，然后小睡一会儿，一般以半小时至一小时为宜，老年人也可延长半小时。无条件平卧入睡时，可仰坐在沙发上闭目养神，使全身放松，这样有利于降压。

2. 晚餐最好七分饱。有些中年高血压病患者对晚餐并不在乎，有时毫无顾忌地大吃大喝，导致胃肠功能负担加重、影响睡眠，不利于血压下降。晚餐宜吃易消化的食物，应配些汤类，不要怕夜间多尿而不敢饮水或进粥食。进水量不足，可使夜间血液稠，促使血栓形成。

3. 娱乐时间有节制。睡前娱乐活动要有节制，这是高血压病患者必须注意的一点，如下棋、打麻将、打扑克要限制时间，一般以 1~2 小时为宜，要学习控制情绪，坚持以娱乐健身为目的的，不可计较输赢，不可过于认真或激动，否则会导致血压升高。看电视也应控制好时间，不宜长时间坐在电视屏幕前，也不要看内容过于刺激的节目，否则会影响睡眠。

4. 生活起居慢一点。早晨醒来，不要急于起床，应先在床上仰卧，活动一下四肢和头颈部，伸一下懒腰，使肢体肌肉和血管平滑肌恢复适当张力，以适应起床时的体位变化，避免引起头晕。然后慢慢坐起，稍微活动几次上肢，再下床活动，这样血压不会有太大波动。

## 降血压药膳，芹菜粥最有效

艾静的父亲一直都有高血压，而且属于持续偏高的类型。吃过许多降压药。有些药还是很管用的，很能够稳定病情。不过病情稳定往往只是暂时的，不久之后，血压就又上去了。这种周而复始、原地转圈的结果让艾静和家人都感到很疲惫。希望疗效能够得到巩固也许是每个高血压家庭的心声。后来，一位故友来拜访，推荐尝试药物治疗之外的办法，他介绍了一个芹菜粥食疗法。艾静的父亲试过之后感觉味道不错，治疗效果也不错，关键在于坚持。

芹菜粥的具体制作方法是：准备连根芹菜 120 克，粳米 250 克，食盐、味精各少许。先将芹菜一同放入锅内加水适量，用大火煮沸，再改用文火熬至米烂成粥。加入适量调味品食用。芹菜粥现煮现吃，不可久放。每天早晚餐各食用一次，连服 7~8 天为一疗程。

经现代药理研究表明，芹菜具有降血压、降血脂的作用。由于它的根、茎、叶和籽都可以当药用，故有"厨房里的药物""药芹"之称。

在食用此方的时候可以同时食用与芹菜相宜的食物，比如：西红柿、牛肉、羊肉、核桃、虾米、豆腐、莲藕等，这些食物不会抵消芹菜粥的功效。

与此同时也要注意不要食用可能会影响药效发挥的食物，比较常见的有：海米、醋、黄瓜、南瓜、蛤蜊、鸡肉、兔肉、鳖肉、黄豆、菊花、螃蟹等。

其实，利用芹菜降压不只可以做成粥品，也可以依据自身的饮食喜好选择不同的菜方。比较常见的有以下两种：

1. 黑木耳炒芹菜。这款粥的具体制作方法是：先处理黑木耳，用清水泡发去根撕块，芹菜洗净切段，姜切片，葱切段，蒜去皮切片；将炒锅置大火上烧热，加入油，待油烧热至六成时，放入姜片、葱段、蒜片爆香；随即放入芹菜、木耳炒至芹菜断生，加盐、味精调味即成。这道菜肴能补肝肾、降血压。

2. 凉拌芹菜叶。这是平时家庭菜肴中比较常见的一道菜。但是，很多人都不曾想到它有凉血降压的功效。具体的制作方法是：芹菜叶洗净沥干水分，姜、蒜切末；鸡蛋打散后摊成薄饼状，再切成小块；将芹菜叶在开水中焯一下；将芹菜叶和鸡蛋片放在一起，放入姜末、蒜末、辣椒油、盐、生抽、醋、香油等调味料拌匀即可。此菜还能增进食欲、平肝清热、健脑镇静。

## 来自高原的神奇药方：青稞降压法

高血压是一种以动脉血压升高，尤其突出的是舒张压持续升高的全身性慢性血管疾病，主要与中枢神经系统和内分泌液体调节功能紊乱有关，也与年龄、职业、环境、肥胖、嗜烟等因素有关。

吴大爷是某少数民族自治区的一名民间导游，除了有点胖，喜欢抽古老的袋烟之外，平日里性格活泼，爱讲笑话。可自从查出高血压之后就像变了一个人一样。带团解说也不积极了，见人也不那么爱说话了。问他为什么，他说觉得自己老了，不中用了，连自己的身子都管不好哪有心思去管别的事。还好，吴大爷的高血压情况不是很严重，采取相应的治疗方是完全可能治好的。

在家人的鼓励下，吴大爷开始尝试一些食疗方，其中有一款青稞酒效果显著。青稞酒的酿制过程是：先将青稞洗净煮熟，待温度稍降，便加入酒曲，再用陶罐装好封闭，让其发酵。两三天加入凉开水或凉水盖上盖，隔一天，便成了青稞酒。只需要在早晚各饮一小杯，一般 10 天左右就有明显效果。

青稞酒之所以能有如此功效，完全是源自天然的力量。青稞在很多人的概念里，是一种略带神秘感的植物。但是在西藏地区，青稞在人们生活中的位置就好比是大麦，而事实上它也确实属于大麦的一种特殊类型。

之所以选择把青稞制成酒而不是其他形式的做法，是因为这种方式能够最大限度地保留其营养成分。青稞的营养成分并不低于小麦，尤其是皮色较深的黑青稞、瓦兰青稞，蛋白质含量高达 13.4%，脂肪为 21%，碳水化合物为 71.1%，100 克青稞的产热量高达 357 千卡，所以，青稞既可制作成小吃，又是酿酒的上好原料。

据《本草拾遗》记载，青稞入药"味咸，性平凉"，其主要功能是下气宽中，壮精益力，除湿发汗，止泻。中医认为其性平，味咸，可补脾养胃，益气止泄，强筋力。营养学家指出，长期食用青稞可以降低胆固醇含量；降低动脉血液凝结成块的可能性，消除已形成的血液凝块；降低紧张的心情所造成的动脉压缩；降低血压；扩充冠状动脉，促进血液流动。

虽然青稞有这么多的好处，而且对症治疗高血压确有其效，但是，青稞酒也有其宜忌人群，有消化不良和遗尿病症的患者就不宜选用。

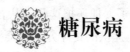 # 糖尿病

## 醋豆降糖真有效，经济简单实用

某邮电局职工莫西泽，今年刚满 30 岁。他的邻居是一位患糖尿病已有 5 年的老人，因为老人膝下无子，平日又对他照顾有加，所以他一直想帮老人解除疾病痛楚，曾多次陪伴老人去各大医院治疗，钱没少花，就是没能治好病。后来，一次偶然的机会听说醋豆可以治疗糖尿病而且效果显著，就建议老人治疗一段时间，结果老人的糖尿病由 4 个加号转为只有 2 个加号。

醋豆的具体制作方法是：先泡制。将买的黑豆洗净、晾干，并挑出杂质后，装入玻璃容器中，每 250 克豆加入 500 毫升米醋（9 度），然后将瓶口封严放在阴凉处，待 1 个月后服用。酷热的夏季要 1 周或 10 天开瓶检查一次，用无油腻的筷子或棍条搅拌几下，以防沉积变质。当米醋淹没不了黑豆时，可增添些米醋。

在服用时，没有胃病者可每早起床后空腹服用，有胃病者饭后服用。每日 1 次，病重的 25~30 粒，病轻的 20~25 粒。只吃豆不喝醋水。

醋豆可以按 3 个月一疗程吃，也可以长期吃，以巩固疗效。

需要注意的一点是，因为醋豆很酸，所以在吃前最好先喝口凉开水，以不呛嗓子。服后再喝口凉开水，将豆漱净咽下。同时，常吃醋豆牙齿容易变黑，而漱口可防止牙黑。另外，也可调拌蜂蜜水喝。

## 菠菜根，给血糖打的"镇静剂"

糖尿病本身并不可怕，可怕的是它的并发症，糖尿病带来的危害几乎都来自它的并发症。

有一位患者，患糖尿病好几年了，但是因为在饮食上一直保持着良好的习惯，并且配合医生治疗，所以从检查出糖尿病直到现在，他的病情不

仅没有加重，反而比以前减轻了许多。他的精神很好，完全看不出是一个曾经患有严重糖尿病的人。这一切都归功于他在饮食上下的工夫，一本《本草纲目》都快被他翻烂了，他还把这几年从各种中医书上摘抄下来的食疗方送给别人，下面就是他提供的食疗方：菠菜根汤饮。

这个汤的具体制作方法是：先准备鲜菠菜根 60~120 克，干鸡内金 15 克，然后以水煎服。每日 1 剂，2~3 次分服。此方具有敛阴润燥、止渴的功效，适用于糖尿病、消渴饮水无度。

此外，糖尿病患者一定要牢记以下饮食禁忌，以免前功尽弃。

1. 减少食盐的摄入。人体不能缺食盐，否则会出现乏力、头痛、厌食、恶心、嗜睡甚至昏迷。但并不是食盐越多越好，食盐过多对身体有害，如导致高血压或对抗治疗高血压药物疗效，发生水肿，甚至心、肾衰竭。食盐摄入过多还可能增加食欲，不利于糖尿病的饮食控制。对于糖尿病患者来说，其本身患高血压的机会比正常人高 2 倍，因此限制食盐摄入就非常必要了。

2. 减少精制糖的摄入。不用蔗糖烹调食物，在茶、咖啡等饮料中不加蔗糖，不喝富含蔗糖的饮料，可买一些无糖罐头或人工甜味剂制品代替糖制品。

3. 禁食含碳水化合物过高的甜食，如葡萄糖、蔗糖、麦芽糖、蜂蜜、甜点心、红糖、冰糖、冰淇淋、糖果、甜饼干、糕点、蜜饯、杏仁茶等含纯糖食品。

4. 糖尿病患者应少吃动物内脏、鱼子、肥肉、猪油、牛油、羊油等。少吃油炸食物，因高温可破坏不饱和脂肪酸。

5. 糖尿病患者不宜多吃水果。水果中含有较多的果糖和葡萄糖，而且能被机体迅速吸收，引起血糖增高。香蕉、葡萄、柿子、橘子等最好不吃。

6. 糖尿病患者不可饮酒。酒精对机体代谢的影响是多方面的，对于糖尿病患者来说，饮酒的后果是十分严重的。在执行糖尿病饮食控制的患者中，非饮酒者 60% 可见血糖控制改善，而饮酒者只能达到 40%，在不实行饮食治疗的患者中，病情大多会发生恶化，如果再加上饮酒，则后果更严重。在饮食方面多加控制，再加上一些其他治疗手段，相信你的血糖就会慢慢调整到一个比较正常的水平。

## 老叶粗茶降血糖

近年来，喝茶辅助降血糖在许多糖尿病患者朋友中已成为一种时尚。茶叶能降血糖，已被国内外大量研究所证实，但是到底茶叶的哪些成分能够降血糖呢？它又是如何发挥作用的呢？

现代科学研究表明，茶叶中已鉴定出的化合物有 500 种左右，其中具有药用价值的有机物主要有多酚类、咖啡因、茶多糖、茶色素、维生素、氨基酸等，此外，还含有人体必需的 14 种微量元素。

中国及日本民间常用粗老茶治疗糖尿病。在日本，用 30 年或 100 年以上树龄的茶树老叶制成淡茶或酽茶，经糖尿病患者饮用一段时间后，可使尿糖减少、症状减轻。我国民间已经有患者利用粗老茶治疗糖尿病的病例，而且疗效不错，表明粗老茶确实具有降血糖的作用。

茶叶味甘苦、涩，性微寒，有止渴生津、消食利水、兴奋提神、除湿清热、去油腻、解酒除烦、助消化、法暑热、消脂减肥、解毒止泻的功能。一般来说，多饮茶对人体是有益处的，但茶亦能解除滋补药的药效。茶对肾及膀胱有清利作用，小便清长及肾脏虚寒患者应慎饮之。茶能使人兴奋，会造成失眠，故患有失眠症者亦应慎饮之。

茶叶含嘌呤类生物碱，以茶碱为主，富含多种矿物质、氨基酸等营养成分，以及茶多酚、茶色素、鞣质等功能因子。饮茶降糖，确实是一种简便易行、便于期坚持且十分经济的控制糖尿病病程发展的好方法。

具体的制作方法是：选择陈年老茶 30 克，不要祛除茶根。或者选择树龄在 30 年以上的茶树根煎饮。早晚各一杯，10 天为一个疗程。糖尿病患者只要能每天坚持，每日饮茶，血糖和血脂都能慢慢地降下来。

当然，喝茶降低血糖只能当作糖尿病治疗的辅助手段之一，不可耽误糖尿病的正规治疗。患者对自己的病情要保持乐观的态度，精神作用是药效发挥的关键因素。

## 自我按摩四穴齐下，血糖跟着下

降糖的方法有很多种，其中按摩也是一种不错的方法。适当的按摩可以增加胰岛素的分泌，通过按摩加速糖的利用，使糖的吸收降低，并调整中枢系统，使糖尿病的代谢区域正常及改善微循环，从而预防并发症的发生。

牛连成是一名卡车司机，2010 年 9 月，去医院检查血糖，在空腹状态下，其血糖高达 7.6。医生说属糖尿病初期，并嘱咐治疗以食疗、运动为主，不可盲目服降糖药。后来他采取穴位按摩加偏方的方法，使自己的血糖得到了明显的控制，三个月之后再次去医院检查，血糖已经降到 5.4，第二年年初再检查，血糖降到 4.2，之后检查血糖也稳定在 4.9 以下，保持正常。

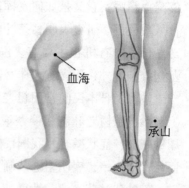

血海、承山两穴的位置

其具体的原理和操作方法如下：

1. 揉血海穴（屈膝，在髌骨底内侧缘上 2 寸，当股四头肌内侧头的隆起处）。用手指按揉每侧血海穴 1 分钟左右。

2. 揉梁丘穴（屈膝，在髂前上棘与髌骨外上缘连线上，髌骨外上缘上 3 寸）。用手指按摩每侧梁丘穴 1 分钟左右。

3. 揉承山穴（在小腿后面正中，委中穴与昆仑穴之间，当伸直小腿和足跟上提时腓肠肌肌腹下出现凹陷处）。用手指按揉每侧承山穴 1 分钟左右。

4. 按摩劳宫穴。该穴定位于第二、三掌骨之间，握拳，中指尖下。按摩手法采用按压、揉擦等方法，左右手交叉进行，每穴各操作 10 分钟，每天 2~3 次，不受时间、地点限制。也可借助小木棒、笔套等钝性的物体进行按摩。

5. 按摩涌泉穴。该穴定位于足底（去趾）前 1/3 处，足趾跖屈时呈凹陷处。按摩手法采用按压、揉擦等方法，左右手交叉进行，每穴各操作 10 分钟，每天早晚各 1 次。也可借助足按摩器或钝性的物体进行自我按摩。

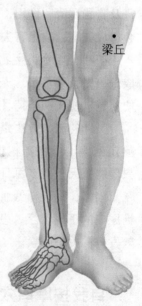

梁丘穴的位置

6. 双手自然交叉，两个手掌的掌根按在双侧大横穴（位于肚脐两侧的一个横掌处）上，双手小拇指按在关元穴上（位于肚脐下方四个手指处），双手手指抵住中脘穴（位于肚脐上方一横掌处），位置找好后，轻轻下压腹部5分钟左右。

　　糖尿病有一个较常见的并发症，就是周围神经的病变，表现为下肢麻木疼痛，感觉障碍，用上述按摩的方法进行治疗，效果也非常不错。这组动作要做10分钟左右，按到有酸胀感为宜。

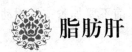

# 脂肪肝

## 玉米须做汤，对治脂肪肝有疗效

　　脂肪肝的发病率近几年在欧美和我国迅速上升，成为仅次于病毒性肝炎的第二大肝病。在某些职业人群中（白领人士、出租车司机、职业经理人、个体业主、政府官员、高级知识分子等）脂肪肝的平均发病率为25%；肥胖人群与Ⅱ型糖尿病患者中脂肪肝的发病率为50%；嗜酒和酗酒者脂肪肝的发病率为58%；在经常失眠、疲劳、不思茶饭、胃肠功能失调的亚健康人群中脂肪肝的发病率约为60%。

　　脂肪肝的形成常有以下几类原因：长期饮酒；长期摄入高脂饮食或长期大量吃糖、淀粉等碳水化合物，使肝脏脂肪合成过多；肥胖，缺乏运动，使肝内脂肪输入过多；糖尿病，一半的糖尿病患者可能发生脂肪肝。他们发生脂肪肝既与肥胖程度有关，又与进食脂肪或糖过多有关。这类病人一方面要积极治疗糖尿病，另一方面要注意选择低糖、低脂肪、低热量及高蛋白饮食；肝炎；某些药物引起的急性或慢性肝损害，这也就是我们常说的药物性脂肪肝。具体说来是由于某些药物或化学毒物会抑制蛋白质的合成，从而导致脂肪肝。

　　下面为大家推荐一道对治脂肪肝十分有益的食疗方——玉米须冬葵子赤豆汤。它的具体制作方法是：取玉米须60克，冬葵子15克，赤小豆100克，白糖适量。然后将玉米须、冬葵子煎水取汁，入赤小豆煮成汤，加白糖调味。分两次饮服，吃豆，饮汤。此方具有舒和肝气、消痰化浊之功。

　　用玉米须煮汤，有一种淡淡的清甜味道，可滋养身心。中医认为，玉米味甘性平，具有调中开胃、益肺宁心、清湿热、利肝胆、延缓衰老等功能。玉米须对肾病、糖尿病有很好的治疗效果，是中医常用的一味药材。

那么，脂肪肝患者平时应该少吃或者不吃哪些食物呢？

具体来说，应少食刺激性食物，如葱、姜、蒜、辣椒、胡椒等；严禁喝酒、咖啡和含酒精的饮料；少用油煎、炸等烹饪方法；不吃蔗糖、果糖等纯糖食品；不吃蛋黄、甲鱼、葵花子；少食动物内脏、肥肉、鱼子、脑髓等高脂肪、高胆固醇的食物；少吃甜食，每天盐的摄入量控制在5克之内；晚餐不宜吃得过饱，睡前不要加餐；忌用动物油；不吃动物内脏、鸡皮、肥肉、鱼子、蟹黄等。

## 动动手动动脚，勤做肝脏减肥操

脂肪肝不仅是次于病毒性肝炎的第二位常见肝病，也是一种慢性进展性的肝病，如果任其发展，就会导致肝纤维化，最终发展成肝硬化或肝癌。为此，脂肪肝患者切不可将体检报告视为摆设而掉以轻心，应积极进行诊断和防治，做到一定要早发现，早逆转。

在许多治疗措施中，需要特别强调运动疗法。这是因为，一方面运动疗法在脂肪肝治疗中的作用和意义尚不完全为患者所了解，容易忽略甚至不敢运动锻炼；另一方面缺少运动疗法而单靠饮食调理来降低体重和治疗脂肪肝，常因难以坚持或效果不理想而告失败。因此，针对脂肪肝的治疗，必须将运动疗法摆在重要位置上，认真对待，持之以恒。

正所谓生命在于运动，这里为大家推荐一些简单的运动疗法，虽然看起来很简单，但已经经过不少患者的证实确实有效。我们按照下面的方法进行：

1. 体侧屈运动。盘腿端坐在床上，双手自然下垂于体侧。左手向左侧方伸出，上体随之左侧弯曲，右臂同时上举，随身体向左侧摆动，反复向左侧曲摆4次，然后还原。接着右手向右侧伸，上体随之右侧屈，左手向右侧屈摆4次。注意侧屈时臀部不动，动作要慢而有节奏。

2. 划船运动。自然端坐在床边，两腿屈膝分开，两足掌着地，双臂向前平举，掌心向下。上体向前屈，头向下低俯至两膝间，双手向上前屈而前伸，保持这一姿势5秒钟，然后还原。每间隔6秒钟做1次，反复做24次。腰背挺直时收腹吸气，上体前屈时呼气。

掌握适当的运动量、运动时间和频率。运动量以中等强度为适宜，即运动时呼吸、心率增快，并感轻度疲劳，轻微出汗，但不应感到头昏、呼吸困难或呕吐等。而在运动后疲劳感可很快消失，精力、体力和食欲均保持良好。运动时间每次不少于 30 分钟，每周运动 3 次。如果为急性脂肪肝或脂肪性肝炎活动期，或伴有肝肾心功能不全等情况时，应适当控制和减少运动量，以休息为主。

## 乌龙茶不乌龙，甩掉恼人脂肪肝

脂肪肝是一种可逆性疾病，如能及时发现，早期治疗是完全可以治愈的。发生脂肪肝最常见也最重要的原因，是营养过剩，即脂肪和糖摄取过量。因此，治疗脂肪肝仍须由控制饮食入手，以减轻体重为原则，注意饮食营养的合理搭配，并兼顾适当的药膳食疗。

减轻体重对因病态性肥胖和高脂血症引起的脂肪肝患者尤为适宜。首先要控制总热量，将每天的进食量限制到最低限度，一般可按标准体重每千克20~25 千卡供应。通过减少热量供应，就会促使肥胖者体内多余的脂肪氧化消耗，有助于纠正脂肪肝。

王正明今年 55 岁，是某工程公司的负责人，逐渐从一线工作岗位上退下来之后，他发现自己的身体反而越来越虚了。单位组织体检的时候查出有脂肪肝，医生建议他选用尽量温和的方法治疗。他四处寻找之后，发现喝乌龙茶对身体很有好处。但是这里所说的乌龙茶是真正意义上的乌龙茶，而不是市面上卖的乌龙茶饮料。

具体的操作方法如下：准备乌龙茶 3 克，冬瓜皮 10 克，山楂 10 克。然后将山楂和冬瓜皮煎汤，去渣，用汤冲泡乌龙茶饮用。此茶能消脂减肥，对肥胖型脂肪肝患者有良效。

因为肝病患者多急躁易怒，因此在调理过程中，还要重视舒缓情志，心身并治，保持一颗平常心。因为在正常的生理情况下，如果肝的疏泄功能正常，既不亢奋也不抑郁，那么人体就能很好地协调自身的精神情志，表现为精神愉快，心情舒畅。反之就会表现为抑郁寡欢、急躁易怒等。

合理积极的预防方式，对治愈脂肪肝有良好效果。这里的预防主要从以下几个方面入手：

1. 合理膳食。每日三餐膳食要调配合理，做到粗细搭配营养平衡，足量的蛋白质能清除肝内脂肪。

2. 适当运动。每天坚持体育锻炼，可视自己体质选择适宜的运动项目，如慢跑、打乒乓球、打羽毛球等。要从小运动量开始循序渐进逐步达到适当的运动量，以加强体内脂肪的消耗。

3. 慎用药物。肝脏是人体的化工厂，任何药物进入体内都要经过肝脏解毒。所以平时不要动不动就吃药。对出现症状的脂肪肝患者，在选用药物时更要慎重谨防药物的毒副作用，特别是对肝脏有损害的药物绝对不能用，避免进一步加重肝脏的损害。

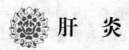

# 肝　炎

## 草药新组合，巧妙治肝炎

由于肝炎初期并没有明显症状，所以很多得了肝炎的患者都是在自己感觉不好的时候才去看病。一般最初的症状有点像消化不良。还有不少人会判断失误，按胃病治疗很长时间，吃了许多药不见好，才下决心做胃镜查一下，检查胃镜前一般需常规抽血化验肝功能，这时才发现胃口不好是肝炎的过错。

吴卓文今年 40 岁，是某中学的生物老师。10 年前因分娩时出血过多而在当地医院输血治疗，出院后不久即出现面目色黄，呕恶厌油，右胁胀痛，疲乏无力，诊断为"急性黄疸性肝炎"。经过一段时间治疗后，恶心、胁痛症状有所减轻，但黄疸始终未能退净。此后，面目皮肤一直发黄，时深时浅，食欲缺乏。来医院就诊时见舌红苔少，脉象细弱。后来，医生诊断为黄疸日久，在治疗时必须兼顾气血阴液，扶正主要以健脾、养肝、益肾为主，于是向她推荐了有助于健脾利湿的中草药偏方。如法调治 3 个月后诸症皆除。

这个偏方的具体制作方法是：准备熟地 30 克，山茱萸、山药各 12 克，白芍、当归各 15 克，甘草 3 克。将上面的 6 种药材用清水浸泡 30 分钟以上，然后开火煮沸，再小火煎煮 20 分钟，取出待用。再重复一遍上述操作，取出。把它和刚才留用的第一锅混合在一起。将药分两份或者三份，饭后半小时温热服用，每日 1 剂。

本方具有滋补阴血作用，常用于治疗肝炎日久，反复不愈，肝区隐痛，头晕目眩，两目干涩，腰酸膝软，神疲乏力，不任劳作，饮食乏味，口干咽燥，舌淡苔薄或少苔，脉弦细弱。

方中熟地滋补阴血、填精益髓；当归补血和血润燥；白芍养血和营、敛阴柔肝；山药益气养阴、固肾益精；山茱萸补益肝肾；甘草补中、调药。该方常用于现代医学的慢性肝炎，以及肝硬化、原发性肝癌、慢性胆囊炎及慢性肾衰竭等病症。根据现代药理研究证实：熟地能显著抑制肝脏出血性坏死灶及单纯性坏死，能改善肾功能；当归能保护肝细胞、恢复肝脏某些功能、减轻肝变程度，并有利胆及抗炎镇痛、抗损伤、抗肿瘤作用；熟地、当归还能抗贫血；白芍有保肝、解毒、镇痛及抗诱变、抗肿瘤作用；甘草能增强肝脏中自然杀伤细胞的活性。诸药共同作用达到保护肝细胞，恢复肝功能等目的，可以治疗慢性肝炎等病症。

## 慢性肝炎，就用"六味饮"

肝炎，顾名思义，即是肝脏的炎症。导致肝炎的原因可能不同，如自身免疫失常、酗酒等，但最常见的是病毒造成的。从流行病学来看，病毒性肝炎包括甲、乙、丙、丁、戊五种类型，根据病程的长短又可分为急性肝炎和慢性肝炎。慢性肝炎反复难愈，而且很容易引起肝硬化，其症状表现为：胁痛、胁部不适、头晕失眠、倦怠乏力、食欲缺乏、肢体困重、恶心呕吐、腹胀便溏等症。

事实上，肝炎的病位不单在于肝，更重要的则在于脾，从脏腑辨证而论，属于肝脾同病而以脾病为主。如果患者湿热邪气外袭内蕴于脾胃和肝胆，就会引发为急性肝炎；如果患者脾气本虚，或邪郁日久伤脾气，或肝郁日久横逆犯脾，或在治疗急性肝炎的过程中寒凉清利太过伤及中阳，都可能导致脾气亏虚，从而转变成慢性肝炎。因此，应当采用切实有效的方剂加以治疗。

这里为大家推荐的是以党参和白术等中药为主要制剂的方剂。具体制法是：准备党参（或太子参）15~30 克，云苓 15 克，白术 12~15 克，甘草 5 克，川萆薢 10 克，黄皮树叶 15~30 克。然后以水煎服。如脾虚较严重，可加黄芪 15~25 克；如兼湿浊中阻，可加薏苡仁 15 克、白蔻仁 6 克；如兼湿浊上泛，可加法半夏 10 克、砂仁 3 克，有和胃降浊之功；如兼湿郁化热，加金钱草 25 克、田基黄（或鸡骨草）25 克、土茵陈 25 克，并以 18 克太子参替换党参；如兼血淤阻络，加丹参 15 克、茜草根 12 克、桃仁 12 克、土鳖虫 10 克，以活血化瘀。

《黄帝内经》说："肝者，罢极之本"，具有藏血的功能。如果劳累过度，极易耗伤肝血，不利于疾病的恢复。故慢性肝炎患者必须注意适当休息，同时也要注意调摄情志和调理饮食，适量锻炼。

## 柴胡，美丽传说中的养肝妙方

邓萍萍是某研究院的研究员，在 2009 年单位体检时，查出患了肝炎，还好发现得比较早，医生也说只要选择对治疗方，配合治疗，想要彻底治愈不是很难的事。虽然如此，她也有些紧张。不过，在尝试使用了婆婆推荐的柴胡治疗方之后，她对自己的病开始有信心了。

下面，我们为大家推荐的这款就是邓萍萍使用的食疗偏方——柴胡粥。这款粥的做法是：准备柴胡 10 克，大米 100 克，白糖 2 汤匙；然后将柴胡洗干净之后放到锅里，加清水适量，水煎取汁，加大米煮粥，等到米都熟透之后再放入两汤匙左右的白糖，再煮一会儿，待第二次煮沸之后盛出来，每天喝一小碗，连续一周即可见效。

此方可和解退热，疏肝解郁，升举阳气，适用于外感发热，少阳寒热往来，肝郁气滞所致的胸胁乳房胀痛，月经不调等。

关于"柴胡"名称的由来，还有个民间传说。

从前，一地主家有两个长工，一姓柴，一姓胡。有一天姓胡的病了，发热后又发冷。地主把姓胡的赶出家，姓柴的一气之下也出走了。他扶着姓胡的逃荒，到了一山中，姓胡的躺在地上走不动了。姓柴的去找吃的。姓胡的肚子饿了，无意中拔了身边的一种叶似竹叶子的草的根入口咀嚼，不久感到身体轻松些了。待姓柴的回来，便以实相告。姓柴的认为此草肯定有治病的功效。于是再拔一些让胡某食之，胡某居然好了。他们二人便用此草为人治病，并以此草起名"柴胡"。

中医认为，柴胡性凉味苦，微寒，入肝、胆二经，具有和解退热、疏肝解郁、升举阳气的作用，常用以治疗肝经郁火、内伤胁痛、疟疾、寒热往来、口苦目眩、月经不调、子宫脱垂、脱肛等症。

值得一提的是，现代研究表明，柴胡有抗肝炎病毒引起的细胞病变、促进机体免疫、利胆、保肝等作用。目前，中医治疗传染性肝炎的肝气郁滞型所用的柴胡疏肝散，其主药就是柴胡。

另外，柴胡还组成许多复方，如小柴胡汤为和解少阳之要药；逍遥散能治疗肝气郁结所致的胸胁胀痛、头晕目眩、耳鸣及月经不调；补中益气汤的主药有柴胡、升麻、党参、黄芪等，能治疗气虚下陷所致的气短、倦怠、脱肛等症；柴胡疏肝散还能治疗乳腺小叶增生症。但值得注意的是，肝阳上亢、肝风内动、阴虚火旺及气机上逆者应忌用或慎用。

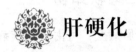

# 肝硬化

## 丹参对付肝硬化，经得起时间的考验

肝硬化由一种或几种病因长期或反复作用引起，是一种常见的慢性、进行性、弥漫性的肝病。特点主要表现为肝细胞变性坏死、肝细胞结节性再生、结缔组织增生及纤维化，导致正常肝小叶结构破坏和假小叶形成，肝逐渐变形，变硬而发展为肝硬化。晚期常出现消化道出血、肝性脑病、继发感染等严重并发症。20～50岁男性为肝硬化的高发人群，发病多与病毒性肝炎、嗜酒、某些寄生虫感染有关。传染性肝炎是形成肝硬化的重要原因。肝硬化患者常有肝区不适、疼痛、全身虚弱、倦怠和体重减轻，也可以多年无症状显示。还会引起黄疸、厌食等并发症状。

这里为大家推荐的丹参治疗方，是已经被时间证明的验证方，有着久远的治疗史。具体说来，它的制作方法是：准备丹参30克，鳖甲（醋炙）30克，白芍15克，枳壳9克，甘草9克。先把上面5种药材依次清洗干净，然后放在清水中浸泡30～40分钟，泡好之后开大火将其煮沸，煮沸之后再改为小火。这样，再次煮沸之后得到的才是完整的药。将此药平均分为三部分，每天喝其中的一部分。饭后半小时，用温开水送服即可。

本方具有祛淤软坚，益阴柔肝作用，常用于治疗阴虚型肝硬化，症见胁肋隐痛，劳累后加重，脘腹微胀，两眼干涩，腰酸腿软，手足心热或低热，口燥咽干，舌红少苔，脉弦细。

现代药理证明，丹参具有多方面的药理作用，如改善微循环障碍、改变血液流变状况、抗凝、抗炎、耐缺氧、提高免疫功能等，适用于气滞血淤兼有血热的患者（主要表现为肝硬化、脾大，兼有低热、烦躁、失眠、胁痛、痈肿疮毒等）。现代医学已经证明，丹参能保护肝细胞，促进肝细胞再生；鳖甲能抑制结缔组织增生，可消散肿块；白芍、甘草合用有协同镇痛、保肝及免疫调节作用，甘草还能抗乙肝病毒、降酶、减少肝脏胶原沉积。诸药共同作用可达到保肝、抗纤、镇痛及抗病毒、免疫调节等目的。

## 海带水饮，让肝脏柔软如初

肝硬化是慢性弥漫性肝脏病变，可由多种疾病所引起。由于种种原因，肝细胞破坏后，得不到修复，形成纤维组织增生，造成肝硬化。早期表现与肝炎相似，此时若不注意治疗调养，可发展到肝脾肿大，腹水，甚或吐血、昏迷等。

肝硬化的早期症状并不明显，在发生轻微病变的时候，大部分健康的组织尚能够应付日常代谢活动的需要，所以不容易发生不适的症状。很多肝病患者正是忽视了肝病的早期表现，所以肝硬化病情加重。最新的医疗权威统计显示，50%的肝硬化患者发现时都是在晚期肝硬化或者肝癌，这也是肝硬化死亡率高的原因之一。

张杰是一名肝硬化患者，尚且处于早期，医生告诉他要保持良好的精神状态。因为他的体质较为特殊，所以不适合大量用药。医生建议他选取合适的食疗方进行调养，并为他推荐了一款海带水饮的食疗方。

具体的制作方法是：取海带 30 克，牵牛子 15 克，将上 2 味放入砂锅，加水煎煮，取汁去渣。每日 1 剂，分 2 次服，有软坚散结，清热利水的功效。

海带中含有大量的甘露醇，而甘露醇具有利尿消肿的作用，可防治肾衰竭、老年性水肿、药物中毒等。甘露醇与碘、钾、烟酸等协同作用，对防治动脉硬化、高血压、慢性气管炎、慢性肝炎、贫血、水肿等疾病，都有较好的效果。海带中的优质蛋白质和不饱和脂肪酸，对心脏病、糖尿病、高血压有一定的防治作用。

张杰在尝试了此方之后，感觉自己的身体状态有明显好转，肝区疼痛也减轻了很多。虽然尚未完全治愈，但确实为他减轻了不少病痛。

这则偏方在使用时，因为海带自身也有饮食禁忌，所以有两类人不适宜大量食用海带：一类是孕妇，第二个是海带本身按中医讲是偏寒的，所以脾胃虚寒的人忌食。

前者不宜是因为：一方面海带有催生的作用；另一方面海带含碘量非常高，过多的食用可以影响胎儿甲状腺的发育，所以孕妇吃要慎重一些。后者不宜是因为海带不宜一次吃太多，如果不搭配暖性食物，很容易引起胃脘不舒服。

## 元蘑鸭汤，帮你消除腹水大肚

肝腹水一般来说都是由肝硬化转化而来的，它是肝硬化最显著的并发症之一，它的出现代表着肝功能进入失代偿期。

引起肝硬化、肝腹水的病因有很多，其中包括：病毒性肝炎（尤其是乙肝、丙肝）、血吸虫感染、慢性酒精中毒、代谢和遗传性疾病、肝脏淤血、胆汁淤积、循环障碍、肠道感染、营养不良、药物或化学毒物等。

王友文是某电力局的普通职工，于2008年时查出肝硬化，没多久就发展成为肝腹水，心急如焚的他不知道该怎么办。他知道此病要想彻底治愈很难，但相信至少可以找到有效的治疗法来控制住自己的病情。他现在的病情已经发展到常有腹胀，大量水使腹部膨隆，腹壁绷紧发高亮，状如蛙腹，行走不便的程度。后来在其女友的努力下，发现了一个在民间流传很久的偏方——元菇鸭汤食疗方。使用了一段时间之后，他整体的病情有好转迹象，而且人的精神状态也好了很多。

这个食疗方的制法是：取白公鸭1只，元蘑250克，桂圆肉、赤芍、白芍各15克；将鸭去肠杂；用纱布装赤芍、白芍；用水将桂圆肉泡发，与元蘑、鸭肉、赤芍、白芍包共炖汤，加盐调味，分顿食用。

元蘑性温味甘，有祛风活络、清热燥湿之功效，主治风湿痹痛、癫痫、肝硬化腹水等症。桂圆肉能益气养血、补心安神。鸭肉有滋阴补虚、益气养胃、利水消肿等功效。

除了在发现病情后及时选择合适的治疗法之外，患者还要严格遵守平时的养生规则，合理饮食营养、改善肝功能、抗肝纤维化治疗、积极防治并发症。

具体说来，患者应严格限制水和钠的摄入量。因为腹水出现的一大部分原因就是体内水和钠的过量滞留，如果肝硬化患者对此项不重视的话，极易导致体内水和钠的过量滞留，引发腹水出现。需要注意的是，患者应注意日常的休息，建立良好的作息制度，也可参加适当的运动，愉悦身心。

## 鸭血养肝，提高肝的自我愈合力

肝硬化是一种严重危害人类健康的常见慢性肝病。本病由不同病因长期损害肝脏所致，其特点是慢性、进行性、弥漫性肝细胞变性、坏死、再生，广泛纤维组织增生，形成假小叶，逐渐造成肝脏结构的不可改变。其主要表现为肝功能减退和门脉高压，晚期可出现消化道出血等严重并发症。

实践证明，鸭血对养肝补血、恢复干细胞功能具有突出效果，所以，在这里为大家推荐两款有针对性治疗效果的食疗方，其主要材料就是鸭血。

1. 鸭血粉丝汤

此汤取材方便，制作步骤简单，功效有针对性，是肝硬化患者的首选饮食。

材料：鸭血、粉丝各适量，鸭肠、鸭肝各少许，香菜末、香油各适量。

制法：将鸭血洗净切成方块，放入开水中焯一下，捞出沥干；再将鸭血倒入开水中煮熟；将粉丝放入漏勺（笊篱或小竹篓）内，放入煮沸的鸭血汤中烫熟；将粉丝和鸭血汤倒入碗中，再放入鸭肠、鸭肝、葱花、香菜和调味料等即可食用。

2. 鸭血豆腐汤

材料：鸭血、豆腐各适量，精盐、味精、酱油、葱末、辣椒面各适量。

制法：将鸭血洗净切成方块，豆腐同样切成方块；鸭血和豆腐分别放入开水中焯一下，捞出沥干；汤锅置火上，倒入足够多的高汤烧开；放鸭血块、豆腐块，煮至豆腐漂起；加入精盐、味精、酱油、葱末、辣椒面，汤再次烧开后，起锅盛入汤碗内，最后淋入香油即可。

鸭血也称"液体肉"，通常被制成血豆腐，是最理想的补血佳品之一。鸭血富含铁，且以血红素铁的形式存在，容易被人体吸收利用。多吃些带有鸭血的菜肴，可以防治缺铁性贫血，并能有效地预防中老年人患冠心病、动脉硬化等症。鸭血是人体污物的"清道夫"，可以利肠通便，清除肠腔的沉渣浊垢，对尘埃及金属微粒等有害物质具有净化作用，以避免积累性中毒。因此，贫血患者、老人、妇女和从事粉尘、纺织、环卫、采掘等工作的人尤其应该常吃鸭血。鸭血含有维生素K，能促使血液凝固，有止血的功效。鸭血中脂肪含量非常低，适合血脂高的人经常食用。

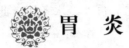

# 胃　炎

## 山药养胃，让你远离慢性胃炎

胃炎是一种常见病，即胃黏膜的炎症，分为急性胃炎和慢性胃炎。急性胃炎主要表现为上腹疼痛、不适，食欲下降，恶心呕吐，有时伴腹泻，严重者还会引起呕血、便血等症状。急性胃炎发病时，患者的症状表现比较明显，轻者会出现腹痛、恶心、呕吐、消化不良，严重时可有呕血、黑粪、失水，甚至出现休克。

在诸多的胃炎患者中，以慢性胃炎患者的病程最长，痛苦最深，而其发病多与饮食习惯有密切关系。比如长期饮用烈性酒、浓茶咖啡、过量的辣椒调味品，以及摄入过咸、过酸及过粗糙的食物，反复刺激胃黏膜，更重要的还有不合理的饮食习惯、饮食不规律、暴饮暴食等而使胃黏膜变性。其主要表现有上腹饱闷或疼痛、食欲不佳、恶心呕吐、烧心、腹胀等症状。因此，合理的饮食调理对治疗慢性胃炎有重要的意义。

高明明很喜欢写作，常常挑灯夜战，饮食不规律，步入中年之后不知不觉染上了胃病，时常上腹部钝痛不适，有时候还吐酸水，因此，家中常备胃药。一般情况下，他吃个两三天药就可以缓解，可是过不了几日，不知不觉又会复发。就这样反而复之，老胃病一直折磨了高明明七八年。

后来，一位医生朋友告诉高明明，慢性胃炎的确没有什么太好的治疗措施，患者首先要调整好自己的情绪，保持乐观的生活态度，另外，要养成良好的生活规律，注意饮食，平时少吃或不吃辛辣食品，戒烟戒酒，多吃些养胃的食品，只要注意养胃，慢慢就会好起来。

听了医生朋友的话之后，高明明尽量保持有规律的生活方式，注意少熬夜和不熬夜，不吃辛辣食品，戒烟戒酒，另外，就是换着花样吃山药，这是一个不错的治疗慢性胃炎的食疗法。几年下来，高明明的慢性胃炎便痊愈了。如今，高明明偶尔挑灯熬夜，胃也不疼了。以下为大家推荐的就是调治胃炎的食疗方：山药西米露。

山药西米露的具体制作方法如下：准备山药 2 斤，奶粉适量，糖 1 斤，西谷米半斤，然后将山药去皮切丁，煮至熟即可再加入糖。水滚过后，入西谷米煮 8~9 分钟，煮熟之后再冲冷水备用。此方在冰凉后更可口且不会影响药效的发挥。

在《本草纲目》中记载了山药的功效："益肾气，健脾胃，止泻痢，化痰涎，润皮。"山药煮粥或者用冰糖煨熟后服用，对慢性胃炎、慢性肠炎、慢性肾炎属脾胃虚弱者均有良好的疗效。

此方要想真正发挥效果，关键是要坚持。山药的做法很多，可以根据个人口味变换花样，但最好不要放入荤腥之物。

## 猪胃散治疗胃下垂，效果就是好

胃下垂指站立时，胃的下缘达到盆腔，胃小弯弧线最低可降到髂嵴连线下。中医认为本病是由于脾气上升，中气下陷所致。临床症状主要表现为上腹饱胀不适，餐后及劳累后加重，甚者兼有恶心、嗳气、呕吐等，多伴有神倦体乏、头昏、失眠多梦等，对其治疗多采用补中益气汤加减，但因需长期服药，患者难以坚持。

向某是位年近五旬的女性，胃脘痞满不适，食后加重，已有 3 年多，同时伴头晕乏力，夜寐多梦，做上消化道钡餐示胃下垂。她用补中益气汤加减口服治疗半年有余，疗效不明显，服猪胃散之后，没有想到仅服 1 剂病就好了。

猪胃散的制作方法如下：选新鲜猪肚 1 个，洗净。另取白术片 250 克，用水浸透。将白术塞入猪肚，两端用线扎紧，放入大瓦罐内，加水令满。置火上煮 1 天，煮时注意经常搅动，以避免猪肚粘在罐底。煮好后将猪肚内白术取出晒干，焙枯，研成极细末。每次服 3 克，每日 3 次，空腹时用米汤或开水送下。5 剂为一疗程，重症者连用 3 个疗程。

这个偏方之所以能够发挥治疗效果，是因为其符合除湿、补气、正阳的治疗原则。胃下垂是由脾胃阳弱失运，正气久虚不复，痰湿水饮结聚于胃，致脾气升提之力日薄，下陷之势日增而成。猪肚性微温，味甘，能补中益气，消积聚，用以补胃。白术甘苦温，甘补脾，脾旺则气升，苦燥湿，燥湿则能除痰湿积液，独用则药力大而效捷。

总之，猪胃散不仅药源普遍，制作简单，而且口服方便，易被患者接受，值得一试。

## 红枣热心养胃，炎症不再困扰

王伟是某电器公司的市场推广员。因为应酬客户和频繁加班，胃一直比较虚弱。自己又是单身，所以，很多时候，带着疲倦的身体回家之后，因为太累就什么都不吃直接睡觉。没过多久就发现得了慢性胃炎，有时候没食欲，有时候疼痛，有时候又腹胀。为了帮他调理好身体，其母亲从老家赶过来照顾他的饮食起居，并按照老家的食疗偏方帮其调理饮食。

果然，两个月过去，王伟的胃痛现象几乎消失，吃东西也有些食欲了。去看医生，医生说他的病情的确有了很大程度的改善，不用再频繁地吃推动胃动力的西药了。

母亲为他做的食疗偏方主要有两种：红枣糯米粥和鲫鱼糯米粥。

红枣糯米粥的具体制作方法是：先取红枣 10 枚，糯米 100 克，同煮稀饭，可以达到养胃，止痛的疗效。

鲫鱼糯米粥的制作方法是：先准备鲫鱼 2 条，糯米 50 克。将上两味共煮粥食，早晚各服一次。可以达到补阴养胃的效果，适用于慢性胃炎。

预防急性胃炎应戒烟限酒，尽量避免阿司匹林类药物的损害，生活应有规律，避免进食刺激性、粗糙、过冷、过热食物和暴饮暴食，注意饮食卫生，不吃腐烂、变质、污染食物。饮食中可多吃卷心菜，其中的维生素 U 具有健脾功效，可起到预防胃炎的作用。山药能促进消化，增强胃动力；玫瑰花茶缓解胃部不适，避免胃炎滋生。还要避免食用引起腹胀气和含纤维较多的食物，如豆类、豆制品、蔗糖、芹菜、韭菜等食物。

此外，还要时刻注意食物酸碱平衡，当胃酸分泌过多时，可喝牛奶、豆浆，吃馒头或面包以中和胃酸。当胃酸分泌减少时，可用浓缩的肉汤、鸡汤、带酸味的水果或果汁，以刺激胃液的分泌，帮助消化。

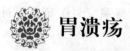

# 胃溃疡

## 甘草配蜂蜜，肠胃溃疡不再愁

胃溃疡是一种多发病、慢性病，容易反复发作，因此要想治愈胃溃疡，是一个较为艰难的历程，这就需要患者在日常生活中做好自我保健。

王爱林，今年42岁。他说："我高中同学谭寿双患十二指肠溃疡和胃出血，在医院服药，止血后回家。我得知后，让他用甘草配蜂蜜试治，他按要求服药1周后，症状消失了。以前因有胃病不敢吃的食物现在也敢吃了，而且至今没有出现任何不良现象。"

此方制作方法如下：甘草250克，纯蜂蜜500克。将甘草放入药壶或不带油的铝锅熬3次后，放入碗内。服前先将熬好的甘草药水放在杯里，然后再放入3汤匙蜂蜜，搅拌均匀，每天分2次空腹服完。服药后，大便次数增加，并逐渐变稀，如便有脓血似的物质，一般服1周可愈，病久又重的胃病需要2周痊愈。1个月内每餐必须吃软质食物。

胃溃疡患者在平日的养护中还应注意以下几点：胃溃疡是一种典型的身心疾病，心理因素对胃溃疡影响很大。精神紧张、情绪激动或过分忧虑都会对大脑皮层产生不良的刺激，使得丘脑下中枢的调节作用减弱或丧失，引起自主神经功能紊乱，不利于食物的消化和溃疡的愈合，因此，保持轻松愉快的心境，是治愈胃溃疡的关键。

讲究生活规律，注意气候变化：胃溃疡病人的生活一定要有规律，不可过分疲劳，劳累过度不但会影响食物的消化，还会妨碍溃疡的愈合。溃疡病人一定要注意休息，生活起居要有规律。溃疡病发作与气候变化有一定的关系，因此，溃疡病人必须注意气候变化，根据节气冷暖，及时添减衣被。

注意饮食卫生：不注意饮食卫生、偏食、挑食、饥饱失度或过量进食冷饮冷食，或嗜好辣椒、浓茶、咖啡等刺激性食物，均可导致胃肠消化功能紊乱，不利于溃疡的愈合。注意饮食卫生，做到一日三餐定时定量，饥饱适中，细嚼慢咽，是促进溃疡愈合的良好习惯。

此外，胃溃疡病人须注意，晚餐前不能饥饿过度，因为饥饿过度会导致胃部机能的退化，如此一来，身体更无力吸收营养，如此日积月累，必定加剧胃下垂疾患。如果条件允许，也可用糙米汁半碗煮香菇，在每晚9点后或睡前1小时吃下，以配合上述偏方。

## 三果品合理互配治胃溃疡

王璐璐家在夏天购买了冰箱，然后像许多人家那样大量储备了冰棍、雪糕之类的冰制食品。数月之后，王璐璐竟患上了胃炎。邻居得知，便给她提供了三个方子，让其配合使用。她使用后感觉效果不错，坚持用了一段时间便治好了胃炎。

这三个方子依次如下：

方一：一只木瓜切成8块，每天上午10点吃1块即可。

方二：荔枝汁3汤匙，在下午两点时吃（市面有出售的荔枝罐头，也可使用）。

方三：樱桃1粒，樱桃汁1汤匙，在晚间9点左右服，如此反复，连服10天。

传统医学认为，木瓜能理脾和胃，平肝舒筋。木瓜所含的木瓜酵素能清心润肺，可以帮助消化、治胃病；木瓜碱具有抗肿瘤功效，对淋巴性白血病细胞具有强烈抗癌活性。一般说来，寒凉食品在食用适当、适量的情况下不会伤及身体各部，但在人的气血不旺之时吃或长期食用，则百害而无一利。

在使用以上偏方之前需要注意一点：判断一个人是否患上胃溃疡，得由医师或医院专业诊断。确定为胃溃疡时，以上三方，按配合方式服用，自会收到奇效。

## 牛肉仙人掌，胃溃疡最害怕的对手

"我得了胃溃疡，这可怎么办啊？"在某公关公司工作的王美林这样向朋友抱怨道。

"吃药啊。"

"在吃，可是感觉副作用挺大的，每天都有点昏昏欲睡，打不起精神。"

"算了，那你看看有没有合适的食疗方吧，至少能少受点罪。"

朋友的这句话一下子点醒了王美林。果然功夫不负有心人，在她姥姥的帮助下，找到了用牛肉和仙人掌治疗胃溃疡的方法。尝试之后效果显著。

这个方子究竟怎么做呢？

首先，取鲜仙人掌 30~60 克，牛肉 60 克。将仙人掌洗净切碎，牛肉切片，共同炒熟，加适量调味品后食用。每天 1 次，连食 5~10 天。10 天为一个疗程。一般患者一个疗程即可见效。

牛肉有补中益气、滋养脾胃、强健筋骨、化痰息风的功效。仙人掌含有人体必需的 18 种氨基酸和多种微量元素。牛肉、仙人掌共同炒食，可活血止血，对胃溃疡有极好的滋养作用。

其实，这两种材料的治病道理在古方中就已经有记载。比如《闽东本草》载：牛肉能去痰，解肠毒，健胃，止痛，滋补，舒筋活络，疗伤止血。治肠风痔漏下血、肺痈、胃病，跌打损伤。《贵州民间方药集》载：仙人掌为健胃滋养强壮剂，又可补脾、镇咳、安神。治心胃气痛、蛇伤、水肿。从资料记载可以看出，仙人掌治疗疔疮肿毒的作用显著。现有报道除用于痢疾、哮喘、胃痛、肠痔泻血外，还用于肾炎、糖尿病、心悸失眠、动脉硬化、高血压、肥胖症及肝病的辅助治疗。

患胃溃疡时，食物的性质可以影响疼痛的发生时间和严重程度，进食的量也与疼痛的发生有关。大量进食可导致胃部扩张，牵涉溃疡部位而引起疼痛；粗糙的、固体的、油炸及油煎的食物同样可引起疼痛。所以，胃溃疡病人的饮食原则应为：定时定量，少量多餐，同时戒油腻。

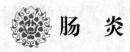

# 肠 炎

## 驴肉竹笋，治肠炎的妙方

肠炎是细菌、病毒、真菌和寄生虫等引起的胃肠炎、小肠炎和结肠炎，临床表现有恶心、呕吐、腹痛、腹泻、稀水便或黏液脓血便。部分病人可有发热及里急后重感觉，故亦称感染性腹泻。

王少奇是某地收费站的收费员，曾被查出得了肠炎。这对于从小很少生病的他而言无疑是个打击。自从得了这个病，他的食欲下降，还经常跑厕所，且大便很难成形。为了治好肠炎，他吃了不少消炎药、养肠胃的药，但都是治标不治本。后来，他在回家探亲的时候遇到了以前的老师，老师知道他的病情之后向他推荐了一款食疗方。他说自己什么东西都不想吃，老师说吃了这个，以后你就有胃口吃饭了。

出于对老师的信任，他尝试了这个食疗方，连续使用两周之后，病症明显转轻，没多久就恢复了健康。

这个偏方的名字是驴肉炒竹笋。我国以笋入菜的历史很悠久，《诗经》与《楚辞》中均有记载。北宋时期，京城的居民不兴食用鲜竹笋，认为它"刮肠饱"。但大文学家苏东坡特别喜欢食笋，他称竹笋为"玉板和尚"，赞美烧笋是"禅悦味"，将竹笋奉为"素中仙"。宋仁宗时，苏东坡曾提笔赠诗："无竹（笋）令人肥，无肉令人瘦。不肥又不瘦，竹笋加猪肉。"

驴肉炒竹笋的具体做法如下：准备卤驴肉 300 克，竹笋 150 克，葱 10克，盐 6 克，味精 3 克。然后将竹笋洗净切成片，驴肉洗净切成片，葱洗净切成段。接着在锅中放油，加入竹笋片、葱段，然后下入驴肉，炒匀后，调入盐、味精，炒入味即可出锅。此方可以促进肠胃蠕动，对肠炎有一定的治疗效果。

竹笋又名竹肉、玉兰片，是竹的幼苗。鲜笋有冬笋和春笋之分，冬笋是在冬天笋尚未出土时挖掘的，质量最好；春笋则是在春天笋已出土时挖掘的，质量较次。

《本草纲目》中记载竹笋"性寒，味甘，滋阴凉血、开胃健脾、清热化痰、解渴除烦、利尿通便、养肝明目"。中医认为，竹笋具有清热化痰、益气和胃、治消渴、利膈爽胃等功效。现代医学证实：竹笋甘寒通利，其所含有的植物纤维可以增加肠道水分的潴留量，促进胃肠蠕动，降低肠内压力，使粪便变软利排出，可用于治疗便秘、预防肠癌。竹笋具有低糖、低脂的特点，富含植物纤维，可减少体内多余脂肪，消痰化淤滞，治疗高血压、高血脂、高血糖症，且对消化道癌肿及乳腺癌有一定的预防作用。

当然，竹笋虽好，但并不适合所有人吃，患有胃溃疡、胃出血、肾炎、肝硬化、尿路结石等病的人不宜多吃。

### 马齿苋，肠炎食疗的领衔主角

急性肠炎是由于食进含有病原菌及其毒素的食物，或饮食不当，如摄入过量有刺激性、不易消化的食物而引起的胃肠道黏膜的急性炎症性改变。其病理表现为胃肠道黏膜的充血、水肿、黏液分泌增多，有时伴有出血及糜烂。在我国以夏、秋两季发病率较高，无性别差异，一般潜伏期为12~36小时。恶心、呕吐、腹泻是急性胃肠炎的主要症状。

马明明是某医院的护士，得肠炎已经有两个多月了，因为深知西药的副作用，所以她拒绝直接吃药。后来，在一次和其他医院职工交流学习的过程中，她了解到一个治疗肠炎的小偏方。回家试用之后，效果不错。一个月下来，她的肠炎基本痊愈了。

这个偏方的主要成分是马齿苋。具体的制作方法如下：

鲜马齿苋30~60克煎水1碗，冲入捣烂的大蒜泥10~15克，过滤得汁，酌加糖，1日2次。白木耳5~20克，浸泡数小时，以文火煮烂，酌加冰糖，每日2次。

中医认为，马齿苋有清热解毒、凉血止血、散淤消肿的作用。民间常用来治疗肠炎、痢疾等多种疾病，可煎汤内服。还可以将马齿苋捣烂外敷，治疗疔疮痈疽、无名肿物，均可以获得明显疗效。

此外，预防结肠炎疾病的有效方法有：每日进餐定时定量，不暴饮暴食，若有条件，最好少量多餐；选择营养价值高，细软易消化的膳食，如牛奶、鸡蛋、豆浆、鱼、瘦肉等，经加工烹调使其变得细软易消化、对胃肠无刺激，同时补充足够热能、蛋白质和维生素；禁食易产酸食物，如地瓜、土豆、过甜点心及糖醋食品等；禁食易产气食物，如生葱、生蒜、生萝卜、蒜油、洋葱等；禁食生冷食物，如大量冷饮、冷拌菜等；禁食坚硬的食物，如腊肉、火腿、香肠、蚌肉等；禁食强烈的调味品，如胡椒粉、咖喱粉、芥末、辣椒油等；多食富含B族维生素、维生素A和维生素C的食品，主食以面食为主；进食时应心情舒畅，细嚼慢咽，以利于消化；根据自己的膳食习惯，配制可口饭菜，供给细软、粗纤维少的食物。

### 鸡蛋红糖，结肠炎秘传偏方

现在社会生活节奏加快，越来越多的人慢慢地患上了结肠炎，结肠炎起病多数缓慢，少数可急性起病。病程呈慢性，迁延数年至十余年，常有发作期与缓解期交替或持续性逐渐加重，偶呈急性爆发。

艾米是某航空公司的地勤人员，肠炎发病已经一周多。在工作时间总是跑厕所，让上级碰见以为她又擅离职守了。因此，艾米的心里很不舒服。为了尽快治好肠炎，她请假一天，回家看望姥姥。因为小时候自己有什么小病痛，姥姥的"药箱"就像叮当猫的口袋一样什么难题都能解决。其实，因为姥姥是一名老中医，所以，对于小病痛自然手到擒来。这次，艾米从姥姥那里又学到一个治疗方，针对肠炎治疗，效果很好。

这个治疗结肠炎的偏方是：取生鸡蛋一个打碎放入碗中，切生姜四五片，放入锅中，加上半碗水，然后加入一小勺红糖，煮三四分钟，注意搅拌入锅。将煮开的红糖姜水迅速倒入碗中，将鸡蛋冲成鸡蛋花，趁热喝下，注意每天早晚两次，空腹喝，饭前服。照此服用一周后，改为一天一次，但此时不要再加红糖，其他的如上所述。

此外，结肠炎患者的日常注意事项有如下：

1. 不宜吃生冷、油腻、辛辣刺激性食物及吸烟喝酒。生冷食物指生冷瓜果、冷饮、凉馍、冷菜冷饭；油腻食物指肥肉、油炸煎炙的食品；辛辣刺激性食物如辣椒、生葱、生姜、生蒜、韭菜、洋葱等。进食这些食物及吸烟喝酒会刺激结肠壁，使肠壁水肿、充血、平滑肌痉挛，引起本病复发或加重结肠炎。

2. 不宜吃过敏性食物。由于人的体质不同，对食物的过敏性感受也不同。牛奶、鸡蛋、蜂蛹、土蚕、未成熟番茄、花生、蚂蚱、蟹类、蚕豆、蛇肉及一些昆虫食品等都具有致敏作用，有些人吃了这些食物易引起过敏，可有些人就不过敏，对某一食物是否过敏，因各人的体质不同而异。

3. 不宜吃得过饱。暴饮暴食、吃得过饱，会使肠胃功能紊乱使结肠炎复发或加重。

4. 腹部不宜受凉。即使是夏天高温日子里，睡觉时也要把腹部盖好，不要使腹部着凉，否则肠子遇冷刺激而痉挛会引起结肠炎发作或加重。

5. 不宜过度劳累。在过度劳累情况下，人体免疫功能和抗病能力下降，容易使结肠炎发作或加重。

# 肾 炎

## 经典草药饮治肾小球肾炎

肾炎，顾名思义，就是肾脏发生了炎症，与其他脏器由细菌和病源微生物直接损伤组织器官导致局部炎症反应（如肺炎、肠炎等）不同，它是由不同的抗原微生物感染人体后，产生不同的抗体，结合成不同的免疫复合物，沉积在肾脏的不同部位，造成病理损伤，从而形成不同的肾炎类型。按照现代医学的标准，肾炎可分为急性肾小球肾炎、慢性肾小球肾炎、肾病综合征、IgA肾病、过敏性紫癜肾炎、糖尿病肾病等类型。传统中医学则习惯依据症状来辨证，将其分为水肿、蛋白尿、血尿等类型。

泌尿系统有一个重要的器官，叫作肾小球，它是一种血液过滤器。在正常状况下，血液里的绝大部分蛋白质都不能滤过而被保留于血液中，只有小分子物质如尿素、葡萄糖、电解质及某些小分子蛋白能滤过，通过尿液被排出体外。一旦肾小球出现病变，它的过滤性能就会降低，使一些血液中的大分子营养也被排出体外，造成对人体的伤害。这种病变，我们称之为肾小球肾炎。

由于肾病隐匿性较强，肾小球肾炎早期症状并不明显，同时易被人忽视。临床调查显示，肾小球肾炎患者往往会失去最佳的治疗时机，而导致肾脏纤维化逐步进展，最终发展到肾衰竭、尿毒症，从而导致死亡。因此，了解肾小球的症状，早确诊早治疗，对于本病的治愈非常关键。一般来说，肾小球肾炎主要症状有蛋白尿、血尿、水肿和高血压四点，患者临床表现为周身乏力、腰酸腰痛、头晕心悸、手足心热、口干咽干、舌尖红等。

肾小球肾炎最初多是由气虚阳虚引起，时间一长就会转而伤阴，阳损及阴形成气阴两伤。因此，在治疗上，顾及气虚的同时，还要顾及阴虚。这里为大家推荐的中草药偏方就做到了这一点。其具体的使用方法如下：

黄芪50克，党参20克，地骨皮20克，麦门冬20克，茯苓15克，柴胡15克，黄芩15克，车前子20克，石莲子15克，白花蛇舌草30克，益母草30克，甘草15克。水煎服，每日服2次。

本方是清补兼施之剂。方中党参、黄芪、甘草补气健脾，助气化以治气虚不摄之蛋白尿；但气虚夹热，故用地骨皮退肝肾之虚热；黄芩、麦门冬、石莲子清心肺之热；茯苓、车前子利湿；益母草活血利水，因慢性肾小球肾炎多兼血淤之证；白花蛇舌草清热解毒。诸药合用具有益气固摄、清热利湿解毒的功效。

本方中黄芪、党参，用量较重（30~50克），在辨证时较适合以气虚为主的患者。本方服用一段时间后，有的患者出现咽干口干、纳食减少、舌尖红，显露伤阴之象，此时可加滋阴清热之品，减少参芪补气用量，否则坚持原方不变，就会出现阴虚症状加重，尿蛋白再次增加的状况。伴有血尿者，可加入二蓟、藕节、蒲黄等。

## 番茄牛肉，美味健康两不误

慢性肾小球肾炎简称慢性肾炎，青壮年是其主要感染人群，是机体对溶血性链球菌感染后发生的变态反应性疾病，病变常常是双侧肾脏弥漫性病变。病情发展较慢，病程在1年以上，初起病人可毫无症状，但随病情的发展逐渐出现蛋白尿及血尿，病人疲乏无力、水肿、贫血、抵抗力降低以及高血压等症。晚期病人可出现肾衰竭而致死亡。中医认为本病属"水肿""头风""虚劳"等范畴。

李悠是某星级酒店的大堂经理，因为平日工作繁忙很少休息，所以身体一直是小病不断。正因如此，当她刚得肾炎的时候并没有多在意，以为挺一会儿就过去了，可谁知，没几天她就感觉不仅是肾不舒服了，扁桃体也开始发炎肿起来，耳朵还时常出现耳鸣，下肢也有些水肿症状，经过医生诊断，这尚且属于肾炎的初期症状，现在治疗还来得及，如果方法得当，数日就可痊愈。

之后，她不仅服用了基础的抗炎药物，还遵照医嘱采取了食疗偏方进行辅助治疗，结果效果真的很好。半个多月后，她的病就好了。

这个食疗偏方其实已经被我们所熟知，只有没有多少人了解其中的药用价值，这个食疗方就是"番茄烧牛肉"。

主要的制作方法是：准备牛肉150克，番茄150克，酱油50毫升，白糖10克，精盐5克，蚝油、料酒各2.5克，姜丝、葱丝、植物油各少许。

然后把牛肉洗净，切成方块；番茄洗净，去皮去籽，切成块：锅置火上，放油，烧热，放姜、葱丝煸炒，下入牛肉煸炒几下，烹入料酒、蚝油，加入水（浸没牛肉），放精盐、白糖，烧至熟，再加入番茄烧至入味，出锅即成。

西红柿性凉味酸、甘，有清热解毒，凉血平肝，生津止渴，健胃消食等功效；牛肉营养丰富，其性温味甘、咸，有补脾和胃，益气增血，强筋健骨等功效。将二者一同烹食，可平肝清热，滋养强壮，对慢性肾炎有疗效。

此外，预防肾炎，人们在平时的饮食要多样化，吸收全面的营养，应适当补充含优质蛋白的鸡蛋、瘦肉、鱼类等，脂肪类以植物油为佳。多吃芝麻、木耳等黑色食物滋养肾脏，注意每天进食适量的蔬菜水果。

## 肾虚补阴，多靠涌泉、太溪、关元穴

中医认为，肾阴是肾精作用的体现，全身各个脏腑都要依靠肾阴的滋养，是人体阴液的根本，所以又称"元阴"。人体各个脏腑失去肾阴的滋养就会发生病变，如肝失滋养则肝阴虚、肝阳亢，甚至出现肝风；心失滋养则心阴虚、心火旺、心烦失眠、心神不安；脑失滋养则眩晕耳鸣。

反过来，各个脏腑的阴液严重不足时，也会导致肾阴不足，如热邪侵犯灼伤胃导致胃阴不足，进一步就会损伤肾阴，称为"肾阴涸"。由于"阴虚则阳亢""阴虚生内热"，肾阴虚往往会出现潮热、升火颧红、舌红、口干咽燥、脉数无力等热象，但也有虚而无热，则称为肾精亏损。

所以，在平时我们就要注重肾脏的保养，一旦出现肾阴虚，就要及时补阴，以制约偏亢的阳气，来维护我们身体的健康。

一位 35 岁的女士常年睡眠不好、多梦，早晨起来精神不好、四肢无力、心烦，感觉时冷时热、头晕、头痛、两眼发干，总想睡觉，有时有恶心的现象，月经量很小，尿频。医生诊脉后告诉她，这些都是肾阴虚的典型症状，只要平时注意补肾，不用吃药这些症状也会慢慢消失的。

在人体的经穴中，涌泉、太溪和关元是补肾阴的常用穴位。

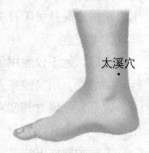

太溪穴

太溪穴的位置

涌泉穴的重要性我们在前面已经讲过了，它是肾经的首穴，是补肾、滋阴降火的要穴，这里当然少不了它了。

太溪穴位于内踝尖和足跟上大筋的中点。所谓太就是大的意思，也就是说它是肾经上最大的溪流。它是足少阴肾经的腧穴和原穴，腧穴就是本经经气汇聚之地，原穴是本经经气较大的"中转站"，太溪穴合二为一，所以太溪穴处肾经的经气最旺。常按揉此穴，就会起到很好的滋阴作用。

关元穴是任脉上的穴位，是三阴经和任脉的交汇处，还是小肠经的募穴。它的主要作用就是壮阳，用在这里，是为了稍稍激发一下阳气，借一点阳气的力量来帮助阴气恢复，是取"阴阳相生"之意。所以就不需要采用艾灸等刺激程度深的方法，只要用手掌轻轻地摩擦就行了。

具体操作方法：每天晚上泡脚的时候，分别按揉两脚的涌泉穴、太溪穴各5分钟。按揉左脚时手指逆时针转圈，按揉右脚时顺时针转圈。然后躺在床上用掌心逆时针摩擦关元穴，速度不宜太快，感觉皮肤微微发热就行。第二天早上，再按揉两侧涌泉、太溪一次。只要坚持按照这个穴位疗法按摩，肾阴虚状况很快就会治愈。在治疗期间，一定要忌食辛辣、热的食物，如羊肉、狗肉等；可以多吃点酸味或稍甜的东西，对滋阴有很好的辅助作用。

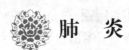

# 肺　炎

## 板蓝根宣言：我治肺炎没问题

病毒性肺炎常常是因上呼吸道病毒感染向下蔓延所致，一般多为散发，偶可酿成流行。肺炎是一种常见、多发的感染性疾病，临床表现主要有发烧、咳嗽、多痰、胸痛等，重症者喘气急促、呼吸困难，可危及生命。

孙彦新是某杂志社的采编，因为经常在室外活动所以感冒发烧这些小毛病她一向都不当回事。但是，她前不久得了肺炎，因为这个病，她现在的工作已经受到了严重的影响，外出采访的时候因为胸闷气短、多痰而使得采访多次中断。就连采访的时候拍照片，都因为忍不住咳嗽而拍花了。

领导对她近期的工作有些不满。她意识到自己应该去治病了。但是因为实在不想花费太多的时间，她希望可以找到一个简单实用的偏方。

结果她的运气真的很不错，从一位热心的邻居大妈那里找到了有效的板蓝根偏方。因为板蓝根主治病毒性肺炎，所以效果十分不错。

具体的办法是：取板蓝根、鱼腥草、白花蛇舌草、金银花、山海螺各15克，百部、僵蚕、玄参各8克，甘草3克；水煎两汁兑匀，分2次服，每日1剂。注：同时加服熊胆1.5克、麝香0.06克，分2次服完，再加服六神丸5粒，一日3次。

其实，板蓝根是个很古老的治疗方。在《中华本草》中，对其药效有这样的记载：主治温毒发斑、热头痛、大头瘟疫、舌绛紫暗、烂喉丹痧、丹毒、痄腮、喉痹、疮肿、痈肿、水痘、麻疹、肝炎、流行性感冒、流脑、乙脑、肺炎等。

生活中，板蓝根清热、解毒的药理作用应用相当广泛，它能抗菌、抗病毒、抗毒素等，可用于消灭病邪内传或清除已侵入脏腑的病邪，素有"人体清道夫"之称。中药药理研究表明，板蓝根有直接破坏细胞内毒素作用和抗病原微生物作用，并能抑制杀灭病毒。所以，板蓝根颗粒等相关制剂对于发病早期的病毒性肺炎的治疗具有可靠的理论依据。

预防肺炎，在日常生活中应注意居室通风，搞好居住环境卫生，室内空气干燥时可以使用空气加湿器，避免过分干燥的空气直接刺激呼吸道。适当饮水，也可以在一定程度上湿化气道，有助于气道分泌物的排出。

此外，还应注意不吸烟、不酗酒，尽量少去那些人多嘈杂、空气污浊的公共场所。饮食上注意营养搭配，适当多食高蛋白低脂肪的食品，多食富含维生素和矿物质的新鲜水果、蔬菜以及滋阴润肺的食品。

## 绿茶柿子饮，还你一个健康的肺

肺炎患者可能会有这样的感受：咳嗽不断，一闻到刺激性的气味更加严重，甚至有的人因为久咳而感觉体痛。

肺炎究竟是怎么来的呢？

绝大多数的肺炎患者多是由于感冒、空气污浊、通风不良、过劳、维生素缺乏，使呼吸道和全身抵抗力降低时，原来以非致病性状态寄生于呼吸道内或体外的微生物，乘机发育繁殖，增强毒力，引起感染发病。

抑或继发于某些疾病，如支气管炎、流行性感冒、犬瘟热或有寄生虫，如肺吸虫、弓形虫、蛔虫幼虫等。哪些人容易患肺炎呢？主要是体质较弱或患有慢性疾病的人。比如：60岁以上的老年人；反复发作呼吸道感染的儿童和成年人；患有慢性疾病的人，如心脏病、肺部疾病、肾病、肝病、糖尿病、恶性肿瘤的患者；长期住院或卧床在家的伤残病患者；有酗酒习惯的人等。

下面为大家推荐一款防治两用的肺炎偏方——绿茶柿子饮，希望能帮助患者早日重获健康。

这款偏方的具体制作方法是：准备绿茶2克，柿叶10克。于9～10月采柿叶，切碎，蒸30分钟，烘干。每次按上述剂量加开水400毫升浸泡5分钟，分3次服，饭后服。

现代科学大量研究证实，茶叶含有与人体健康密切相关的成分，具有提神清心、清热解暑、消食化痰的功效。所以，用绿茶对治咽喉、肺部炎症确有实效。

此外，肺炎患者在居住环境上也有一定的要求，室内温度最好保持在18～20℃，湿度50%～60%，有条件的家庭，可以在室内安放加湿器，而且，空气要新鲜。不论春夏秋冬都要通风换气，但不要使病人处在有对流风的地方。在保证环境通风的同时患者应保持气道通畅，及时清除鼻痂及鼻腔分泌物。病人最好变换睡眠体位或轻拍其背部，以利于排痰及炎症的尽快吸收。要定时测体温，因为高热对病人不利，如有高热，应及时处理。

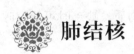 肺结核

### 三味粉，减轻肺结核的痛

肺结核是通过呼吸道传播与传染的，传统的观点偏重于尘埃带菌传染，现称菌尘气溶胶传染，即指因肺结核排菌病人随地吐痰，干燥后细菌随尘土飞扬，被他人吸入而引起感染发病。肺结核是结核杆菌侵入体内引起的感染，是青年人容易发生的一种慢性和缓发的传染病。一年四季都可以发

病，15~35 岁的青少年是结核病的高发年龄，潜伏期 4~8 周。

王振强是某纺织厂的工人，2008 年 3 月因反复干咳、咯血，伴有发热、盗汗，进行性消瘦而至医院就诊，经查血常规未见明显异常，PPD 试验强阳性，胸部 CT 检查显示"左上肺结核"，痰菌培养找到抗酸杆菌。其经住院抗结核治疗后热退，咯血症状消失，但仍有咳嗽，夜间盗汗。尝试多种药物，只起到抑制作用，整体病情却未见多少好转迹象。后来，偶然得到一个重要偏方，尝试之后效果很好。虽然，见效较慢但却减轻了病痛。咳嗽的时候也不会再看见血丝，明显感觉肺部清爽了许多。

这个偏方的俗称叫作"三味粉"，是由生百部、煅牡蛎、白及这三种药材组成的。其制作方法很简单，只需要将上述三味中药按 1：2：3 的组成比例研粉混合，每次温开水冲服 4 克，每日 3 次。

本方具有养阴润肺，收敛止血的作用，常用于治疗呛咳气急，痰少质黏，时时咯血，血色鲜红，午后骨蒸潮热，颧赤，盗汗，口渴，心烦失眠，急躁易怒，舌红而干苔少，脉细数。

方中百部润肺止咳、杀虫；牡蛎益阴潜阳、软坚散结；白及收敛止血、消肿生肌。该方常用于现代医学的肺结核等病症。

## 双味药饮，让你拥有健康的肺

肺炎是由多种病源菌引起的肺充血、水肿、炎性细胞浸润和渗出性病变。症状表现为发热，咳嗽，胸痛，呼吸困难等。肺炎的发病原因很多，刺激性的物质，如食物、汽油等吸入下呼吸道后易引发吸入性肺炎。维生素 A 是呼吸道健康的必需物质，缺乏时可导致呼吸道易感染性增强，引发肺炎。

这里为大家推荐的食疗偏方是：绿豆荸荠粥和雪梨汁饮。

1. 绿豆荸荠粥

材料：准备绿豆 60 克，荸荠 100 克，大米 100 克。

制法：将荸荠洗净去皮，切成小块；绿豆、大米均去杂，洗净，备用。锅内加水适量，放入绿豆、大米煮粥，六成熟时加入荸荠块，再煮至粥熟即成。每日 1~2 次，可长期服食。

功效：绿豆有清热解毒、利尿消肿、润肤解暑等功效，荸荠有清热解毒、祛风化痰、利湿止渴等功效，适用于急、慢性肺炎。

2. 雪梨汁饮

材料：雪梨 250 克。

制法：雪梨洗净，去皮，切薄片。用凉开水浸泡 2 小时。然后用洁净的纱布包裹绞汁即成。一次饮完，每日 1~3 次。

功效：此方有生津润燥，清热化痰的功效，对肺炎咳嗽、消渴、便秘有一定作用。

中医认为梨味甘、微酸、性偏凉，主要归肺、胃二经，具有润肺清热、消痰降火、清胃泻热、养阴生津、滋肾补虚及润肠通便等作用。治疗肺结核引起的咳嗽有独特而明显的效果。著名的"梨膏糖"就是以甜梨为主原料制成的止咳成药。

预防肺炎要注意调养饮食，补充足量优质蛋白、维生素、微量元素食物，适当多吃些滋阴润肺的食物，如梨、百合、木耳、芝麻、萝卜等，尽量多喝水，吃易消化的食物，以利湿化痰液，及时排痰。当痰多时，患者应停进肉类、油脂，俗话说"鸡生火，肉生痰"，还应忌烟酒以避免过度的咳嗽。

肺结核患者在选择适当的食疗方的同时，一定要注意生活保养与禁忌：要戒除吸烟，避免吸入粉尘和一切有毒或刺激性气体；应忌食坚硬、高纤维的食物，以免引起消化道出血；禁食生葱、大蒜、洋葱等刺激性食品，防止咳嗽、气喘等病状的加重。

# 蛤什蟆油助你抗击肺结核

肺结核是结核病的一种，是由结核杆菌引起的慢性传染病，临床上多呈慢性经过，因身体抵抗力弱，感染结核杆菌后发病。肺结核一般有疲乏、消瘦、盗汗、胃口不好、下午发热、面颊潮红等全身症状，可伴有咳嗽、咳痰、咯血、胸痛、气急等。

王文年近 40，家庭美满，事业有成，本来应该正是享福的时候，可是，由于得了肺结核而整天郁郁寡欢。因为肺结核的病灶范围小，在前期的时候可无明显症状，所以在发现症状之后往往比较危险。王文的病情算是发现较早的，其全身出现了下列症状：午后低热、乏力、食欲减退、体重减轻和盗汗。当肺部病灶急剧进展或播散时，可有高热。因为他本人忌讳打针、吃药、住院这样的事情，所以，医生在建议住院无效之后，只好答应他回家治疗。

其实，药食疗法也是治疗肺结核的一种常用方法，关键在于是否能选对正确的方子。

王文多方打听找到一个流传甚广的药食方子，这是一种以蛤什蟆油为主要材料的药粥，他食用之后效果显著。下面我们就来看看这款药粥的具体制作方法：先准备蛤什蟆油 10 克，银耳 1 朵，粳米 100 克，然后将蛤什蟆油及银耳以冷开水浸泡 2 小时，文火煎煮半小时，再入粳米，煮熬成粥，放冰糖适量调味，分顿随量食用。以上为 1 日量，连服半个月为一个疗程。

蛤蟆什油含有丰富的蛋白质、脂肪、糖类、多种维生素、激素、氨基酸和矿物质，是珍贵的中药材和天然滋补品，所以能发挥这样的效果并不惊奇。此外，它还具有滋阴润肺、补肾益精、补虚退热、益肝肾和养肺之功能，对于治疗精亏劳损、神经衰弱、头目晕眩、周身乏力、肺虚、干咳、盗汗、低热不退、吐血咯血、病后体虚、肺虚咳嗽、产后虚弱等症均有显著疗效。

那么怎样辨识自己是否患了肺结核呢？

一般说来，有以下几点现象出现就可以确诊患了肺结核：

1. 咳嗽、咳痰。早期咳嗽或有微咳，无痰或有少量黏液痰。肺组织发生干酪样坏死或并发感染时，痰量增加并成脓性。并发支气管结核时，可有剧烈的刺激性咳嗽。

2. 咯血。约 1/3 患者有不同程度的咯血。痰中带血为炎性病灶的毛细血管扩张引起，中量以上咯血常为小血管损伤或空洞内血管瘤破裂所致。

3. 胸痛。当炎症波及壁层胸膜时，患侧胸壁有胸痛，随咳嗽和呼吸而加重。

4. 呼吸困难。患慢性重症肺结核时，由于肺组织广泛破坏，或并发肺不张、肺气肿、广泛胸膜增厚、气胸或大量胸腔积液等，可引起呼吸功能障碍而出现呼吸困难。

除此之外，胸部体征也会随着病情变化而变化。早期病变范围小或位于肺组织深部，多无异常体征。若病变范围较大，则患侧呼吸运动减弱，叩诊呈浊音，听诊呼吸音减弱或有病理性支气管肺泡呼吸音。如在锁骨上下、肩胛间区于咳嗽后闻及湿罗音时，对诊断有重要意义。当肺部病变发生广泛纤维化或胸膜增厚粘连时，则患侧胸廓下陷、肋间变窄、气管向患侧移位、叩诊变浊，而健侧可有代偿性肺气肿征。

## 肺病食茼蒿，润肺消痰避浊秽

吴昊接到国外某大学的录取通知书，然后就满心欢喜地开始了出国的准备工作。在签证的体检通知书下来之后，跑去体检，哪知照胸片后检查出肺结核，而且还挺严重的，他当时觉得很不可理解，因为自己吃得好、睡得好、玩得好，什么症状都没有，再说前两年他做过胸透，什么事也没有。通过关系，吴昊的家里人火速联系到了一位老中医，验痰、验血、查肝肾指标，都一切正常，痰也是阴性（他的痰在治疗的一年里全是阴性），老中医为他开药，结果吃了快半个月也不见什么疗效。后来，在一次偶然机会里，发现了一个食疗方。依据记载，应该已经有上千年的历史，他觉得，既然能传到现在，肯定有其道理，就大胆尝试看看，结果真的治好了他的肺结核。

这个食疗方的主要材料是茼蒿。它的来源还有一段有趣的传说。

湖北有一道"杜甫菜"，用茼蒿、菠菜、腊肉、糯米粉等制成。为什么要叫作杜甫菜呢？传说杜甫一生颠沛流离，疾病相袭，他在四川夔州时，肺病严重，生活无着。年迈的杜甫抱病离开夔州到了湖北，当地人做了一种菜给心力交瘁的杜甫食用。杜甫食后赞不绝口，肺病也减轻了很多。后人便称此菜为"杜甫菜"，以此纪念这位伟大的诗人。

杜甫菜能有这种食疗效果，就是因为其中含有茼蒿。

据《本草纲目》记载，茼蒿性温，味甘、涩，入肝、肾经，能够平补肝肾，宽中理气。其主治痰多咳嗽、心悸、失眠多梦、心烦不安、腹泻、脘胀、夜尿频繁、腹痛寒疝等病症。

除了这道菜肴之外，茼蒿还可以与其他食物相互搭配起到一定的辅助治疗效果，比如茼蒿炒猪心。它的制作方法也很简单：先准备茼蒿350克，猪心250克，葱花适量。然后将茼蒿去梗洗净切段，猪心洗净切片备用；锅中放油烧热，放葱花煸香，投入猪心片煸炒至水干，加入精盐、料酒、白糖，煸炒至熟。加入茼蒿继续煸炒至猪心片熟，茼蒿入味，加入味精即可。

现代医学也证明了茼蒿的各种医疗作用。

茼蒿中含有特殊香味的挥发油，有助于宽中理气、消食开胃、增加食欲，并且其所含粗纤维有助肠道蠕动，促进排便，达到通腑利肠的目的。

茼蒿内含丰富的维生素、胡萝卜素及多种氨基酸，性平、味甘，可以养心安神、润肺补肝、稳定情绪，防止记忆力减退；气味芬芳，可以消痰开郁，避秽化浊。

蒿蒿含有一种挥发性的精油，以及胆碱等物质，具有降血压、补脑的作用。

需要注意的是，蒿蒿辛香滑利，胃虚泄泻者不宜多食。

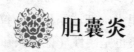

# 胆囊炎

## 胆俞穴上拔罐，治愈胆囊炎

生活中有些人会偶尔感觉右上腹隐隐作痛，就怀疑是肝出了问题。于是去医院做乙肝五项、肝功能、肝B超检查，结果却显示他的肝没有任何问题。回到家之后，他的疼痛还是没有任何好转，有的甚至更加厉害。这是怎么回事呢？这样的情况，大多数是因为得了胆囊炎，却误认为是肝有问题。

胆石症发病年龄的高峰为 40~50 岁，40 岁左右的妇女更多。我国胆囊炎的发病率呈逐年上升趋势，但大多数胆囊炎都与胆囊结石密切相关，它们犹如一对孪生兄弟，常常并存。

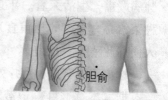

胆俞穴的位置

这里为大家推荐的是按摩拔罐法。此方法主要取穴是胆俞。

具体的治疗方法是：先在胆俞穴上拔罐，留罐 10~15 分钟。起罐后，用右手拇指在胆俞上用力按摩 15 分钟。疗程：每天 1 次，6 次为 1 个疗程。

虽然传统的拔罐疗法效果不错，但是患者也千万不可忽略平日里的营养和饮食。

首先需要补充的就是维生素 A。维生素 A 能保持胆囊上皮细胞组织的健全，防止细胞脱落。含维生素 A 的食品很多，如西红柿、胡萝卜、玉米、鱼肝油等。特别是胡萝卜，既能利胆又能帮助脂肪的消化吸收。

在治疗期间还要注意禁食低脂、低胆固醇、高糖流食。并将脂肪分散在各餐中，不可集中于一餐。食物以炖、烩、蒸、煮为主，忌用油煎、油炸食物。

## 乌梅应对胆囊炎，慢工出良效

胆囊炎是细菌性感染或化学性刺激（胆汁成分改变）引起的胆囊炎性病变，为胆囊的常见病。

其发病原因主要有以下四点：胆道感染可引起胆囊发炎；情绪失调可导致胆汁的排泄受阻引发胆囊炎；饮食不注意，暴饮暴食；肠道寄生虫病，比如蛔虫钻入胆道可引起胆道发炎，其残体和卵可成为结石的"核心"。

庞倩倩今年 24 岁，有数年慢性胆囊炎病史，曾作胆囊结石手术，术后仍脘腹胸胁胀痛，时轻时重，中西药治疗可症状改善不明显。其症见胃痛腹胀、心下痞满、气逆胸胁，偶尔胸胁胀痛、手足厥冷、不欲冷食、口干不欲多饮、口苦、舌质暗淡、苔黄厚腻、脉沉弱。辨为寒热错杂夹虚证，治当清上温下，兼以补虚，给予乌梅丸变汤剂，一剂比一剂效果好。

这个偏方的具体使用步骤如下：

准备乌梅 15 克，黄连 12 克，细辛 3 克，干姜 6 克，当归 10 克，黄柏 12 克，桂枝 3 克，红参 6 克，附子 3 克，花椒 3 克，枳实 10 克，白芍 12 克，山楂 24 克，醋 20 毫升。分为 6 剂，每日 1 剂，水煎服，分 3 服。

这其中发挥主要药理作用的乌梅丸"又主久利"，可收敛止泻；黄连、黄柏清泄上热；附子、干姜、桂枝、细辛、蜀椒温暖下寒；人参、当归补益气血。《随息居饮食谱》中说："梅，生时宜蘸盐食，温胆生津，孕妇多嗜之，以小满前肥脆而不带苦者佳。几者联合作用效果好。"

此外，在工作活动方面，急性发作期卧床休息是必要的。

慢性期可根据病情的轻重适当参加一点体育活动或工作，但不可过量。因为大量活动造成的疲劳是临床上胆囊炎发作的常见诱因，且活动量大，消耗多，需补充高能的食物，这样会大大增加胆囊的负担。对于恢复期病情较轻的胆囊炎患者来说，进行一些简单、轻松的工作或活动量小的体育活动，如太极拳、太极剑、散步、做广播体操等是可以的，而且这样还可增强胆囊肌肉的收缩力，防止胆汁在胆囊内的淤积。

## 更年期胆囊炎，吃点猕猴桃

王茜是一位 55 岁的女性胆囊炎患者，她的病可以说是"忍"出来的。她因为间断的右上腹疼痛持续半年多而求诊于医院。患者当时表现为右上腹胀痛有时窜痛，吃饭不太好，口干、口苦，长叹一口气则觉着舒服，睡眠也比较差，被确诊为胆囊炎。经过追问病史，医生发现她受到过刺激。她性格内向，不爱发脾气，凡事忍耐。即便与他人发生矛盾也一声不吭，总是一个人默默地承受。但是坚强的意志不仅不能帮她渡过难关，反而躯体上的毛病越来越多。她先是右上腹出现不适，随后出现失眠、消化不良等一系列症状。有的医生建议她手术切除胆囊，但她不同意。其实，这是典型的心身疾病，属中医胆胀范畴，为肝郁气滞血淤型，西医诊断即为胆囊炎。

对于这种原因引发的胆囊炎可以使用此偏方加以治疗：猕猴桃茶。王茜在使用此方之后，病情明显好转。

这个偏方的具体制作方法是：先准备猕猴桃 2 个，红茶 5 克，红枣 20 克。猕猴桃洗净去皮切成小块，将枣去核备用。将猕猴桃与大枣加水煮沸，等汤汁变浓时加入红茶，煮一分钟即可。功效：健脾益胆，解毒抗癌。

猕猴桃又被称作奇异果，很多人以为它引进自海外，实际上我国原本就有猕猴桃。李时珍在《本草纲目》中描绘猕猴桃的形、色时说："其形如梨，其色如桃，而猕猴喜食，故有诸名。能止暴渴，解烦热，可调中下气。"它的维生素 C 含量在水果中名列前茅，一颗猕猴桃能提供一个人一日维生素 C 需求量的两倍多，被誉为"维 C 之王"。

英国学者研究证实，新鲜的猕猴桃果实能明显提升人体淋巴细胞中脱氧核糖核酸的修复力，增强人体免疫力，降低血中低密度脂蛋白胆固醇，从而减少心血管疾患和癌肿的发生概率，猕猴桃中的纤维素、寡糖与蛋白质分解酵素，能防治便秘，使肠道内不至于长时间滞留有害物质。

最新的医学研究表明，猕猴桃中含有的血清促进素具有稳定情绪、镇静心情的作用，另外它所含的天然肌醇，有助于脑部活动，因此能帮助忧郁之人走出情绪低谷。

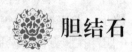 胆结石

## 常吃核桃治好胆石症

胆囊的主要作用是储存肝脏分泌的胆汁，在人体进食后，它将胆汁释放出来，参与对食物的消化。如果胆囊中出现了一些由不同成分构成的结

石，这种情况就叫胆结石。造成胆结石的原因，是因为食物中脂肪含量过高，结果导致肝脏分泌的胆固醇量超过胆汁酸所能溶解的量。于是，过量的胆固醇形成结晶，大约80%的胆结石是这样产生的，另有29%是钙与胆红素结合的产物。

王淑云从1986年起经常感到腹部隐痛、胸闷，并伴有恶心、呕吐、寒战、发热等症状，经医院诊断为胆石症、胆囊息肉。经过一年治疗后，虽然病情暂时得到控制，但没有彻底治愈，而且要严格忌食，弄得王淑云精神委靡不振。一次偶然的机会，王淑云从一篇文章中了解到核桃有排石功效，就试着吃核桃，平均每天吃4颗大核桃或10颗小核桃（又称山核桃），天天坚持，从不间断。吃了3个月后，她腹痛减轻了，半年后则感觉不到隐痛了，腹胀、呕吐的症状也不再出现。后来王淑云到医院做B超复查，胆囊息肉和胆结石都消失了。

服食核桃无副作用，但年纪大、体质差、消化吸收功能弱的患者，一次不可多吃。4颗核桃应分中、晚2次吃或1次1颗，过一段时间，适应后再增加到2颗。其次，阴虚烦躁、身体易出血者，不宜多服、久服，可采用少量服、断续服的方法，直至胆结石消失。为巩固疗效，胆结石消除后仍应坚持服食核桃6个月以上。

核桃性温，味微甘，无毒。它既能强阳固肾、补气益血、敛肺润肠，又能溶解结石，尤其对胆结石的辅助疗效更佳。

对胆结石急性期的患者，可先将120毫升香油放在锅里煮沸，再放入核桃仁20克，炸酥后捞出，加冰糖100克共同研细，加油调为糊状，置于容器内。每4小时服一汤匙，一般数天后即可排出结石。

对慢性胆结石患者，可每天食生核桃仁10个，连食1个月后，如症状已消失，可减为每天7个；2个月如未发病，再减为每天4个，连食3个月。

## "金钱草"是排石的重要药物

关于金钱草治疗胆结石作用的发现，在民间还流传着这样一个传说。

相传，从前在峨眉山下住着一对年轻的恩爱夫妻，男耕女织，日子过得很美满。谁知有一天，丈夫突然肋下疼痛，像刀扎针刺一般，不久便活生生地疼死了。妻子非常伤心，一定要请医生查明死因不可，医生根据死者的病情及疼痛部位，剖腹查看，发现死者胆囊里有一块石头。妻子拿着这块石头，悲痛地说："就是这块无情的石头拆散了我们夫妻，害得我好苦啊。"本想把它打碎扔掉，但转念一想，不如留着做个纪念，她便用红绿丝线织成一个小网兜，把石头放在里面，整天挂在脖子上，干活、睡觉都不拿下来。说来也巧，有一年秋天她上山割草，割了一大捆抱回家去，到家后忽然发现挂在胸前的那块石头已经化去了一半。后来这事被一位医生听说了，医生找上门来对她说："那天你割的草里准有一种是能化石头的药草，你带我上山去找那种草吧!"没想到那地里的草已被人割光了，医生就在这块地上做了记号。

第二年秋天，医生再次跟这位妇女上山，把那片地上的草全都割下来。然后按类分开，再把那块石头先后放到每一种草上试验，终于找到了那种能化石头的草，医生高兴地说："这下胆结石病人有救啦。"由于这种草的叶子是圆形的，很像金钱，而且它能化胆囊里的结石，价值比金钱还贵重，故就叫它"金钱草"。

金钱草，为报春花科多年生草本植物过路黄的全草，主产于四川、浙江等地，功能清热退黄、利胆排石、利尿解毒，主治湿热黄疸、胆道及尿道结石以及跌打损伤、疗疮肿毒等症，尤其是对胆道结石疗效颇著，被誉为治结石之要药。

近年来的临床应用表明，每日用金钱草60~250克，水煎服，对治疗肝胆结石有较好效果。某些病例治疗后不仅临床症状消除，肝功能恢复正常，且X线见结石阴影消失。煎服以金钱草为主，配以木香、枳壳、栀子等药组成的排石汤以及用金钱草、狗宝研粉蒸猪肝服等方法治疗胆结石，效果亦佳。另外，用金钱草干品60克，水煎分2次服，每日1剂，治疗肾炎也有较好疗效。

现代研究表明，金钱草含有酚性成分、甾醇、黄酮类、氨基酸、鞣质及胆碱等，有利尿排石、促进胆汁分泌和抗菌作用。其利尿作用可能与其所含的盐有关，能使尿液变为酸性，促使在碱性条件下的泌尿系结石溶解。可见，金钱草确具有排石作用。

## 患了胆结石不用怕，排石汤来了

以中医的观点来分析，胆结石的形成主要是由于长期肝气郁结，进而化湿蕴热，湿热交阻，从而致使胆液蒸熬凝结成石。一般来说，当胆石处于静止状态时，可表现为"有病无证"，但在胆绞痛发作时，就会表现为肝郁气滞。如并发感染，则表现为湿热或毒热。

这里为大家推荐的这款排石汤虽然构成简单，但都是已经经过验证的方剂，可以安全使用。这个食疗方的名字是"茵陈胆道汤"。

具体的制作方法是：准备茵陈78克，栀子39克，黄芩39克，枳壳39克，木香39克，大黄39克，金钱草78克，柴胡39克。然后以水煎服，每日3次，每次100毫升。

坚持服用有清热、利胆、排石的功效。方中茵陈、栀子清热利湿；柴胡、黄芩舒肝清热；枳壳、木香理气止痛；金钱草清热利湿排石；大黄通里攻下。

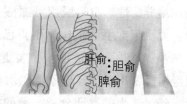

肝俞、胆俞、脾俞三穴的位置

胆结石是急腹症的一种，它引起的胆绞痛犹如刀扎般剧痛，令病人极其痛苦。一旦发作，可采取以下应急措施：

1. 指压穴位止痛

令病人脱去衣服，俯卧，用大拇指或手掌使劲按压肝俞、胆俞、脾俞三个穴位。按压后如果绞痛仍不止，可加用蒸或煮热的毛巾对右乳房下方的期门穴和剑突（心口）下胃脘部进行热敷，疼痛即可止住。

2. 香烟炙烤侠溪穴

侠溪穴在脚背第4、5趾间根部有压痛的位置。点燃一支香烟（艾条更好），在此穴位上炙烤（注意不要太近，以不伤皮肤为度）。炙烤的时间长短，依病人反应而定。若开始烤时觉得不热，就烤到感觉热为止；若开始即感觉热，就烤到觉得不热为止，疼痛即可缓解。

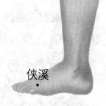

侠溪穴的位置

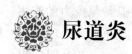

# 尿道炎

## 尿道炎先杀菌，石苇来帮忙

尿道炎是女性在热天中的一种多发性病症，如果你某一天出现了尿频、尿急、尿痛的症状，有时还伴有腰酸和小腹胀痛，那么你有可能是患上尿道炎了。

尿道炎之所以爱在炎热季节找女性的麻烦，是因为女性尿道较短，尿道口在会阴部附近，使细菌容易侵入尿道；加上气温高，人体出汗多，女性的外阴部汗腺又特别丰富，如果护理不当，就容易使外阴局部长时间潮湿。此时细菌会繁殖得特别快，并乘虚而入，引起尿道发炎，导致尿道充血水肿，出现尿频、尿急、尿痛等症状。

曾小玲是某宾馆的餐饮部经理，2005年6月15日初诊，自诉尿频、尿急、尿痛已经两周。查尿常规可见白细胞，未见红细胞，尿蛋白阴性，中段尿培养阴性。自行服用氟哌酸一周，症状未见减轻。后来因为尿频、尿急，无法正常生活工作，不得已到医院就诊。后发现其排尿时疼痛明显，心情烦躁，睡眠质量很差，大便秘结。平时月经量少，而且颜色暗红，来月经时经常出现痛经现象。在几家医院都诊断为"急性尿道综合征"，事实上，经过医生的辩证分析，她的病属于下焦湿热淤结，只要能服用清热利湿的药就应该有好转。后来，她找到学习中医的亲戚，服用了其推荐的一款中草药经典方，服药7剂之后病情即明显好转。后来，她为了巩固疗效坚持服用了3剂，至今没有复发过。

这个方子取材自然，做起来也不是很麻烦：先准备石苇10克，怀牛膝15克，蒲公英30克，党参15克，瞿麦10克，冬葵子10克，生地12克，六一散（包）30克。然后将上药浸泡之后大火煮开，换为小火之后连续煮沸两次即可。此法重复一遍，然后将第一遍的成药与第二遍的合在一起，此为1剂。依据患者自身身体状况，可以将药分为3份或者4份，饭后半小时服用1份。

本方具有清热解毒、利湿通淋作用，常用于治疗女性尿道炎。

方中石苇是主药，清热利尿通淋；瞿麦、冬葵子清热通淋；怀牛膝下行，补益肝肾；蒲公英与六一散合用，加强清热、利湿、解毒之功；生地养阴清热；党参益气固本。

从药理研究的角度而言，石苇、蒲公英具有较强的杀菌抑菌及抗病毒作用；瞿麦具有利尿抗菌和提高免疫力的作用；冬葵子促进尿液分泌，增加尿量；怀牛膝扩张血管，促进血液循环；党参增强免疫力；六一散则能解毒，并具有增强免疫的功效。诸药共同作用达到改善临床症状，利尿抗菌和提高免疫力的作用，所以可以治女性尿道炎等病症。

尿道炎是可以预防的。热天，在大量出汗以后，女性要补充足量的水分，以免因饮水不足造成尿量少而浓，以至于不能及时把细菌等有害物质排出体外。此外，为避免因过度劳累而降低身体对疾病的抵抗力，哪怕再忙，也应保证充足的睡眠。

## 枸杞茯苓茶，缓解尿道灼热痛

尿道炎，这个疾病很多男人会认为是女性病，其实不然，男性也会患上此病，并且患上后会给患者带来十分痛苦的后果，希望广大男性朋友对此予以重视，发现此病及时医治，不要为今后的健康、生活带来阻碍。

这里我们为大家推荐的是枸杞茯苓茶。茶疗法在我国已经有上千年的历史，多数方子都有神奇效果，有需要的朋友不妨一试。

枸杞茯苓茶的具体制作方法是：准备枸杞子 50 克，茯苓 100 克，红茶 100 克。将枸杞子与茯苓共研为粗末，每次取 5～10 克，加红茶 6 克，用开水冲泡 10 分钟即可。每日 2 次，代茶饮用。此方有健脾益肾、利尿通淋的作用，适用于慢性肾炎、少尿、尿痛、尿道炎等。方中枸杞子甘平、能补肾益精；茯苓甘淡能健脾利尿；红茶能利尿提神，同时也是治疗小便不利的理想饮料。

这里需要注意的是，此方只针对尿道炎的原发症状发生作用，对后期出现的并发症没有明显疗效。

由于尿道炎症状一般不会影响正常生活，所以有人出现尿道炎后感觉尿道炎是小毛病，就下去管它，这样时间一久，就变成慢性尿道炎了。这时就会出现许多并发症，如男性可并发睾丸炎、附睾炎、前列腺炎、精囊腺炎、附睾结节、输卵管梗阻，精子数量质量都降低，阳痿、早泄、男性不育等；女性可并发阴道炎、宫颈炎、附件炎、子宫内膜炎、盆腔炎，严重的尿道炎甚至会导致女性不孕症或流产、死胎、宫外孕、新生儿低体重、呼吸道感染等。

所以，在治疗尿道炎上一定要重视，不可以认为是小病而掉以轻心，否则耽误最佳的治疗时间，造成其他并发症的产生。

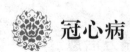

# 冠心病

## 海带松，让你过得更"安心"

史某，男，56 岁，常年患高血压、高脂血症、冠心病，在医学杂志上发现海带松一方，服用半年，去医院检查以上疾病均恢复正常。

此方的具体制作方法是：准备浸发海带 200 克，香油、绵白糖、精盐少许。先将浸软泡发洗净的海带放入锅内煮透捞出，再用清水洗去枯液，沥干水分后，即可把海带摆好切成细丝。然后在锅内放入香油，油七成热时，把海带丝稍加煸炒，盖上锅盖，略经油炸，揭开锅盖继续焙炸。当海带发硬、松脆时，便捞出沥去余油入盘，放入绵白糖、精盐拌匀即可食用。

此方软坚化痰，利水泄热，对于预防高脂血症、高血压、冠心病、血管硬化等均有一定的作用。常食海带，对冠心病有辅助疗效。海带中含有大量的碘，有防止脂质在动脉壁沉着的作用，能使人体血管内胆固醇含量显著下降。

在使用效果良好的治疗方的同时，也不要忘记调节日常的生活，具体来说应注意以下几个方面：

1. 合理饮食，不要偏食，不宜过量。要控制高胆固醇、高脂肪食物，多吃素食。同时要控制总热量的摄入，限制体重增加。

2. 生活要有规律，避免过度紧张；保持足够的睡眠，培养多种情趣；保持情绪稳定，切忌急躁、激动或闷闷不乐。

3. 保持适当的体育锻炼活动，增强体质。

4. 多喝茶。据统计资料表明，不喝茶的人群中冠心病发病率为 3.1%，偶尔喝茶的降为 2.3%，常喝茶的（喝三年以上）只有 1.4%。此外，冠心病的加剧，与冠状动脉供血不足及血栓形成有关。而茶多酚中的儿茶素以及茶多本酚在煎煮过程中不断氧化形成的茶色素，经动物体外实验均提示有显著的抗凝、促进纤溶、抗血栓形成等作用。

5. 不吸烟、酗酒。烟可使动脉壁收缩，促进动脉粥样硬化；而酗酒则易情绪激动，血压升高。

6. 积极防治老年慢性疾病。如高血压、高血脂、糖尿病等，这些疾病与冠心病关系密切。


## 酸酸甜甜的食疗偏方治愈冠心病

现在，冠心病的队伍每年都在壮大。这种看似凶猛的疾病，其实只要平时在饮食上多加注意就能起到一定的预防作用。可是有些人，非得等到得了病才想起来要注意饮食，这种健康误区使越来越多的人受害。

那么，应该怎样从饮食上保养自己呢？下面是两则防治冠心病的食疗方：

1. 山楂蜂蜜饮：取红山楂 5 个，去核切碎，用蜂蜜 1 匙调匀，加在玉米面粥中服食。每日服 1~2 次。

2. 菊花山楂茶：准备菊花、生山楂各 15~20 克，水煎或开水冲浸，每日 1 剂，当成日常茶水饮用即可。

俗话说，"吃得好睡得香，身体免疫力自然强。"那么，对于冠心病患者来说，怎样科学睡眠，才能达到最好的保健效果呢？

晚餐应清淡，食量也不宜多，宜吃易消化的食物，并配些汤类，不要怕夜间多尿而不敢饮水，饮水量不足，可使夜间血液黏稠；睡前看电视也应控制好时间，不要看内容过于刺激的节目；按时就寝，养成上床前用温水泡脚的习惯，然后按摩双足心，解除疲乏。

此外，还要注意睡眠体位和晨醒的时间。强调这两点是因为对冠心病人至关重要。

冠心病人宜采用头高脚低右侧卧位，以减少心绞痛的发生。冠心病人若病情严重，已出现心衰，则宜采用半卧位，以减轻呼吸困难，避免左侧卧或俯卧。

因为清晨是心绞痛、心肌梗死的多发时刻，也是冠心病人最危险的时刻。因此，冠心病患者早晨醒来的第一件事不是仓促穿衣，而是仰卧 5~10 分钟，进行心前区和头部的按摩，做深呼吸、打哈欠、伸懒腰、活动四肢，然后缓缓坐起，再缓缓下床，慢慢穿衣。起床后及时喝一杯开水，以稀释变稠的血液。

## 冠心病营养药膳——枣香皮冻

冠心病本是老年病，正常情况下是 50 岁以上发病，但现在冠心病有1/5 的患者不足 50 岁，年轻化越来越严重！这与现代人工作和生活压力大、长期精神紧张、生活缺乏规律，以及抽烟、酗酒、吃喝无度、高热量高脂肪饮食、缺少运动等不良生活方式密不可分，正是这些不良生活方式导致了肥胖、高血压、高胆固醇血症、胰岛素抵抗等代谢性疾病，而这些疾病又最终导致了心血管疾病。

焦利然今年 27 岁，她在 2008 年年末经常感觉自己胸闷，透不过气来，而且总是不由自主地叹气，胸口好像总是有一块大石头压在那里一样。最近这半年来，她又有了一个新的毛病，有时会突然一下胸部很痛，痛得动都不能动。但很快又会缓过来，位置大概是在横膈膜的地方（靠近心脏）。

她吃了一些止痛药但是不见什么效果，最后，无意间吃了邻居家做的枣香皮冻，觉得很好吃，就当作零食自己做来吃，结果一个月后她发现，不知不觉中自己的心口不经常痛了，也不气闷了。后来经过证实，的确是这个"零食"的作用，这让她喜出望外。

这个偏方的具体制作方法是：先准备大枣 25 枚，猪皮 500 克，鲜姜 5 片，白酒、熟猪油、绵白糖各适量。然后放在砂锅内放适量清水，将大枣洗净，待水沸时放进去煮 5 分钟左右捞出，去皮和核，然后捣成枣泥备用。将洗净的猪皮放锅内氽水 5 分钟后捞出，将猪皮切成小块备用。砂锅内重新放适量清水，将切好的猪皮小块放入锅中，将鲜姜和白酒放入，用小火把猪皮煮熟，再放入绵白糖、枣泥，再煮 10 分钟左右，等猪皮烂熟时捞出。

最后，碗的内壁上涂抹熟猪油，将煮至烂熟的猪皮放入，冷却结成皮冻后倒出，切成长条或小块即可食用。

要问这其中的治疗医理，就现在已知的情况：大枣可降低血清胆固醇，可软化血管；猪皮含有大量胶原蛋白，在煮制过程中可转化成改善细胞生理机能的明胶；鲜姜可促进血行，并有姜辣素，可对抗体内有害的氧自由基。枣香皮冻具有补血、止血作用，可改善血液循环，加快血红蛋白和红细胞的生成，对冠心病等症具有辅助治疗和营养康复功效。

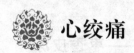

# 心绞痛

## 拔火罐，身心都舒服的自然疗法

心绞痛，是冠心病中最常见的一种症状。《圣济总录·心痛总论》说："心痛诸候，有寒气卒客于脏腑，发卒痛者；有阳虚阴厥，痛引喉者；有心背相引，善瘈伛偻者；有腹胀归于心，痛甚者；有急痛如针锥所刺者；有其色苍苍，终日不得太息者；有卧则从心间痛，动作愈甚者；有发作积聚往来，上下痛有休止者。或因于饮食，或从于外感，中脏既虚，邪气客之，痞而不散，宜通而塞，故为痛也。"

　　发作时服用硝酸甘油可以缓解，但有时不能持久。尤其是在发作频繁、症状加重、发作时间延长时，硝酸甘油往往不发生作用。实践经验证明，当冠心病人发生心绞痛时，采用我国古老的民间疗法——拔火罐疗法，会使心绞痛很快减轻或消失，胸部憋闷也会相应地减轻或消失。每日 1 次，3～5 日症状即可全部消失。

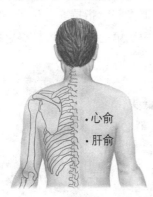

心俞、肝俞二穴的位置

　　方法很简便，取直径 5～7 厘米的拔火罐 6 个，拇指大的酒精棉球或小纸团 6 个。先将应拔的部位洗净擦干，取 1 个酒精棉球或小纸团，点燃后，立即投入火罐内，将罐快速扣在脊部脊柱左边的大杼穴位上，罐子即被吸在上面。再用此法将第二、第三个火罐分别扣在背部脊柱左边上的心俞穴和肝俞穴位上。然后，用同法将另三个罐子分别扣在背部脊柱右边的大杼、心俞和肝俞三个穴位上。过 15 分钟取下火罐后，扣罐口处的皮肤会有点微痛，只要轻轻抚摸几下，痛觉即可消失。

　　拔火罐疗法的作用原理主要是刺激局部周围的神经及血管、肌肉等，使血管扩张，血流加快，新陈代谢旺盛，营养充足，脏器功能活跃，活血散淤，消炎镇痛，促使炎症吸收和消散。因此，对由于供血不足造成的冠心病心绞痛有较好的疗效。

　　事实证明，平时定期拔火罐，对心绞痛和心肌梗死的发作有预防作用。如能结合练气功、太极拳和服用必要的药物，则效果会更佳。

## 硬币按摩，让你不再心如刀绞

　　夏天气温高，人体血液集于体表，供应心脏、大脑的血液减少，会加重心脑血管患者的缺血、缺氧反应。另外，天热易让人烦躁，也会加重心脏负担。加上昼长夜短，睡眠质量打折扣，心脑血管患者更容易发病。尤其早晨是心脑血管疾病发病高峰，这时人刚从睡眠中醒来，交感神经兴奋，心率和血压也随之加快和升高，心脏负担加重。所以心脏不好的人不宜晨练，最好在晚饭后一小时再锻炼，锻炼方式不可过于激烈，最好选择散步、打太极拳等。

夏天出汗多，心脏病患者可以喝些淡盐水和果汁补充钾。不要喝大量冰镇饮品，因为冰镇食品经食道到胃，心脏遇冷收缩，容易发生心绞痛、心肌梗死；冷食还容易升高血压。

心绞痛如果突然发作，手头又没有急救药品时，建议家属或他人及时按压患者的至阳穴，几分钟后患者心绞痛的症状就能得到缓解。

操作手法是：左手扶住患者的肩部，右手拇指和示指持 5 分硬币一枚，将硬币边缘横放于至阳穴（在背部，在脊背正中线第七、八胸椎棘突之间）适当用力按压，局部可有酸胀感，一般半分钟到 1 分钟就可缓解疼痛。

如果找不准至阳穴，比较简单的是让患者低头，颈后隆起的骨突即为第七颈椎，由此往下数到第七个骨突即第七胸椎，其下方凹陷处就是至阳穴。按压 4 分钟以上，可维持作用时间达 20 分钟左右，这与舌下含服硝酸甘油片和速效救心丸有类似的效果。

按压至阳穴还有预防心绞痛发作的作用，一般每天按压 3 次，或者是在从事较重体力劳动前、情绪不佳时按压至阳穴，可以有效防止心绞痛发作。

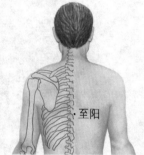

至阳穴的位置

## 老榕树根控制非典型心绞痛

说到非典型心绞痛，可能大家都会一头雾水。说的直白一点就是，不同于一般心绞痛症状的心绞痛。

我们生活中常见的心绞痛都比较容易诊断，而且发病原因多是由于劳累、受寒、饱餐或情绪激动，而且多伴有肢体疼痛。但这里要说的非典型心绞痛无论是常见症状还是治疗方式都与前者有很大的区别。虽然是心绞痛，但会出现咽部、下颌部、胃部等处疼痛，也因为疼痛部位特殊，所以很多时候发病了也会被误诊。

这种心绞痛的诱发因素以体力劳累为主，其次为情绪激动。登楼、平地快步走、饱餐后步行、逆风行走，甚至用力大便或将臂举过头部的轻微动作，暴露于寒冷环境、进冷饮、身体其他部位的疼痛，以及恐怖、紧张、发怒、烦恼等情绪变化，都可诱发。

今年57岁的老汪，10年前出现不明原因的咽部疼痛，他以为是慢性咽炎，医生为他开了些止痛药，服用后症状有所缓解。

10年来，老汪的咽部疼痛经常发作，每次他都是吃些止痛药。最近一次发作，老汪的咽部疼痛剧烈，被家人送到医院。内科主任通过仔细询问及检查发现，老汪所患疾病并非咽炎，而是非典型心绞痛，有三支血管病变严重，随时都有猝死的可能。医生立即为其进行了冠状动脉支架植入术，之后老汪出院。但术后，他的身体修复状况一直不是很理想。心口有时还是会隐隐作痛，因为做过手术了也不敢乱吃药，只能找一些副作用小的偏方试试。

在这个过程中，他发现一个朋友的推荐方很有用，取材也很方便。这个偏方的具体方法是：准备老榕树根30克，蒿草根15克，余甘根30克。将三药共入锅煎水。饭后服用，每周服药6天，连服4周为一疗程，主治心绞痛。此方花钱不多，自做方便，有上述症状的朋友不妨试一试。

现代医学已经证实，蒿草对心血管系统的作用是：可减慢心率，抑制心肌收缩力，降低冠脉流量。榕树根入药也是自古就有的古方。所以说，上述治疗方对治疗心绞痛有一定的疗效。如果使用得当，恢复健康指日可待。

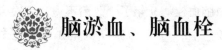

# 脑淤血、脑血栓

## 枸杞当归妙治血栓性麻木

于世宏，今年55岁，是某学校的一名普通教师。高血压病史9年，2009年7月的一天，突发意识障碍伴右侧肢体活动困难，到医院救治，经头颅CT、MRI等检查明确病情为左侧脑血栓形成，血脂、血糖等检查均示正常，经治疗后患者病情好转出院。为求进一步康复，他的老伴四处为其寻医问药。

后经朋友推荐，他尝试服用了枸杞当归为主药的中草药调养方，连续服药 1 个月后，能自行下床活动，言语较以往清晰，大便 2 日 1 次，基本恢复正常。综合治疗 3 个月后，他的意识和言语都比较清晰，肢体麻木现象也有明显的缓解。

这个方子的制作方法如下：先准备生黄芪 50 克，当归 20 克，枸杞果 20 克，山萸肉 10 克，生乳香 9 克，生没药 9 克，鹿角胶（捣碎）18 克。将上药（除鹿角胶外）用水浸泡半小时后大火煮开，再小火煎煮 20 分钟即为头煎药，再如法煎煮为二煎药，将头煎、二煎混合，将上药分 2~3 次，兑入鹿角胶，饭后半小时冲服，每日 1 剂。

本方具有益气养血、祛淤通经作用，常用于治疗肢体痿废，或偏枯、气短懒言、多汗、小便频数，或遗尿、舌紫暗、脉极微细无力。方中生黄芪益气升阳；当归补血润燥；枸杞果、山萸肉补益肝肾；鹿角胶填精益髓；乳香、没药祛淤通经。该方常用于现代医学的脑血管意外后遗症（半身不遂）等病症。根据现代药理研究：黄芪能改善贫血，扩张冠状动脉及外周血管，提高机体抗病能力；当归有明显抗血栓作用，能促进血红蛋白和红细胞的生成，下降冠脉和总外周阻力；山茱萸能抑制血小板聚集、抗血栓形成；枸杞子对造血系统有促进作用。诸药共同作用达到抗血栓、扩张血管及促进造血等目的，所以可以治肢体痿废或偏枯等病症。

## 银杏叶巧治心脑病

王大海的父亲患脑血栓病 9 年了，久治不愈，用银杏叶法治疗 3 个半月病就好了。病基本痊愈后，可延至 5~7 天喝 1 次；完全好后 7~10 天服 1 次，以巩固疗效。

具体的做法是：将银杏叶撕碎放入暖瓶内（用茶缸浸泡也行），然后倒入 100℃白开水约 500 毫升，浸泡 15 分钟即可。在早饭后服头遍，午饭后服二遍。一般每天 1 次，每次用干叶 5 克。第 1 个月服 5 天停 3 天，以后服 5 天停 5 天，5 天为 1 疗程。停 5 天的目的是让各个器官特别是胃得到休息。脑血栓兼有胃病的人，不宜喝银杏叶水，因对胃不利。服银杏叶水期间，不喝茶，不饮酒。按规定服用无任何副作用，但超量就可能有腹泻、头痛或胃不适的感觉，停药即好。在首次用银杏叶之前，必须请医生对病人进行检查，确定是否是高血压、脑血栓类的病，不可盲目用药。

那么对于脑血管病，我们该怎么去预防呢？

首先要做到"三个半分钟，三个半小时"。

"三个半分钟"就是醒过来不要马上起床，在床上躺半分钟；坐起来后再坐半分钟；两条腿垂在床沿又等半分钟。经过这三个半分钟，不花一分钱，脑缺血没有了，心脏很安全，减少了猝死、心肌梗死、脑中风发生的几率。

"三个半小时"，就是早上起来运动半小时，打打太极拳，跑跑步，但不能少于3公里，或者进行其他运动，但要因人而异，运动适量；中午睡半小时，这是人生物钟的需要，老年人更是需要补充睡眠，因为晚上老人睡得早，早上起得早，中午非常需要休息；晚上6~7时慢步行走半小时。

其次要经常活动双手。指尖是最容易产生堵塞的地方，平时只要我们把指尖这个地方疏通开，就能减缓头部的一些压力。这里教大家一个方法：用双手指腹点击式按摩头部，每天两次，一次50下，这样不仅活动了手，也可有效治疗头昏脑涨。

再者就是节制情绪，少生气。注重饮食，多吃性温平的食物，少吃寒凉之物，避免体温降低，血管收缩。

## 菊花药枕，心脑保健的偏方

道路如果堵塞，交通运输会瘫痪；人的血管如果堵了，其结果则是致命的。近年来，脑血栓、心肌梗死、周围动脉血栓、深静脉血栓、肺栓塞等一系列血栓栓塞疾病严重威胁着人类健康。据统计，其导致的死亡已达全球总死亡人数的51%。因此，血栓，这个血管中的"幽灵"，已成为人类健康最大的敌人。

人体血液中有凝血与抗凝两大系统。正常情况下，二者处于动态平衡状态，当这种平衡局面被打破，且凝血系统占优势时，血栓便应运而生。具体来说，血栓是血液成分在血管或心脏内膜表面形成的血液凝块或沉积物，它可以发生在血管中的任何地方，导致血液流动停止。

取菊花1500克，拣去杂质，装入类似枕头大小的布袋，扎紧袋口，再配以枕套，睡觉时作枕头用。

药枕用来很方便，睡眠时药物通过鼻、舌、皮肤、穴位的吸收发挥药效，达到防病、治病及保健作用。菊花具有雅淡的清香，并含有腺嘌呤、胆碱、小苏碱和菊甙等有效成分，具有抗菌消炎、降压、明目和防治冠心病的作用。故常用此枕可辅助治疗高血压病、神经性头痛、脑动脉硬化等疾病。

心脑血管病患者按中医辨证可有多种症型，属于阴虚阳亢型者用菊花最好。属于阴阳两虚型者则不宜用寒凉的菊花，只宜用培补阳气、滋养肾阴的药。

另外，有研究对脑血栓形成的病人，通过与其他疾病患者配比对照，采集年龄、性别、民族、婚姻状况、吸烟、饮酒、饮食、精神刺激、体育锻炼、体重、血压、血糖、心电图、血清胆固醇等30多个成分进行分析，发现高血压病史、心电图异常、心脏病、糖尿病、高脂血症、高血压家族史、超重和喜食肥肉等与脑血栓形成的发病有关，其顺序为高血压病史、收缩压升高、体重指数和高密度脂蛋白减少，是影响脑血栓形成的主要因素。体育锻炼可减少脑血栓形成的发生。

因此，应积极控制高血压，降低血脂，降低血黏度，积极治疗血栓相关性疾病，如动脉粥样硬化、糖尿病、风湿性心脏瓣膜病、房颤等。平时多饮水，防止血液淤滞。还应养成低盐低脂的饮食习惯，多食蔬菜水果及豆制品，适当多吃能辅助预防血栓形成的食物，如大蒜、洋葱、番茄、芹菜、海带、黑木耳等。避免精神紧张及身体过于劳累，适当进行体育锻炼，保持身心健康。

# 第四章

## 外科老偏方，
## 巧治日常伤痛

# 疖　子

## 生土豆治疖子，土方也是妙方

疖子，中医认为是热毒侵入皮肤而发病，属于疮疡热证，所以又称"热疖"。细小如钉而反应较重的疖子，则称为"疔疮"。疖子以头、面、颈、背、臀等处最为多见；疔疮主要见于颜面及手指、足趾。疖子虽小，但也不可忽视对它的预防和治疗。

赵女士因为身上经常长疖子而深感困扰，她的疖子主要集中在臀部和两腿内侧，而且经常复发在原来就有疖子的部位，疼痛难忍。但一般几天工夫就下去了，然后再长，总也不间断。但是这样反复地好了治、治了又得，实在让她苦不堪言。在一次老同学的聚会中，无意间得到了用生土豆治疗疖子的偏方。谁料想，一用就灵，这简直让她喜出望外。

具体的用法很简单，就是用生土豆捣烂，涂患处用布包好，每日换一次，一般一周即可痊愈。土豆有很好的呵护肌肤、保养容颜的功效。用新鲜土豆汁液直接涂敷于面部，增白作用十分显著。也正是因为这种快速有效的肌肤修复能力，使其对治疖子有祛除红肿，驱脓的效果。

其实，反复长疖子主要是因为细菌感染，以金黄色葡萄球菌最为常见。总的来说，主要是对葡萄球菌的抵抗力比较差所致，患者可能存在以下几种情况：一是血糖高，二是局部经常出汗，三是肥胖，四是可能伴有免疫功能低下的疾病。

为了最大限度地避免疖子，生活中应遵循下面五点建议：

第一，要保证每天7~8小时的良好睡眠。

第二，调整好饮食结构，以清淡、易消化、富营养的食物为宜。

第三，多喝水，以凉开水和淡茶水为宜。

第四，勤洗澡，注意用弱酸性肥皂或洗浴液；温水洗澡，不要冲冷水，避免刺激皮肤。特别是洗澡时不要把皮肤搓得通红，这样会使皮肤遭受感染。浴后用柔软的毛巾轻轻擦干皮肤即可。

第五，穿透气吸汗宽松的棉质衣服，一旦衣服被汗湿透，要及时更换。平时要注意饮食，少吃辣椒并少喝酒，尽量避免肠胃刺激。

另外，注意不要太劳累，因为太疲劳会使抵抗力下降。

## 良药苦口，苦瓜治火疖子

中医认为疖子是毒侵入皮肤而产生的，属于疮疡热证，所以又称"热疖"，其发病总与热毒有关。风热之邪客于皮肤，气血郁结，发为疖肿；夏秋之交长夏多湿之令，气候炎热或在强烈日光下暴晒，感受为暑毒而发为疖肿；天气闷热，汗出不畅，遂使汗液不能外泄，暑湿热毒蕴蒸肌肤致发痱子，反复搔抓，破伤染毒，转化为疖肿。或湿渴之人，阴虚湿热内蕴，感受热毒之邪，淤滞肌肤，发为本病。

2010年的夏天，戚光的臂部长了一个火疖子，因为在比较明显的部位所以别人看见就问，让他十分尴尬。为了治好这个火疖子他还尝试了引流手术。可是，没想到在手术结束后大约半年后又复发了。而且以前犯病的时间隔得长，现在却是经常犯，贴完膏药还是一样没效果。每次发病的时候都只能用抗生素来暂时压制，真是痛苦万分。后来他的一位曾患过此病的朋友向他介绍了苦瓜外敷面膜这个偏方。他尝试了几次之后发现，真的很管用。

具体做法是用苦瓜捣烂做面膜。其不仅有良好的保湿效果，更能预防皮肤病的发生。而对于已经长出疖子的人，将苦瓜切成块以切面擦拭患处，每天3~6次，一般1~2天疖子就能消退。

苦瓜因其苦寒而被中医认为是清热祛暑解毒、明目清心的经典食材，老百姓也多熟悉它的各种吃法，但是对于其外敷的作用却不甚了解。其实，苦瓜捣烂外敷，不仅能护肤，对于痈肿、丹毒、恶疮等夏季常见的皮肤病也有很好的辅助治疗作用。

除了外敷，喝苦瓜茶也是消暑解毒的好饮品。制作方法很简单：苦瓜去瓤，放一些绿茶在挖空处，放通风处阴干，然后切碎泡水代茶常饮，每天不超过10克，苦中带香，解暑怡心。而把苦瓜切成细丝，煮熟后加少许食盐，吃菜喝汤，每天2次还能泻火明目，治疗暴发性火眼。

苦瓜的有效成分主要在"苦"里，如果不习惯苦味，烹饪时可先将切好的苦瓜用盐腌片刻，可除去大部分苦味。

## 蛋清治疮疖，绝对不比软膏差

疖其实就是细菌侵入毛囊引起的急性化脓性疾病，主要是金黄色葡萄球菌感染引起的。虽然现有的治愈方中，有不少治疗方法都可行，但是究其治疗效果却往往是差距很大。

王磊是某大学一年级的新生。因为喜欢探险所以经常一个人爬山，走进荒凉地或者乡野之间。有一次他去偏远山区游玩，住的是个家庭旅馆，房东大叔是村里的赤脚医生。他和大叔两人十分聊得来，就在他们聊得尽兴的时候，进来一个村民找大叔看病。看病的村民说，他的身上和头上都长了疮疖，一碰就疼，特别是长在背上的疮疖，使尽浑身解数也挠不到，痛苦不堪。

在偏远山区，连个像样的诊所都没有，药品就更缺乏了，房东大叔到底会怎么给患者治病呢？出于好奇，王磊没有进屋休息，站在一边看大叔治病。

房东大叔检查了村民的身体，然后径直去鸡窝里拿了几个新鲜鸡蛋，用水洗干净后，放在一只倒了白酒的碗里浸泡，15 分钟后取出来。房东大叔让村民把上衣脱掉，他发现那个村民背后长了两个很大的疮疖，他找来脱脂棉，在疮疖上铺一层，略大于疮疖的范围；然后，他把鸡蛋的两端各打破一个小孔，摇了摇鸡蛋，蛋清很快流了出来，滴在脱脂棉上，不一会儿脱脂棉就吸饱了蛋清，他就用胶布把脱脂棉固定好。至于村民头上的疖子，房东大叔则是先剪去疖子周围的头发，露出头皮，再用以上步骤处理。

这整个过程都让王磊感觉很神奇，房东大叔却十分认真地告诉他，他用的虽然是民间偏方，却能治病救人，而且往往效果很好。

这件事对于一个尚未踏进社会的学生而言，是不可理解的。不过王磊还是禁不住好奇心向房东大叔请教。大叔说这个偏方是上一代村医传下来的，一代传一代，已经有些年头了。那位已去世的老前辈当时是这样跟他说的：鸡蛋可以放上很多天都不坏，里面肯定有些抗菌的东西，拿鸡蛋治疖子自然有效。至于先把鸡蛋泡在白酒里 15 分钟，是为了杀灭蛋壳上的细菌，避免在打破蛋壳倒蛋清的时候细菌混入蛋清里。

第二天晚上那位村民又来房东大叔家里换药，揭开疖子上的棉片，王磊看到前一天晚上又红又肿的疖子果然小了很多，房东大叔给他换了药，说再过一天疮疖就会好。第三天下午王磊就要离开村子了，路上碰到那位村民，特意拦住他，要求查看他的疖子，正如房东大叔所说，疖子痊愈了。

后来，王磊在学校的图书馆里彻底解除了疑问，明白了为什么蛋清有治疖子的效果了。原因是新鲜蛋清中含有溶菌酶，它能溶解破坏的细胞壁，从而杀死细菌。怪不得能很快地治好疖子，而且不比医用软膏差。

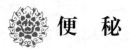

# 便 秘

## 红薯飘香，让如厕更轻松

便秘是指大便次数减少，或排出困难，也指粪便坚硬或排便不尽的感觉，一般老年患者较多。许多老年患者的排便次数每周少于 2 次，严重者长达 2~4 周才排便一次，排便时间可长达 30 分钟以上，或每日排便多次，但排出困难，粪便硬结如羊粪状，且数量很少。老年人过分用力排便时，可导致冠状动脉和脑血流的改变，由于脑血流量的降低，排便时可发生昏厥，冠状动脉供血不足者可能发生心绞痛、心肌梗死，高血压者可引起脑血管意外，还可引起动脉瘤或室壁瘤的破裂、心脏附壁血栓脱落、心律失常，甚至发生猝死。

便秘可以发生在人生的任何一个年龄段，它与我们的饮食不均衡、运动不足、压力过大、生活不规律等有着密不可分的关系。

王丹红过去常患便秘、腹胀、下坠，到厕所一蹲就是半天，她为此极其苦恼。后来听中医院大夫说常吃红薯可防便秘，她便抱着试试看的态度开始吃红薯，一试果然灵验，便秘很快好了。以后，王丹红每天坚持吃一两块，这一年多来再没有出现便秘的毛病。

这就是红薯治便秘的偏方。不过，要想发挥最好的治疗效果，可以用红薯 300 克、粳米或小米 150 克为 1 剂，加水煮至薯烂、米开花、汤稠时，放少许糖，趁温热服，早、晚各 1 次，一般 1~3 天即可缓解或痊愈。

红薯能治疗便秘，这其中的道理其实并不复杂。因为红薯性平、味好，可入脾肝两经，具有补虚益气、健肾阴、消积滞的功效。

红薯除富含糖类和纤维素外，还含有蛋白质、脂肪、钙、铁、磷、胡萝卜素，以及维生素 C 与 B 族维生素等多种人体所需物质。其富含的纤维素，可生津开胃、润肠通便、增加肠胃蠕动，加速肠内积物排出体外，从而有利于便秘和胃肠道其他疾病的防治。同时，红薯还有软和、好吃、好嚼、好消化等优点，尤其适宜老年人食用。

日常生活中，若患了便秘，除多锻炼、饮足水外，可以买点红薯，按照上述方法试用几次。相信，下次如厕的时候就不会愁眉不展了。

## 按揉天枢穴，便秘不见，轻快每一天

天枢穴是集中了五脏六腑之气的胸腹部穴位，内外的病邪侵犯，天枢都会出现异常反应，起着脏腑疾病"信号灯"的作用。而且，天枢穴的位置正好对应着肠道，经常按揉此穴，能促进肠道的良性蠕动，增强胃动力。

天枢穴在肚脐两旁，是上下腹的分界，处于人体的中间地带。上半身为阳，下半身为阴，天枢同时也是阴阳转换的枢纽。可见，天枢穴在人体当中也是一个"交通要道"。

天枢穴是胃经上的重要穴位，是大肠的"募穴"。所谓募穴，就是集中了五脏六腑之气的胸腹部穴位。因为与脏腑是"近邻"，所以如果内外的病邪侵犯，天枢穴都会出现异常反应。从位置上看，天枢穴正好对应着肠道，因此对此穴的按揉，能够有效地促进肠道的蠕动，避免便秘的发生。

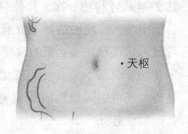

·天枢

天枢穴的位置

便秘者每天坚持在两边的天枢穴处按揉 50~100 下，过段时间就能见到效果。

如果是腹泻者，那么应先排便，然后仰卧或取坐位，解开腰带，露出肚脐部，全身尽量放松，分别用拇指指腹压在天枢穴上，力度由轻渐重，缓缓下压（指力以患者能耐受为度），持续 4~6 分钟，将手指慢慢抬起（但不要离开皮肤），再在原处按揉片刻。经过治疗，患者很快就会感觉舒适，腹痛、腹泻停止。

因为天枢穴能通肠道、排宿便，而肠道通，脂肪便不会堆积，顺畅代谢，所以天枢穴还有减肥的功能。

## 告别便秘，还需拜求些民间偏方

在民间，很多让医生束手无策的疑难杂症用一些民间土方却能药到病除，便秘自然也不在话下。这里介绍一些历来民间解决便秘的中药偏方，你可以在中医的指点下酌情选用：

1. 白术散治疗便秘。取生白术适量，粉碎成极细末，每次服用白术散10克，每天3次。此法对虚性便秘疗效颇佳，一般用药3~5天，大便即可恢复正常。大便正常后即可停药，以后每星期服药2~3天，即可长期保持大便正常。

2. 芍甘汤加味治便秘。取生白芍30克，生甘草20克，枳实15克，加水2碗煎成大半碗，每天1剂，分两次服用。此方治疗各种原因所致的便秘95例，疗效满意。此法特别适用于老年、久病体弱的成人便秘患者，孕妇慎用。

3. 连翘治疗便秘。取连翘15~30克，煎沸当茶饮，每日1剂。小儿可兑白糖或冰糖（不兑糖效果更好）服用。持续服用1~2周，即可停服。此方特别适用于手术后便秘、妇女（妊期、经期、产后）便秘、外伤后（颅脑损伤、腰椎骨折、截瘫）便秘、高血压便秘、习惯性便秘、老年无力性便秘、脑血管病便秘及癌症便秘等。

4. 车前子治疗便秘。每日取车前子30克，加水煎煮成150毫升，每日3次，饭前服，1周为1个疗程。一般治疗1~4个疗程即可痊愈。服药期间停服其他药物。本方不仅可以治疗便秘，而且还有降血压作用，特别适用于高血压而兼便秘患者。另外，以车前子为主治疗糖尿病便秘患者，均有明显的近期、远期疗效。

5. 昆布治疗便秘。取昆布60克，温水浸泡几分钟，加水煮熟后，取出昆布待温度适宜，拌入少许姜、葱末，加盐、醋、酱油适量，1次吃完，每天1次。

6. 生甘草治疗便秘。取生甘草2克，用15~20毫升开水冲泡服用。每日1剂。本法专治婴幼儿便秘，效果满意，一般用药7~15天即可防止复发。

7. 胖大海治疗便秘。取胖大海5枚，放在茶杯或碗里，用沸水约150毫升冲泡15分钟，待其发大后，少量分次频频饮服，并且将涨大的胖大海也慢慢吃下，胖大海的核仁勿吃，一般饮服 1 天大便即可通畅。

8. 蒲公英治疗便秘。取蒲公英干品或鲜品 60~90 克，加水煎至 100~200 毫升，鲜品煮 20 分钟，干品煮 30 分钟，每日 1 剂饮服，年龄小服药困难者可分次服用，可加适量的白糖或蜂蜜以调味。

9. 桑葚子治疗便秘。取桑葚子 50 克，加水 500 毫升，煎煮成 250 毫升，加适量冰糖，以上为 1 日量，1 日服 1 次，5 天为 1 个疗程。

10. 决明子治疗便秘。取决明子 20 克，放置茶杯内，以白开水冲浸，如泡茶叶一样，20 分钟后，水渐渐成淡黄色，香味四溢，即可饮用。喝完药液后，再加 1 次开水泡饮。

## 便秘双治法：淡盐水+缩肛

女性要小心便秘的危害，尽管便秘不是什么大病，但它的危害是不可忽视的。便秘会增加女性体内毒素，导致机体新陈代谢紊乱、内分泌失调及微量元素不均衡，从而出现皮肤色素沉着、瘙痒、面色无华、毛发枯干，并产生黄褐斑、青春痘及痤疮等。

便秘还会引起轻度毒血症症状，如食欲减退、精神委靡、头晕乏力，久之又会导致贫血和营养不良。经常排便用力，还会促使痔疮的形成。虽然便秘本身并不会产生致命的危险，但是如果你年龄较大，患有心脑血管疾病，那便秘可能就是一个致命的危险因素。

下面为大家介绍一种简单易行的"淡盐水+缩肛"配合疗法。

先来看看淡盐开水法。每晚临睡前向茶杯里投少许盐，冲 2/3 杯开水，盖上茶杯。第二天早上起床洗漱后，再向茶杯冲满开水，就成了一满杯温淡盐开水，接着大口大口喝完。只要坚持天天如此，不间断，不久就会形成条件反射，喝完水就要上厕所，一二分钟顺利完成"任务"。此法可使盐开水冲洗肠胃，有消炎、杀菌、补肾、健肠胃之功效，能大开胃口，增进食欲，通畅大便，确保健康。此法还有双向效应，大便常稀不成形者，亦可治愈。

再来了解一下提肛缩肾法。

提肛，与急需大便而找不到厕所时缩紧肛门相同。缩肾，是将外阴与双肾往肚脐位置缩。往上提时鼻子吸气，小腹内收；放下时呼气，小腹鼓起。这样一呼一吸、一提一收为一次，连做 20 次。每日早晚都做效果更佳。

此法可使腹部内脏得到很好的锻炼，加强肠胃蠕动，增进肛门的收缩功能，滋补两肾，不仅能畅通二便，还能减轻痔疮病，达到强身健体之目的。

另外，很多人的便秘都属于特发性便秘，他们都是因经常服用某些药物而引起，如止痛剂、抗惊厥剂、抗抑郁剂、抗帕金森病药、神经节阻滞剂、某些降压药、利尿剂等。

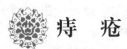

# 痔　疮

## 痔疮滴血用葡萄糖水来治

在现实生活中，大部分人都有被痔疮滋扰的经历，让人们承受着巨大的痛苦和折磨。关于痔疮的得病原因，可以概括为以下几点：

1. 痔疮和饱食有关。如果总吃撑着的话，就较容易得痔疮。正所谓饱食则"筋脉横解"，筋脉横解是指肝经松弛。

2. 常吃膏粱厚味和喝酒也可能会引发痔疮。肥肉类或者辛辣类的食物，容易使人火旺，人体当中燥火很旺就会往外逼，火气凝结就会形成痔疮。

得痔疮的人通常比较喜欢喝冷饮，同时还会出现大便硬、小便难的问题。

人身体里的筋，功能就像牛蹄筋一样，具有弹性。肛门本身是束约肌，也是有弹性的。凡是有弹性的都由肝所主。肝主筋所生病，当肝出现病症后，筋就会出现问题，约束的力量就会减弱、约束不住。痔疮就属于肝经的病。

王伟奇是一名货车司机。20多年来，王伟奇常常大便时痔疮出血。近两年更为严重，每次大便都出很多血。他由于失血引起心情紧张，头昏目眩，打针服药效果甚微。一次，实在难受难忍，他去医院就医，医生却没有给他开什么药，只是嘱咐他多喝葡萄糖水，说是保证令他满意。王伟奇半信半疑按照医生的建议去做，果见奇效。在见效后，他又继续按上述用量将1袋（500克）葡萄糖用完，至今已3个多月未复发。即使便秘数日，便结如硬土，也未见一滴血。

这个方法很简单，即每日早晚空腹喝一盅葡萄糖水，浓度以2汤匙糖拌大半茶盅温开水为宜。坚持喝 3~5 日，方能见效。

要想早日摆脱痔疮困扰，平时应该多吃清淡的食物，特别是粗粮，同时注意休息，不生气，不着急。

## 治痔疮，效果不错的三个小偏方

痔疮是生长在肛门部位的一种疾病，它的生长、发展与人们的生活习惯、工作学习环境、行走劳累、饮食睡眠有很大关系。容易得痔疮的人群有司机、厨师、生意人、网民。

司机因工作性质总是坐着，长期久坐不动容易加重肛门的淤血状态，引发和加重痔疮的发生。

厨师这一行的弊病是久站。从解剖学层面看，人体直肠上的静脉及其分支没有静脉瓣，血液由下向上穿过直肠肌层向心脏回流时，在地心吸引力的影响下，容易产生血液淤积。而厨师工作期间经常站立，加大了痔疮发作的可能。

生意人饮食不规律、应酬饭局多是这个人群的特点。饭局上人们进食蛋白质、高脂肪、高胆固醇的精细食物多，但粗纤维食物则吃得少，容易便秘，从而导致直肠肛门部位充血，久而久之肛垫组织就会松弛。

整天操作电脑的人多数久坐不动，长时间保持一个固定姿势，很多人甚至通宵玩电脑打游戏，也极易诱发痔疮。

痔疮最主要的症状是便血和脱出，大便时反复多次出血，会使体内丢失大量的铁，引起缺铁性贫血。用脚尖走路可以减轻痔疮的困扰，让身体进入健康的"良性轨道"。具体做法如下：走路时，双脚后跟抬起，只用双脚尖走路。在家中早晚 2 次，每次各走 100 米左右。长期坚持下去有利于提肛收气，还能让肛门静脉淤血难以形成痔疮。上班族由于久坐的原因，患痔疮的比例非常大，这种方法也很适合此类人群。

冷敷也是个不错的方法。具体操作方法是：每天大便后，用毛巾或手指蘸水敷或清洗肛门。冷水洗不但能清洁肛门，还能使肛门收缩，防止大便引起肛门发胀和下垂。坚持这个简单的方法，可有效预防痔疮，得了痔疮的人坚持使用这个方法也能减轻痛苦。

此外，民间还有一个独特的妙方，对治疗外痔疗效极佳：将无花果叶放入瓷盆中，盖上锅盖熬煮 20 分钟，趁热熏洗患处，每日 3 次。

## 柿子做汤，轻松解决痔疮问题

在日本，柿子是第三种重要的水果（仅次于柑橘和葡萄），而且柿饼、柿霜、柿叶皆可入药，故柿子又有"天然药库"之称。柿子含有丰富的蔗糖、葡萄糖、果糖、蛋白质、脂肪、瓜氨酸、果胶、胡萝卜素、维生素 C、钙、磷、铁、钾、镁、碘等，营养价值很高。

中医认为柿子性寒，味甘、涩，具有补虚健胃、润肺化痰、生津止渴、清热解酒之功效，可以治疗高血压、痔疮出血、便秘、肺痨咳嗽、虚热肺痨、咳嗽痰多、咯血、水胀、气胀、黄疸、便血等症。

下面推荐一款专门治疗痔疮的柿子食疗方，已经被很多人验证，可以放心试用。具体的制作方法是：准备新鲜柿子 1 个，黑小豆 30 克。柿子洗净去柿蒂，切成柿丁，黑小豆洗净，二者同放入瓦罐中，加清水 300 毫升、食盐少许，共煎 20 分钟后沥出汤汁，趁热饮用，每日 1 剂。此方具有清热止血的功效，可用于治疗尿血、痔疮出血等病症。

此外，不同形态部位的柿子食品其食疗的效果也是不一样的。具体说来，有以下几方面的药用效果：

柿饼：味甘，性平，具有润肺化痰、补脾润肠、止血等功效，用于燥痰咳嗽、腹泻、便血、痔疮出血等症。

柿霜：味甘，性凉，具有清热、润燥、止咳等功效，适用于口舌生疮、咽干喉痛、咯血等。

柿蒂：味甘，性平，具有降气止呃功效，适用于呃逆不止等症。

柿叶：嫩柿叶以开水泡，代茶饮，能软化血管、降低血压、防止动脉硬化，并有清热健胃、助消化的作用，对高血压、冠心病有一定的疗效。由于嫩柿叶有利尿作用，所以柿叶茶还可以用来解酒。

需要注意的是，有的人适合此食疗方，有人则不能使用。

宜食者：对于痔疮出血、大便燥结、热病烦渴、肺热咳嗽、高血压、甲状腺病、咯血、便血等患者及醉酒之人很适合使用此方。

忌食者：凡脾胃虚寒、便溏、腹泻、体弱多病、妇女月经期与产后以及糖尿病患者，均忌食柿子。贫血患者也应少吃为好。

需要注意的是，柿子中含有单宁，单宁主收敛，遇酸则凝集成块，并与蛋白质结合而产生沉淀，故切忌空腹食用鲜柿子，否则胃酸与柿子内的单宁相结合最易形成"柿石"，随即产生腹胀、腹痛。

此外，柿子忌与红薯同食，因食用红薯后会产生大量胃酸，再吃柿子就会沉淀成块，既难以消化，又难以排出，对人体非常有害。柿子也不可与螃蟹同食，因为蟹肉富含蛋白质，遇柿子中的单宁则凝结成块而不易消化，多食必然引起胃肠疾病。

## 点穴手治痔疮，一点一个准

痔疮虽不是什么大毛病，但得了可真够麻烦的，坐也不是，站也不是。这不，好友东子来田少军家做客，让了好几次都不坐，田少军问他为什么，他又不好意思说。扭捏了一阵，他终于吐露了实情，原来是痔疮惹的祸。

田少军便笑着说："有毛病你都藏着掖着的，怎么能治好？最近酒喝多了吧？"他连忙点头说："最近应酬比较多，和这也有关系吗？"

"那是当然，水往低处流，酒性湿热，湿热的特点也是往下跑，这叫'湿热下注'。而肛门位于身体比较靠下的部位，所以湿热最喜欢聚在那里。痔疮就是湿与热凝结成的产物，一旦成形就会影响到内分泌，而且会让你的脾气变得焦躁。所以痔疮越严重的人，情绪往往越不好。"

"原来如此，那以后尽量少喝点酒。"

田少军说："光少喝酒还不行，这跟日常习惯也有很大的关系。比如说，有些人的痔疮就是肛门静脉充血导致的，每天蹲厕所超过5分钟，肛门总处在充血状态就容易得痔疮。所以很多人上厕所习惯看书看报，一坐就是半天，这是不好的习惯。还有些人不喜欢运动，总爱坐着，坐久了也容易得痔疮。另外，饮食不当，比如说吃油腻、辛辣的东西多了，或者是便秘久了也容易得痔疮。"

他一听，说道："这几样我全占了呀，难怪有这个问题，那该怎么办呢？"

"'治痔疮，点长强'，这句话学过中医的人都知道。长强这个穴位好找，就在尾骨间后面凹陷的位置。"

他往后摸了摸，有点为难地说："找倒是好找，可自己不方便点呀，而且这个部位也不好意思让别人帮忙呀。"

"那就教你一招点长强不求人的瑜伽。"田少军让他按照下面几个步骤来做：

坐在地上，双腿弯曲，把重心落稳在尾骨上；双脚抬起来，双手轻轻地放在小腿上，坚持半分钟，脚放下来，休息一下再练。三次为一组，每天早晚各练一组。练完后起身，双手半握拳，敲打长强位置 5 分钟。只要坚持下去，很快就会见到效果。

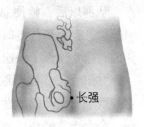

·长强

长强穴的位置

刚坚持这个体式没多长时间，东子就嚷嚷屁股疼，坚持不了。田少军说："那是地面太硬，垫个软垫子能舒服些。"垫上一个薄坐垫以后，他感觉舒服多了。屁股刚好受点，他又嚷嚷肚子吃力，抖得厉害。田少军就让他把腿放低一点。

点了一段时间以后，田少军问他的感受。他说："不错，长强穴这个位置热热的，很舒服。就是腿有点酸，小腹有点累，这应该不光治痔疮呀。"

田少军说："当然不只这点效果，这个体式能锻炼到腹部的核心肌群，坚持下去，你这'将军肚'说不准也跟着痔疮一块儿消失了。"

其实，此法还能增强腰腿的力量，对不爱运动的人来说，这是个比较适合的体式。在做这个体式的过程中，只有尾骨一个支点，全身都处在收紧的状态之中，可以按摩到腹部的内脏。尤其是以腰腹肌为中心的区域能得到很好的锻炼，相当于跑步的效果。

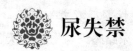

# 尿失禁

## 尿失禁，鸡肠解决难言之隐

尿失禁是一种症状，指尿液失去控制而不由自主地流出。人正常的储尿及排尿都是在膀胱压力与尿道压力相互协调下进行的，所以，任何原因造成储尿期的膀胱压力过高或尿道阻力下降，都会造成尿失禁。

36 岁的少妇余某是某外企的财务总监，有一个 6 岁的女儿。某个周日，她带女儿去逛超市，在收银处付款时，女儿在她身后大声叫："妈妈，你尿裤子啦!"顿时引来周围一片好奇的目光，令余女士不知所措，好不尴尬。

这事得从 6 年前说起。当年余女士分娩时，因生产困难，用了产钳引产，从那以后，她便总有些控制不住尿的感觉。逐渐的，咳嗽、大笑、打喷嚏，甚至上街行走时，尿液都会不由自主地溢出，运动时更加厉害。一年前，余女士做了一次人流，从此之后情况愈来愈严重。由于

"尿裤子"，她不敢参加应酬和室外活动，连见外籍老板时也提心吊胆。这导致余女士开朗的性格发生变化，经常无缘无故地发脾气。

余女士曾经到过神经科、中医科、妇科检查治疗，但效果不明显，"尿裤子"情况依然如故。后来在家人帮助下，她试用了一个偏方，效果不错，现已不影响其正常的工作和生活了。

具体做法是：取鸡肠一副，洗净晒干，炒黄研成粉末，用黄酒送服，每次5克，每日三次，在服用过程中忌食姜和辣味食物。

尿失禁患者常对饮水有顾虑，往往自动减少饮水量，这样宜增加尿路感染的机会。其实这种做法是非常错误的，尿失禁患者应保持摄入液体2000～2500毫升/日。此外，在生活中还应该注意以下几个方面：

1. 要保持乐观、豁达的心情，以积极平和的心态，笑对生活和工作中的成功、失败、压力和烦恼，学会自己调节心境和情绪。

2. 尽量采用蹲式排便。蹲式排便有益于盆底肌张力的维持或提高。

3. 防止尿道感染。勿憋尿，睡觉前克制水分摄取，避免酒精、咖啡因等利尿性饮料，并将尿液排尽。

4. 养成大小便后由前往后擦手纸的习惯，避免尿路感染。性生活前，夫妻先用温开水洗净外阴，性交后女方立即排空尿液，清洗外阴。若性交后发生尿痛、尿频，可服抗尿路感染药物3～5天，在炎症初期快速治愈。

5. 保持有规律的性生活。

6. 加强体育锻炼，积极治疗各种慢性疾病。

7. 饮食要清淡，多食含纤维素丰富的食物，防止因便秘而引起的腹压增高。

## 穴位艾灸治尿失禁，传统方的精华

尿失禁可由精神因素、神经系统疾病、分娩、外伤等引起，大多是因膀胱、尿道功能失调所致如张力性尿失禁、紧迫性尿失禁、溢出性尿失禁等。其中又以张力性尿失禁居多，因患者骨盆底部肌肉对尿道的控制能力下降，尿道括约肌的力量变得薄弱，抵挡不住膀胱积尿后增高的压力的冲

击，使尿液不经意地流出，尤其在笑、哭、咳嗽、打喷嚏、站立、行走时易发生，安静或平卧时稍见缓解。故这种尿失禁又称压力性尿失禁。

对于压力性尿失禁，药物治疗通常无济于事，一般采取保守治疗。中医认为人之所以会出现尿失禁的情况，是因为肾气虚，中气下陷导致。因此，治疗时多采用补益肾气、提升中气为主。

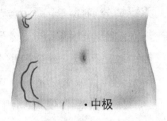

·中极

中极穴的位置

民间常用艾灸神阙、关元、中极、涌泉等穴位。

其具体方法是：点燃艾条，在以上诸穴位轮换熏，每个穴位处感到灼热难忍时换穴再灸，一般一次需要半小时。一日一次，连续灸一周，如果症状消失，即可停灸。再次复发时，如法再灸一周。如此反复施灸，可很快控制病情。

## 有了食疗方，老人如厕不尴尬

患有尿失禁者无法自行控制膀胱，在受寒、有大动作或情绪有大波动时，常无法控制尿液排出。此外，患者常会有要去小解的冲动，尿失禁患者每天上厕所的次数可高达 8 次。

据医学临床统计，尿失禁患者中女性是男性的 3.2 倍，40 岁以上曾经怀孕生产过的妇女，就有 6 成以上的人曾经有尿失禁问题。尿失禁除了会给患者带来不便和异样眼光，也会增加患者的经济负担，因为患者要购买大量的吸收片和内裤。

尿失禁可通过药物、骨盆运动和手术进行治疗。用蹲式马桶对患者有益，可以预防使用者患上尿失禁，因为蹲着能运动骨盆周围的肌肉，对尿失禁患者有益。

尿失禁患者也可以通过饮食疗法进行预防和治愈，以下就为你介绍两种饮食疗法：

1. 荔枝肉炖猪脬：荔枝肉 30 克，糯米 30 克，猪脬（猪膀胱）1 只。先将猪脬清洗干净去尿臊味，切成丝；将荔枝肉择洗干净，与淘洗干净的糯米同放入砂锅，加水适量，大火煮沸，加猪脬丝及料酒，改用小火煨炖至猪脬熟烂、糯米酥烂、汤汁黏稠即成。每晚温热服食之。对肺脾气虚型老年性尿失禁及夜间多尿者尤为适宜。

2. 黄芪桑螵蛸粥：黄芪 30 克，桑螵蛸 15 克，糯米 100 克。先将黄芪、桑螵蛸分别择洗干净，黄芪切成片，桑螵蛸切碎，同放入纱布袋中，扎口，与淘洗干净的糯米同放入砂锅，加水适量，大火煮沸，改用小火煨煮 30 分钟，取出药袋，继续用小火煨煮至糯米酥烂即成。早晚 2 次分服。对肺脾气虚型老年性尿失禁适宜。

尿失禁患者要避免酒精，少喝葡萄柚汁，戒烟；要避免摄入咖啡因，咖啡因也是一种利尿剂；要克制水分摄取，尤其是睡前。

老年性尿失禁是指尿液不能控制，不随人意地自行流出，多为张力性失禁。饮食上可适当服食酸涩的果品固缩小便，如芡实、莲子、山楂、石榴、乌梅、樱桃等，应常服羊肉、狗肉、雀卵、虾、韭菜、红枣、核桃仁、白果等食物，不宜多饮茶水、汤、果汁、咖啡等饮料。将银杏叶泡茶饮用，可预防因寒引起的尿频。另外，具有补肾功效的食物对尿频的防治有益，如虾，核桃，年糕等。其中，虾可治疗夜间尿频，核桃可治疗衰老引起的尿频。

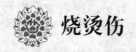

# 烧烫伤

## 小妙方及时处理烧烫伤

烧烫伤是生活中常见的意外伤害，沸水、滚粥、热油、热蒸气的烧烫是常会发生的事。对某些烧烫伤，如果处理及时，就不会导致不良的后果。

如果烧烫伤比较轻，应立即将伤处浸在凉水中或者用冰决敷于伤处，这样 30 分钟左右就能完全止痛。随后用万花油或烫伤膏涂于烫伤部位，这样只需 3~5 天便可自愈。

需要注意的是，这种方法要在烧烫伤后立即进行，如过了 5 分钟后才浸泡在冷水中，则只能起止痛作用，不能保证不起水泡。

除了上述方法外，我们还可以将鲜姜洗净，捣烂成汁，用棉签蘸姜汁涂于患处，能立即止痛、消炎、退肿，无刺激，不溃烂。轻者敷药一次即可，严重者可时常滴姜汁，保持湿润，40 小时左右即可停药。

也可采用以下方法：用水将鸡蛋壳洗净，浸泡于 75% 酒精中消毒 15 分钟，然后打破鸡蛋壳，倒出蛋清及蛋黄。用注射器将水注入蛋壳和蛋膜之间，使其分离，此时用手指将蛋膜顺利剥出，并用水将蛋膜上残留的蛋清漂洗干净，最后将蛋膜置于 95% 酒精中备用。烧伤创面洗净消毒后，将蛋膜紧密贴附于创面即可。

此外，如果是穿着衣服或鞋袜部位被烫伤时，不要急忙脱去被烫部位的衣裤或鞋袜，最好的方法就是马上用食醋（食醋有收敛、消肿、杀菌、止痛作用）或冷水隔着衣裤或鞋袜浇到伤处及周围，然后再脱去鞋袜或衣裤，这样可以防止揭掉表皮，发生水肿和感染，同时又能止痛。接着，再将伤处进行冷却，涂抹鸡蛋清、万花油或烫伤膏。

对于烧烫伤相对比较严重者，或者起了水泡的，最好到医院治疗。如果实在没条件，民间还有这样一个方法：将盐酸小檗碱片，研细末，用香油调匀，注意不要太稀。把伤口清洗干净，消毒，然后用上述药物涂抹，用无菌纱布包扎，2 天 1 次，2~3 次就可以愈合。


# 风油精可治轻度烫伤

风油精含有薄荷脑、樟脑、桉叶油、丁香酚、水杨酸甲酯等成分，有消炎止痛、清凉止痒、杀菌、抗真菌等功效，所以常用于蚊虫叮咬及伤风感冒引起的头痛、头晕、晕车等症状。其实，它还可以用于轻度烫伤的治疗。

烫伤最危险的情况是损伤部位由于细菌侵入而引起感染，而风油精中的薄荷脑、樟脑、桉叶油成分恰好对细菌有较好的杀灭作用，所以当受到小范围烫伤时，不妨试试风油精。

具体的使用方法：将风油精直接滴敷在烫伤部位，每隔 3~4 小时滴敷一次，不仅止痛效果明显，且不易发生感染，无结痂，愈后一般不会留下瘢痕。

烧烫伤患者由于体内新陈代谢速率增加，会加速身体蛋白质的耗损，初期若营养给的不够，会造成体重急速减轻，进而影响伤口愈合能力，免疫力降低。患者应维持均衡饮食，广泛摄取六大类食物，即根茎类、奶类、蛋豆鱼肉类、蔬菜类、水果类及油脂类，20 天内注意尽量不吃发物，包括海鲜、牛羊鸡肉、韭菜、香菜等。

### 金樱根煎液，帮你抹去烧伤的痛

早在几千年前，在苗族地区的苗寨人家就悟出了治疗水火烫伤的方法。由于苗族早期迁徙频繁，所到之处大多是人迹罕至的荒僻山区和瘴疬之乡，自然条件十分恶劣，苗族民间多以火耕水种为主，终日劳作，在这些特定的条件下，不免会遇到水火烫伤的情况，因此几乎人人都掌握了一些治疗水烫火伤的方法。下面介绍一种常用的烧伤疗法：

金樱根2000克，冰片10克，薄荷脑2克。将金樱根切片，水煎1~2小时，倒出药液，药渣可复煎2~3次。将数次药液混合后煎缩至10000毫升，用数层纱布过滤后放入冰片和薄荷脑，煮沸即可。药液凉后装瓶，再连瓶煮沸消毒密封，放置阴凉处。用时根据烧烫伤创面大小，用灭菌的棉垫或较薄的药棉均匀摊开，蘸上药液湿敷患处。当药棉敷料干燥后，要及时添加药液，保持湿润，每天敷2~3次，每次4小时。胸部烧烫伤，每次只需敷2小时左右，以避免肺脏受凉过度引起不良反应。

金樱根的功效：固精涩肠，治滑精，遗尿，痢疾泄泻，崩漏带下，子宫脱垂，痔疾，烫伤。冰片的功效：通诸窍，散郁火，去翳明目，消肿止痛。

烧烫伤后若能在4小时内用药，效果更好。若创面有小水疱，可不必剪破，敷药后自行吸收；对于过大的水疱，敷药后2~3天后再无菌操作剪破水疱，继续敷药。

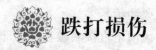 **跌打损伤**

### 从生活小物品中寻找"邦迪"

如果你的手指或者身体其他地方被外物划伤，创口不大，你的第一反应是什么呢？

可能十个人中有七个人会回答：创可贴。如果身边一时没有创可贴的话，那还有什么办法可以促进伤口尽快愈合呢？

这样的情形我们每个人都可能会遇到，所以，很有必要了解一下。下面就给大家介绍两个生活中治疗小伤口的小偏方：

第一个偏方是用鱼肝油。先按常规清洗处理伤口，再把鱼肝油丸剪破，将里面的油液倒在伤口上，将其完全覆盖即可。将鱼肝油里面的油性成分覆盖在伤口上，就相当于加了一层保护膜，能起到类似创可贴的保护作用。此外，鱼肝油里含有的丰富维生素，能给伤口局部细胞提供营养，促进组织生长和修复，这是创可贴无法具备的作用。

第二个偏方是用鸡蛋膜。先把一个鸡蛋洗干净，有条件的话，用75%的酒精给外壳消毒，或在白酒里泡上一会儿。然后敲开鸡蛋，轻轻扯下蛋壳里附着的那层鸡蛋膜，并贴在经常规清洁后的伤口上，再挤掉蛋膜与伤口之间的空气，使之贴紧。注意在贴膜的时候，应该把鸡蛋膜中沾有蛋清的那一面贴在伤口上。

鸡蛋膜是一种生物半透膜，有像创可贴一样的保护作用。另外，新取下来的鸡蛋膜上的蛋清含有溶菌酶，能起到杀菌作用，其营养成分也可促进伤口组织的生长、愈合。

大蒜膜也可以用于治疗小外伤。取一瓣大蒜，剥去外皮，可以看到有一层晶莹透亮的薄膜附着在上面。小心将这层膜取下，然后轻轻贴在经常规清洁后的伤口上。跟鸡蛋膜一样，注意用大蒜膜紧贴蒜瓣的那一面贴在伤口上，其作用和鸡蛋膜相似，因为大蒜膜所含的大蒜素成分也能杀菌消毒。

## 透骨草治愈运动伤害有绝招

李明是某大学篮球队的队员。一天，他在打篮球的时候扭到脚踝，起初当成普通的扭伤来看待，并未重视。但1个月下来，脚踝内部仍感疼痛，且稍走路疼痛感便加重，睡眠也差。遂又至多家医院就诊，但均诊断为"韧带损伤"而非"骨折"。但为何韧带损伤以往每次均很快能恢复，这次却迟迟不见好转？

后来去就诊时才了解到，原来李明近年来曾因运动先后导致韧带损伤2次，骨裂1次。现在这种小的扭伤持久不愈多是由于新疾旧伤加在一起所致。

这在中医上属于淤血痹阻，筋络失和，可以选择民间的熏洗方来治疗。

本方具有舒展筋脉，畅通气血的作用，常用于治疗骨折后期关节功能恢复不良。

李明尝试了这种熏洗的治疗方法后，感觉很好，一周不到，痛感减轻，睡觉也睡得着了。

这个熏洗方主要是用中药水煎后，趁热熏洗患处。具体方法是：准备透骨草 30 克，海桐皮 20 克，伸筋草 30 克，鸡血藤 30 克，红花 10 克，川芎 15 克，桂枝 15 克，牛膝 15 克。将此 8 种物品加水煎 30 分钟左右，趁热熏洗患处，每日可以进行 2～3 次，每次 30 分钟。

与一般市面上出售的防止运动伤害的喷剂相比，此方的构成更为天然，副作用更小，且不易出现过敏症状。

方中透骨草有祛除风湿、活血止痛的功效；海桐皮、伸筋草祛风除湿，舒筋活络；鸡血藤活血通络；红花活血通经，散瘀止痛；川芎具有活血行气、祛风止痛、开郁燥湿等功效；桂枝有发汗解肌、温经通脉、化气行水的功用；牛膝活血化瘀，补肝肾，强筋骨，利尿通淋，引血下行。

可见，此方中的多味药材均有改善局部血液循环，促进新陈代谢，松解粘连，止痛作用。而且，红花、川芎、鸡血藤活血化瘀，舒筋活络的作用更为明显。它们可以帮助受伤的韧带在较短的时间内恢复健康状态。诸药共同作用达到祛风散寒、温通经络、活血化瘀、舒筋活络、滑利关节的作用，对治疗骨折后期关节功能有着显著效果。

当然，骨折后如果出现久病不愈的情况就要提起注意。因为这一发病机制可能与骨折后长期不动，患部血流减慢、组织水肿，肌肉与周围软组织粘连，肌肉的伸缩性减弱等因素有关。

## 栀子入药，扭挫伤痛小菜一碟

这里为大家介绍一个治疗扭挫伤痛的栀子外敷方，具体操作步骤是：四肢部位跌打损伤，取栀子 10 克（用量可视面积大小加减），鸡蛋清适量，将栀子捣碎后用蛋清调和敷于患处即可。

为什么栀子能起到这样的对治作用呢？

栀子为茜草科植物栀子的干燥成熟果实。本品味苦，性寒，能泻火除烦，清热利尿，凉血解毒，内服用于热病心烦，黄疸尿赤，血淋涩痛，血热吐衄，目赤肿痛，火毒疮疡；外用治疗扭挫伤痛。

栀子治疗扭挫伤痛，古今史献均有记载。《本草纲目》谓其能治"损伤淤血"，《濒湖集简方》记载"栀子、白面同捣，涂之"，能治"折伤肿痛"。本品是民间常用的"吊筋药"，治伤、消肿、止痛效果肯定，尤其适用于四肢关节附近的肌肉、肌腱损伤。

栀子含栀子苷、山栀苷、栀子新苷、栀予苷酸、栀子黄素、番红花苷等，因其浸入水中，可使水染成鲜黄色，在食品及烹饪中也常用作天然增黄色素。

但是，在选用此推荐方的时候一定要注意，栀子有引起皮肤过敏反应的可能，使用时宜注意观察。而对于那些体质本来就敏感的人，一开始就不要试用，以免让病情更复杂。

## 黄枝子、乌药治跌打损伤

张建虽然只有 16 岁，却已经是学校网球队的主力。有一次他打球时不慎扭伤右脚，当时感到右脚疼痛剧烈，肿胀明显，压痛剧烈，活动受限。经拍片，证实无骨折。为了使自己的经脉尽快畅通，他尝试了不少方法，最后还是几个简单的中草药外敷帮了他的忙。5 天后肿胀消失，活动自如。

此方的具体操作方法为：准备黄枝子 2 份，乌药 1 份，桃树枝心 1 份，樟树枝心 1 份。将上药分别晒干，研成细粉，分装保存备用。用时，取适量药粉，用水及 50% 的酒精调成糊状，再加上适当的面粉混合搅匀，然后摊在塑料布上，厚约 0.3 厘米，外敷于伤处，用绷带包扎固定，以防药液外溢。冬季可以 2~3 天换 1 药，夏季 1~2 天换 1 次，以保持其湿润。

想要有效预防运动损伤，就要做到以下几点：

1. 运动前充分做好准备活动。运动前必须做好准备活动，可升高身体和肌肉温度，提高肌肉灵活性，从而提高肌肉抵抗损伤的能力。

2. 运动前不要空腹，运动的前中后要饮足够的水。

3. 在运动和劳动中学会护腕、护膝、护踝等是很有必要的。

4. 参加一些力量和柔韧练习以防止受伤，动作幅度不宜过大，不要锻炼过度。

5. 学会摔倒时的各种自我保护方法，如落地时用适当的滚翻动作以缓冲外力等。

6. 平时加强锻炼，提高肌肉力量。

7. 除工作及不得已情况外，尽量不要爬高。

8. 在运动及游戏中注意安全，加强自我保护意识。

9. 天气不好（如有雨雪时）及黑夜外出时，走路骑车都要加以注意。

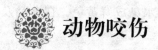 # 动物咬伤

## 土升麻，治毒伤的特效药

韩辉是某地质局的员工，因为要经常外出勘测，所以难免会到荒凉地段。一次外出到郊外勘测的时候，不小心被毒蛇咬伤，做过紧急处理之后处于半晕厥状态。就在他觉得自己快没救的时候，一位颇有经验的同事以最快的速度找到了一种草药来帮其治疗。几分钟之后，他感觉自己的伤处有点发凉，意识却比刚才清醒了许多。后来接手治疗的医生看到这个情形，情不自禁地说："这是谁做的？幸亏了这个土升麻！不然，小伙子，你可能撑不到医院了。"

韩辉同事所用的急救偏方就是一种叫土升麻的植物，其株高约 1 米，叶似麻，对生，叶边缘有齿，叶上有毛；茎菱形，皮青绿色，有细毛；多分枝，对生；全国各地均有分布；多生于山坡、灌木丛中，路边、旱地边；其味甘、苦，性平、无毒。

了解了这种草药的神奇妙用，我们一起来看用它急救毒蛇咬伤的操作步骤：首先，取土升麻鲜叶 500 克左右，捣烂后以 80~150 克榨汁内服，余下的榨汁外擦。外擦要从患者中毒的上部（近心端）往下（远心端）擦，直至伤口。经验证明，用药之后，患者会感觉到中毒的上部有一股类似于液流的毒气向体外流去，并伴有麻、痒、冷的感觉。这种感觉在 20 分钟内产生，说明药已起作用，患者此时就可以把心放下了。

在对于土升麻的使用过程中可能遇到患者中毒面积较大而土升麻叶较干的情形。这时，可用 150~200 克浓淘米水（糯米）掺土升麻叶捣烂，取混合汁外擦，效果与只用土升麻叶汁一样；也可用更多的叶子，以捣取足够的汁液，外擦用量不限。

如果想要加快治愈效果，还可以在有条件的前提下，待药起效后，取鲜鸡蛋一个煮至老熟，剥取完整的蛋黄，将蛋黄切成若干片，在薄片中央穿一小孔，然后小孔对准伤口将蛋黄薄片置于伤口上。经 10 ~ 20 分钟，蛋黄薄片就会因吸了毒而由黄变绿，再变成紫黑，质干面脆。接着以同样的方法换上新的一块，如此反复。这样，一驱（土升麻）一吸（蛋黄）会大大加快治愈速度。

此外，有的蛇伤患者的伤口封闭而起黄水疱，应在用药时用干净的锐物黄水疱刺破，放出黄水，打开伤口以利排毒。

## 用铁角凤尾草应对虫螫

余中立是一个摄影爱好者，前些日子和几位朋友外出郊游采风的时候，不小心被一种马蜂螫伤了。原想没什么大不了的，不料又痛又肿。正当他手足无措的时候，有个同伴不知从哪儿弄来一把铁角凤尾草，用随身带的水洗净后，放入口中咀嚼，然后将汁连同唾液一起擦到余中立伤口上，其痛处很快就好了很多。

等大家都安全回到休息场所的时候，余中立惊喜地发现，伤处已完全消肿了。

为什么这个铁角凤尾草这么管用呢？

铁角凤尾草是铁角蕨多年生草本，全国各地均有分布，以全草入药，四季可采，洗净，鲜用或晒干。其味淡，性凉，叶含黏液质，具有清热解毒，渗湿，调经止血，散淤等功效。外用可治烧烫伤，外伤出血，毒蛇咬伤等。外用可取适量鲜品捣烂敷患处。如果像例子中的伤者那样将其放在口中充分咀嚼，将汁连同唾液涂在伤口上，其涩味与唾液都具有止血、消毒、消炎的作用。

## 蚯蚓掺红糖快速治蛇咬伤

胡大爷是一个园艺师，做园艺工作二十多年了，也遇到过不少蛇虫叮咬的事。但是，这一次，被毒蛇咬伤后，多家医院都没有抗蛇毒血清。他的老伴想到用家乡的土方治疗。将蚯蚓和红糖拌在一起，沿着伤口出现的红线往回敷，一个小时之后，红肿已经消了不少。

如今喜欢野外活动的人越来越多了，但对野外危险，特别是动植物造成的危险往往估计不足，这些危险，尤以毒蛇最具代表性。在此提醒大家，到外地旅游，人地生疏，如遇突发的身体毛病往往会手足无措，所以外出野游时一定要做好相应的防范措施，特别要注意竹叶青、烙铁头、眼镜蛇及银环蛇这四种毒蛇。对不同的毒蛇，防治的方法也有所区别。

进入秋初，"驴友"们到野外远足时最好带上一些蛇伤药，夏天雨前、雨后、洪水过后更应该特别注意防蛇。蛇种不同，活动时间也不同，蛇伤主要集中在白天9~15点和18~22点。远足时要避开人迹罕至的草丛、密林等，可以带上软质的长棍或竹竿，边走边打一打路边的草丛，蛇会迅速逃跑，一般不会主动攻击。在有毒蛇活动的环境中行走时，更要提高警惕，穿高帮鞋、长裤，因为蛇的攻击点一般都集中在腿部。尽量避免在草丛里休息，露营时一定要将帐篷拉链完全合上，在收拾地席或帐篷时，要小心查看。在翻转石块、采摘野果时也要小心观察，一些蛇类经常栖息于树上（比如竹叶青）。经验告诉我们：迫不得已要在野外休息时，可在周围撒雄黄、石灰粉或水浸湿了的烟叶；另外，蛇讨厌风油精。见到毒蛇后要保持镇定安静，不要突然移动或奔跑，没有十足把握不要发起攻击，应绕行或退后，其实蛇更怕你。被蛇追逐切勿直跑或径直向下坡跑。

虽然一般情况下被大蛇咬伤症状更严重，但很多时候，刚孵化出来的小蛇比蛇妈妈毒性更大，蛇的种类不同，毒性强弱也不同，如银环蛇的个头通常较小，但毒性极强。所以遇到小蛇，也不要掉以轻心。记住这些常识，许多蛇伤是可以避免的。

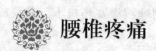 **腰椎疼痛**

## 腰痛病用拉单杠法治愈

正确的姿势不仅能够省时省力，减少人体骨关节、肌肉、韧带的磨损，又可避免不良姿势造成的各种损伤。在工作、学习和生活中应防止长时间地保持单一姿势，纠正不良姿势，防止过度劳累。特别是腰部的超负荷使用必然会造成腰部肌肉、韧带和关节等的损伤而出现腰痛、腿痛。

退休职工蒋必军今年72岁了，他是腰椎骨质增生患者，自20多年前开始发病，经多方治疗，有一定的效果，但不太理想。病情经常反复，有时莫名其妙地复发，不能动，睡不下，即使睡下了，也不能翻身。拍片后医生诊断为腰3、4椎间盘突出，无特效药，曾动员他做手术。

一次蒋必军因腰痛复发又到中医院去针灸推拿、拔火罐，一位年轻的医师介绍说："挺腰杆、拉单杠可能对你的病症有好处，你不妨试试。"碰巧他家旁边有一单杠——篮球架的横档，他便开始坚持练习。一年多后，腰病从未复发过，而且把原来的颈椎痛、肩周炎也治好了。

这个拉单杠治疗腰痛病的方法具体要按照下面的步骤来进行：

第一步，手拉单杠，脚尖固定踏地，将腰部前后摆动16~20次；

第二步，再手拉单杠，靠手臂上下屈伸，使脚脱离地面，身体悬空，做16~20次。

这里需要注意，除了采用此法之后，肥胖的人还应有意识地控制自己的体重。肥胖的人往往易于发生腰背痛，因为体重增加了相应肌肉、韧带和骨关节的负担。

## 爬行模仿，治疗腰椎间盘突出

腰椎间盘突出症，也称为髓核突出或腰椎间盘纤维破裂症，是临床上较为常见的腰部疾患之一。腰间盘存在于腰椎的各个椎体之间，为腰椎关节的组成部分，对腰椎椎体起着支撑、连接和缓冲的作用，它的形状像个压扁的算盘珠，由髓核、软骨板、纤维环三部分组成。当由于外伤、退变等原因造成纤维环后凸或断裂，髓核脱出，就称为腰椎间盘突出。

本病的发生是因年龄增长，使韧带松弛、椎间盘老化、弹性降低，由外伤、劳累或风湿寒邪等因素所诱发，多见于40岁以上的中老年人。中医学认为腰椎间盘突出属"腰腿痛，痹症"范畴。

运动医学专家指出，四肢爬行的动物比直立行走的动物血液更流畅，而且很少患腰椎疾病。椎间盘突出基本痊愈后可以进行简单的爬行锻炼，来帮助松解粘连的组织，促进局部血液循环，有利于更好的康复。另外，还可经常锻炼脊柱两侧的肌肉韧带，预防椎间盘突出的复发。

魏敏的妈妈患腰椎间盘突出1年多了，开始只能遵医嘱，老老实实在床上休养。到病情稳定后开始尝试爬行法，坚持了两个月，觉得腰部轻松了很多，腿也不像原来那样疼了。

具体运动方法是：双手、双膝着地着床，头部自然上抬，腰部自然下垂，爬行长度为 20 米左右。爬完之后为了增加效果，可以适当做几个俯卧撑，然后仰卧位双膝屈曲，手抱膝使其尽量靠近胸部，然后放下，一上一下为一个动作，连续作 20~30 个。做完再取仰卧位，双膝屈曲，以足跟、双肘、头部当支点，抬起骨盆，尽量把腹部与膝关节抬平，然后缓慢放下，一起一落为一个动作，连续 20~30 个。

这套动作简便易行，每天只需抽出 10 分钟时间，每晚睡前一次，连续两个月。注意一定要在病情基本痊愈后，处在恢复期才能练习此方法。此病应在年轻时即加以预防，以免到中老年时受病痛折磨，具体如下：

1. 寒冷潮湿的季节应注意保暖。

2. 定期进行健康检查。发生腰椎退变、出现腰背痛时要及时治疗。

3. 改善姿势，劳逸结合。注意平时的站姿、坐姿、劳动的姿势以及睡姿的合理性，纠正不良姿势和习惯。需要长时间弯腰或伏案工作的人，可以通过不断调整坐椅和桌面的高度来改变坐姿，活动一下身躯、上肢和头颈部等。坚持工间操，使疲劳的肌肉得以恢复。

4. 加强脊柱锻炼。运动对骨骼肌肉系统有良好的作用，能改善骨、关节、韧带功能。

## 腰椎间盘突出不用愁，草药帮你解忧

随着生活方式的多样化改变，患者呈现出增多的趋势，严重影响他们的正常工作和日常生活。患上此病后虽需药物或手术治疗，但平时的护理更加重要。

谈某，患腰痛已经两年多，经某医院证实为"腰椎间盘突出症"。曾用中西药及针灸、理疗，皆不见效，病情日见加重，近两个月来腰酸频发，双腿无力，不能久站，伴有头痛眩晕，耳鸣，夜间睡眠差，梦多烦躁。

后来决定采取内外兼治的办法治疗，外治用丹火透热法，取双侧肾俞穴及压痛点，每日 1 次。内治选择了一个传世已久的中草药药方。内与外结合，综合调理一个半月下来，患者腰痛较初诊时明显缓解，生活起居已不受影响，饮食睡眠皆正常。

这里，他所选择的内治方的具体内容为：准备桑寄生 10 克，狗脊 10 克，丹参 20 克，熟地 10 克，党参 10 克，当归 10 克，全蝎 6 克，川牛膝 10 克，制川乌 6 克。本方具有补益肝肾，祛风通络作用。常用于治疗腰椎间盘突出症。将上药共研细末装入胶囊，每粒 1 克，每次 4 粒，每日 3 次。3 日即可初见疗效。

方中桑寄生、狗脊是主药，有补益肝肾、强筋骨、祛风湿作用；当归、党参、熟地起益气养血，补精填髓作用；佐以丹参、川牛膝以活血化淤、引血下行；全蝎、制川乌温经散寒、通络止痛。该方主要用于治疗腰椎间盘突出症，涉及颈椎病。

腰椎间盘突出症患者由于生病而减少了一定的活动量，所以饮食的摄入量也应适当减少，胃肠蠕动慢，消化功能降低，故应合理安排饮食，注意少食多餐，多吃蔬菜水果及豆类食品，多吃一些含钙量高的食物，如牛奶、奶制品、虾皮、海带、芝麻酱、豆制品等，有利于钙的补充，但是腰椎已经长出骨刺（骨质增生）的病人则不宜摄取太多钙质。尽量少吃肉及脂肪量较高的食物，因其易引起大便干燥，排便用力而导致病情加重。

此外，此类患者还要注意卧具和卧位。

过软的床铺在人体重量压迫下可形成中间低、四边高的形状，很容易影响腰椎的生理曲线，使椎间盘受力不均。因此，从治疗和预防腰椎间盘突出症的角度出发，选用木板床较为合适，一般使用时应将被褥铺垫得松软合适，这样才能在很大程度上维持腰椎的平衡状态。

在条件允许的情况下，还可以选择佩戴护腰来防寒保暖。佩戴护腰对腰椎间盘突出症患者来说，主要目的是制动，就是限制腰椎的屈曲等运动，特别是协助背肌限制一些不必要的前屈动作，以保证损伤的腰椎间盘可以局部充分休息。

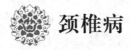 颈椎病

## 电吹风温熨法，吹走颈椎病

颈椎病一旦找上你，就可能会引起头痛、眩晕、耳鸣、视物模糊、记

忆力差、反应迟钝等症状，让人浑身难受。患颈椎病的人90%以上有更年期综合征、自主神经功能紊乱的各种附加症状。

颈椎病属中医"痹症"范畴，电吹风为理发、美容的必备工具，似乎二者毫无瓜葛，但采用电吹风发出的热量，取代中医外治的"温熨"疗法，用于治疗颈椎病疗效甚佳。

小陈是某大学大四学生，最近经常感觉自己脖子僵硬，而且稍微动一下就感觉疼痛，到医院检查才发现是颈椎肌肉劳损！怎么年纪轻轻就得了这个病呢？

虽然颈椎肌肉劳损还不是真正意义的颈椎病，但冰冻三尺非一日之寒，若颈椎肌肉一次不注意出现炎症水肿，尚未待其恢复又再次损伤发生炎症渗出，长此以往肌肉粘连变硬甚至骨质增生，颈椎病就发生了。因此，颈椎病需要我们早期有效地去养护，防止其恶化。

用电吹风温熨法治颈椎病，方法十分简便，患者可自诊自治。

自己以正坐位姿势，用左手先在颈部扪及压痛点，随后将右手握着的吹风机接通电源，将热风对着压痛点频频温熨，并使颈部做左右旋转。前后俯仰动作，再用左手指轻轻按摩压痛点。如熨时局部有灼热感，则可能是因为电压偏高，或熨时过长，或吹风机距皮肤太近。为防皮肤灼伤，可关上开关，暂停操作，待灼热感消失后，续用前法，感到热风作用于皮肤的温度适宜，持续一刻钟左右即可。除炎热天气外，每天早、晚按上法分别操作一次。

脊椎病的罪魁祸首是肌肉损伤，因此防治颈椎病最根本的要求是要纠正长期的不良姿势，定时工作。工作的视角要正确，电视、电脑中点与眼睛的高度以15°以内为宜。椅子的高度要适中，保持膝盖与臀部同高，脚板能平踩地面（必要时脚下可加垫）。开车的司机应保持膝盖与腰部同高，坐直，两手同握方向盘开车，切莫让脖子和身体长时间前俯。"定时换一个姿势很重要"，隔20~30分钟稍微换一个姿势。坐的时间长了，应该稍微休息一下，喝杯水，走一走。同时，良好的睡眠对颈背大有助益，要保持正确的睡姿。无论平躺、侧卧，枕头都必不可少。

此外，还要注意要保持舒适的温度，空调温度不要过低，同时避免空调风直对着人体。

## 后溪穴，助你摆脱颈椎病困扰

现在得颈椎病的人非常多，患者的年龄也越来越小，甚至有小学生也得了颈椎病，原因很简单：伏案久了，压力大了，自己又不懂得怎么调理，所以颈椎病提前光临了。不仅仅得颈椎病，腰也弯了，背也驼了，眼睛也花了，脾气也糟了，未老先衰，没有足够的阳刚之气。这是当今多数人面临的一个严重问题。

很多人认为这些都是脑力劳动的结果，脑力劳动也是很"消耗"人的，其实不尽然，当长期保持同一姿势伏案工作或学习的时候，上体前倾，颈椎紧张了，首先压抑了督脉，督脉总督一身的阳气，压抑了督脉也就是压抑了全身的阳气，久而久之，整个脊柱就弯了，人的精神也没了。人体的精神，不是被脑力劳动所消耗掉的，而是被错误的姿势消耗掉的。

这些问题通过一个穴位就能全部解决，这就是后溪穴。

后溪穴是小肠经上的一个穴，奇经八脉的交会穴，最早见于《黄帝内经·灵枢·本输篇》，有舒经利窍、宁神之功，能泻心火，壮阳气，调颈椎，利眼目，正脊柱。临床上，颈椎出问题了，腰椎出问题了，眼睛出问题了，都要用到这个穴，效果非常明显。它可以消除长期伏案或在电脑前学习和工作对身体带来的不利影响，只要坚持，即可见效。

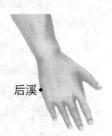

后溪·

后溪穴的位置

对后溪穴的刺激不用刻意进行，如果你坐在电脑面前，可以双手握拳，把后溪穴的部位放在桌沿上，用腕关节带动双手，轻松地来回滚动，就可达到刺激效果。在滚动当中，它会有一种轻微的酸痛感。每天抽出三五分钟，随手动一下，坚持下来，对颈椎、腰椎有非常好的疗效，对保护视力也很好。

另外，我们从颈椎病的致病过程来看，预防它最主要的方法还是避风寒。有的人喜欢把空调调到最低，结果出门以后便浑身发僵、脖颈发紧，慢慢地也会形成颈椎病。所以天冷的时候，出门要穿高领的衣服或者戴个围巾，不要让风寒轻易地袭击到人体，这也是预防颈椎病的方法。

## 小枕头睡一宿，颈椎病好很多

高天，今年 58 岁，10 多年前就患了颈椎病，整天头晕，两手及肩都发麻，严重时晚上整夜不能睡觉，身体向左卧左侧手臂发麻，向右睡右侧手臂发麻，仰脸睡两侧均麻。早上起来，双手不能握拳。高天到医院去检查，拍了颈部 X 片，诊断为颈部骨质增生，颈椎弯曲消失，医生让高天做牵引治疗。那时每天工作很忙，哪有时间天天去医院做牵引！一次偶然的机会，高天在一份医学报刊上看到一篇关于用小枕头防治颈椎病的文章，抱着试试看的心理，照着做了一个小枕头，试用后效果真不错，不到一个月，高天的颈椎病就好了不少，再过一个月双手基本不麻了，现在基本痊愈了。据说颈椎病在老年朋友中发病不少，高天曾将此法介绍给好几位病友，疗效均不错。

其具体方法是：病人仰面朝天，在颈下部放置一个 20 厘米×40 厘米大小的圆筒状枕头，使头稍向下垂，颈部过伸，起到牵引作用。可用棉花或木棉做芯，亦可用稻糠壳或荞麦壳做芯。如同时患有高血压，可购买川芎、白芷、丹参、菊花等量（够一个枕芯量），用槌将药槌碎一些，然后装入枕中。用棉花做的枕芯一定要包紧，不宜太软。开始使用时可能会觉得不舒服，只要坚持每晚使用，逐渐就会适应了。在发病时，用此法可使症状减轻，以至消失，无症状时可预防发病。

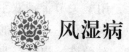

# 风湿病

## 醋蛋液治好关节类风湿

类风湿性关节炎素有"不死的癌症"之说，两年致残率高达 50%，已经成为人们自由生活的重大杀手。类风湿性关节炎，是一种病因尚未明了的慢性全身性炎症性疾病，以慢性、对称性、多滑膜关节炎和关节外病变为主要临床表现，属于自身免疫炎性疾病。该病好发于手、腕、足等小关节，反复发作，呈对称分布。

徐熙因为关节类风湿，住院 3 个疗程不见好转，而且肩膀也开始痛，严重时手抬不起来，甚至到了生活不能自理的程度，起居、大小便都需要别人协助。后来尝试服用了新的西药，起到了暂时缓和病情的效果，但是在服药期间医生和有经验的人都说常服此药不好，一停药就出现剧痛。没有别的办法，只好按维持量每天服用 1 片，共服用了一年半。在服此药期间虽然止了痛、能活动，但全身不舒服，心情急躁，感觉有一种骨头和肉脱节似的难受。

2007 年，徐熙开始服醋蛋液，服醋蛋液的第一天关节没痛，第二天也没痛，第三天还是没有痛，他高兴极了。以后坚持服用，结果不但关节不痛了，全身也特别轻松舒服。服用一段时间后，双手各关节前部由白变粉红、深红色，总感觉关节内像有小虫往外钻似的。后来，双手颜色正常了，各关节也不痛了；双手在早晨或劳累时有些发硬，但活动一下就好了；双肘及手活动也灵活了，一般的家务活也都能干了。

醋蛋液的具体做法如下：陈醋 100 毫升，放入带盖茶杯中，杯内再放一个新鲜鸡蛋，盖上盖密封 4 天后，将鸡蛋壳取出，把鸡蛋和醋搅匀，再盖上盖密封 3 天即可服用。每剂可用 7 天，每一剂药服到第 3 天可制下一剂。每次口服 5 毫升，每日 3 次。

平时在饮食方面的调理需要注意饭菜清淡、搭配合理，营养健康的饮食可以使类风湿关节炎患者保持较好的食欲和脾胃运力，从而增强抗病能力。

有些食物会明显加重病人症状，若能稍加注意便可避免不必要的痛苦与恶化，如高脂肪类、海产类、过酸、过咸、辛辣、生冷类等食物都很容易加重患者的病情，要少吃。

## 妙用茜草，关节活血又止痛

何超的工作是机械修理师，每天都会用到手指。有一天，右手的拇指和小指的关节部位开始疼痛，只要稍微动一下手指，关节便会作响，到医院看了 3 个月也不见好，公司里的同事建议何超试一试他家的一个家传秘方，就是用茜草粉混合一些面粉涂在患部。何超用后发现效果果然很好，大约一周后手关节就不痛了。

经此方治疗，何超腿不疼了，腰不凉了，肩也好了。以后又有几位多年的风湿病患者试用此方，都称其为灵丹妙药。为什么茜草会有这么好的治疗效果呢？

茜草是茜草科植物，药用部位是根及根茎，是很有名的活血化淤草药，其味苦，性寒，有凉血止血、通经活络、止咳祛痰的功效，可用于吐血，衄血，崩漏下血，外伤出血，经闭淤阻，关节痹痛，跌扑肿痛。另外跌打损伤、月经不调（周期不顺畅）及体质虚弱的人服用后效果也很好。

茜草根中含多种羟基蒽醌衍生物，如茜草素、异茜草素、羟基茜草素、伪羟基茜草素、茜草酸、茜草苷、大黄素甲醚等，以及具有升高白细胞作用的茜草萘酸苷等。茜草能治疗的筋骨痛，即因筋骨发炎或关节发炎所引的疼痛。

这个偏方的治疗过程是：将茜草捣碎成粉末，与适量面粉混合均匀，加酒调成糊状，涂抹于疼痛部位，每天换 1 次。或者取鲜茜草根 120 克，白酒 50 毫升。将茜草根洗净捣烂，浸入酒内 1 周，取酒温炖，空腹饮。第一天饮到八成醉，然后睡觉。覆被取汗，每天 1 次，服药后 7 天不能下水。

平时在饮食上，对过去曾明显诱发和加重自己病情的食物应该避免食用，其他食物都可以吃，要吃得丰富多彩，才能保证营养全面、合理。当然，不要过多吃肥腻食物、海产品及过酸、过咸的食品。

由于类风湿性关节炎是慢性的，病人处于长时间的慢性消耗中，因此，要注意改善病人的营养摄入，促进病人食欲。要注意选择高蛋白、高维生素和易消化的食物，还应注意菜的色香味，也可以增加餐饮量或次数，以供给足够的热能。

## 坚持外治方，关节不再痛

风湿性关节炎，又称为"风寒湿性关节痛"，在发病初期治疗及时较容易根治，只需一些祛风、燥湿、通络的药物即可，如果病程冗长、反复发作，则必须辨证论治，审证发药，"扶正培本、益肾壮督治其本，钻透剔邪、蠲痹通络治其标"。

风湿性关节炎易在潮湿、寒冷的环境下或劳累过度时发作，所以，迅速缓解疼痛的关键在于驱寒、除湿、放松关节。要想达到这种效果，外治法不可忽视，下面我们就为大家介绍几种简单的外治法：

1. 热水泡澡或泡脚。风湿性关节炎患者，在 40℃ 左右的热水中泡澡，会感觉身体完全放松，压迫随之减少，疼痛也可获得缓解。也可以在晚上用热水泡个脚，水温同样在 40℃ 左右即可，但热水应能浸至踝关节以上，时间在 15 分钟左右，以促进下肢血液循环。

2. 药酒浴。饮辣椒酒，并用清洁棉球蘸酒擦抹患病关节，至发红、发热为止，每日 2 次。

3. 关节保健操。放松颈部，头向上下运动；慢慢向左右转动；向两侧屈，耳朵尽量贴向肩部。肩关节向前后、左右、上下各方向活动一次，做圆形运动；双手握在一起放在头后，双肘尽量向后拉。手腕上下、左右活动。双腿自然站立，分别向前、后、左、右活动髋关节、膝关节、踝关节、趾关节。

## 叉手操治关节炎，治疗保健两不误

自我保健按摩是一种简便易行、安全性高的能起到缓解风湿性关节炎症状及促进康复作用的好办法。

王和一 55 岁时，小指关节突然肿痛，经治疗无效，结果关节僵直、扭曲。两年后，王和一已有四个手指活动不灵，到医院就诊，医生说可能是类风湿，但检查是阴性，否认了此病。因王和一患有牛皮癣，医生又判断是牛皮癣型关节炎，这等于给王和一的手判了死刑。从此，他每次一摸冷水就犯病。

后来王和一听一位老同事讲，经常叉手对治疗关节炎有好处，从此王和一便每天做叉手操。

具体的操作方法是：十个手指自然张开，用力交叉插入手指缝中，共做 32 遍。再一个一个手指相交叉，即先将左手心向下，右手掌与左手成垂直状，手心向内，然后右手拇指与左手拇指相叉，做 32 遍，示指、中指、无名指、小指再做同样的动作。五个手指各做 32 遍。接着换手，右手在上，手心朝下，左手手心朝内，做同样动作，每天做一次此操。

坚持一个月后，王和一的关节痛明显好转，三个月后用冷水洗手也不犯病了。想不到，简单易行的叉手疗法治好了王和一的手关节炎。

在进行这一保健按摩时，应注意以下问题：

1. 局部存在急性静脉炎、淋巴管炎及各种皮肤病（如皮炎、湿疹、痤疮、局部化脓及感染等）时，禁用自我保健按摩。

2. 在过饥、过饱的情况下，不宜使用本法。

3. 自我按摩时必须在身心安静、肌肉与关节松弛的状态中进行。

4. 自我按摩时最好选用手及腕、肘关节无病变的上肢。如果双上肢均有病变，自我按摩时一定要注意病变关节的活动幅度及活动量，不可过大，以防加重损伤。

5. 自我按摩可与物理疗法和练功体操相结合，其效果更佳，一般先行理疗，再进行自我按摩，最后做练功体操。适当的娱乐活动对缓解关节痛有实际的助益作用。

娱乐一般包括文娱、文艺、体育三方面的内容。唱歌、跳舞、下棋、打牌、听音乐、看戏、看电影、看电视等属于文娱活动；写诗、绘画、咏诗、读书、看报等属于文艺活动；体操、太极拳、太极剑、气功、各种球类运动、田径运动、游戏、骑马、骑自行车、参观、旅游、打猎等属于体育活动。

适度的娱乐活动，可以开阔患者的视野，转移患者的注意力以减轻疾病带来的心理压力；有助于患者树立正确的人生观，恢复良好的心理状态，增强战胜疾病的信心；有助于增进人际关系，建立与社会环境之间的正常关系，克服逃避环境、孤僻、衰退、离群独处等病状，减少生活的单调和苦闷，提高病人的兴趣和热情，陶冶情操；有助于恢复健康的心理状态，从而促进疾病的康复。此外，适度运动可以改善血液循环及代谢，增强体质与毅力，利于改善和恢复关节的运动功能，预防关节骨质疏松与强直、挛缩和肌肉萎缩。

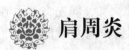

# 肩周炎

## 懒人肩周炎，想好就学健身操

肩周炎是以肩关节疼痛和活动不便为主要症状的常见病症，本病的好发年龄在 50 岁左右，女性发病率略高于男性，多见于体力劳动者。如得不到有效的治疗，有可能严重影响肩关节的功能活动。

2004 年，李霞患了肩周炎和颈椎骨质增生病，脖子疼得不能转动，双臂不能抬，经常头晕。李霞多次服用中西药及理疗和按摩治疗，但效果不佳。后来跟一位朋友学会了一套转体摆臂往后瞧健身操，经过半年的锻炼，肩关节疼痛明显减轻，头晕也见轻了。后来她又坚持锻炼半年，肩关节疼痛消失了，脖子也不痛了，头晕也好了，现在她仍坚持练这种操。

转体摆臂往后瞧健身操的动作要领如下：

第一节：两脚左右开立与肩同宽。第一拍右臂向左上方摆，同时上体向左转体，左臂向右后下方摆，两眼往后瞧。第二拍，左臂经体前向右上方摆，同时上体向右转体，右臂经体后向左后下方摆，两眼往后瞧。这样连续向左右转体摆臂往后瞧做 24 拍为第一组。

第二节：第一拍，上体向左转体时，右臂向左上方摆拳击左肩，同时左臂向右后上方摆拳击右后背，两眼往后瞧。第二拍，上体向右转体时，左臂经体后向右上方摆拳击右肩，同时右臂经体后向左后上方摆拳击左后背，两眼往后瞧。这样连续向左右转体摆臂拳击（肩和背），两眼往后瞧做 24 拍为第二组。

第三组动作同第一组，第四组动作同第二组。每组做完后应休息 1 分钟再练下一组。体质好的人可多做几组。

本病时间拖得越长，痛苦越大，功能恢复不全，有 20%～30% 的肩周炎者会同时患有颈椎病。因此平时注意肩部保暖，以防受风寒湿邪；坚持体育锻炼，如打太极拳、做操等均能有效防止肩部慢性劳损。

## 连吃樱桃，消炎胜过阿司匹林

丛磊是某高中的毕业生，高考结束当日，他和许多考生一样选择了彻底放松一下。下午和朋友聚餐之后，他回到家里就上网打游戏，由于复习的那段日子着实辛苦，父母也就由着他放松，但是没有想到丛磊竟然通宵玩起了游戏。然而，当他打完游戏想回床上睡觉时，忽然发现自己的右肩活动起来比较困难，还有阵发性的疼痛，连洗脸抬手都疼。在母亲的催促下，他来到医院骨科就诊，检查结果为肩周炎。

后来经邻居推荐，他开始把樱桃当零食，每天吃上 30 粒，没想到，肩周炎竟然在半个月后基本痊愈了。

为什么樱桃有如此功效？

樱桃为蔷薇科植物，全身皆可入药，鲜果具有发汗益气、祛风的功效，适用于四肢麻和风湿性腰腿痛的食疗。美国密西根大学研究发现，樱桃中的花青素，能降低发炎的概率，吃20粒樱桃比吃阿司匹林更安全有效。一般痛风或关节炎病人，食用樱桃几天之内就能消肿、减轻疼痛。长期面对电脑工作的人常常会有头痛、肌肉酸痛等毛病，多吃些樱桃可以缓解或消除这些症状。

樱桃中含有丰富的铁、花青素、花色素及维生素 E 等，均是很有效的抗氧化剂，可以促进血液循环，有助尿酸的排泄，能缓解因痛风、关节炎所引起的不适。特别是樱桃中的花青素，对消除肌肉酸痛和炎症十分有效。

樱桃虽好，但也要注意不能多吃，因为其中除了含铁多之外，还含有一定量的氰苷，若食用过多会引起铁中毒或氰化物中毒。一旦吃多了樱桃发生不适，可用甘蔗汁清热解毒。同时，樱桃性温热，热性病及虚热咳嗽患者要忌食。

除了这个吃樱桃的小偏方外，想要肩周炎尽快好起来还要注意预防：

1. 加强体育锻炼是预防和治疗肩周炎的有效方法，但贵在坚持。如果不坚持锻炼，不坚持做康复治疗，则肩关节的功能难以恢复正常。

2. 营养不良可导致体质虚弱，而体质虚弱又常导致肩周炎。如果营养补充得比较充分，加上适当锻炼，肩周炎常可不药而愈。

3. 受凉常是肩周炎的诱发因素，因此，为了预防肩周炎，中老年人应重视保暖防寒，勿使肩部受凉。一旦着凉要及时治疗，切忌拖延不治。

4. 加强肩关节肌肉的锻炼可以预防和延缓肩周炎的发生和发展。据调查，肩关节肌肉发达，力量大的人群中，肩周炎发作的概率下降了很多，所以，肩关节周围韧带，肌肉的锻炼强大，对于肩周炎的治疗恢复有着重要的意义。

## 穿山甲入药，缓解你的关节痛

王致鹤是某奶牛养殖基地的管理员。已经 52 岁的他从事奶牛饲养和管理工作 30 余年，一向身体硬朗。但是，最近却不得不找人代班。因为他肩周炎发作了，疼痛难忍，尤其是到了晚上，痛感更强，甚至夜不能眠。他试用过不少办法，大都只能暂时缓解疼痛，却无法起到根本的治疗作用。

后来，有一个学中医的朋友建议他试用一款内服调养方。两个月后，其疼痛消失，半年后，病情也没有出现反复症状。

这个方子的主要构成和制作方法是：先准备穿山甲 15 克，当归 9 克，川芎 6 克，羌独活 6 克，防风 6 克，威灵仙 9 克。然后将这些药放在一起，用水浸泡，全部泡透大概需要 40 分钟，泡透之后开大火煮沸，煮沸后再转换成文火，文火状态下再次沸腾后即可。像很多中药一样，此方也要经历重复煎煮的过程。按照上述方法重新煎煮一次之后，把两次的药合为一处，每次饭后服用一小碗，每天一碗即可。本方具有养血散寒、通络止痛作用，常用于治疗产后关节痛。

方中穿山甲性善走窜，活血通经；当归养血活血；羌活、防风祛风散寒，通络止痛；独活、威灵仙祛风湿，通经络，止痹痛。诸药合用，则养血散寒，通络止痛，适用于产后感受风寒，而见周身疼痛，体虚畏寒者。

穿山甲为脊椎动物鲮鲤科食蚁兽，它是一种古老、构造独特的珍稀哺乳动物，为国家二级珍稀保护动物，穿山甲全身有 600 多块覆瓦状的角质鳞，质地坚硬，可以起到很强的保护作用。

穿山甲入药始见于南朝齐梁陶弘景《名医别录》。穿山甲咸能软坚，性善走窜，可透达经络直达病所。治疗乳汁不通可单用为末，每次 6 克，每日 2 次，黄酒送服，或与王不留行、瞿麦等同用，方如涌泉散，有俗语云此方："穿山甲，王不留，妇人服了乳常流。"

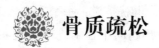

# 骨质疏松

## 鲜为人知的草药方，治好骨质疏松

骨质疏松症就是指骨骼中的骨质流失，令骨结构变得稀疏，致使骨的脆性增加及容易骨折的全身性骨骼疾病。它的严重后果在于一些不经意的活动或创伤都可能引起骨折，给患者造成极大的痛苦。

为此，我们为大家推荐一个中草药传统偏方，可以有效防治骨质疏松症。

组成：淫羊藿 10 克，鹿角胶 10 克，肉桂 10 克，生地 10 克，山萸肉 10 克，茯苓 10 克，巴戟天 10 克，骨碎补 10 克，三棱 10 克，水蛭 10 克。

用法：先泡发后煎煮，一次煎煮过后，二次煎煮，两次煎煮的药混合在一处饮用。每次煎煮的总时长不超过 50 分钟。将成药先后分为三等份，饭后服用最好。每次服用 1 份即可。

功效：本方具有补肾健脾、活血化瘀作用，常用于治疗老年性骨质疏松症。

一般认为本病的发生与先天的遗传和后天的环境因素有关，而营养失衡、不良嗜好和缺乏体育锻炼是诱发此病的重要可控环境因素。

积极预防骨质疏松症应从以下三个方面着手：

1. 平时要多晒太阳，多做户外活动，注意体育锻炼，通过饮食补充必需的钙。

2. 要养成良好的生活习惯。不抽烟，少喝酒，不喝浓茶，不食用过多的高蛋白食品。

3. 要加强对骨质疏松高危人群的监测。遗传因素者、过于消瘦者、行子宫卵巢切除术者、绝经年龄过早者、嗜好烟酒者、患有内分泌疾病以及长期服用皮质激素者等，都属高危人群，要定期监测骨密度。

## 热水泡脚，从根上防治骨质增生

骨质增生是中老年的常见病和多发病，40 岁以上的中老年人发病率为 50%，60 岁以上为 100%，也就是说，每个人进入老年阶段都将罹患此病。而且，近年来骨质增生发病趋向年轻化，30 岁左右的青年患有骨质增生的已为数不少。

严格说来，骨质增生不是一种病，而是一种生理现象，属中医的"痹证"范畴，亦称"骨痹"，是人体自身代偿、再生、修复和重建的正常功能，属于保护性的生理反应。单纯有骨质增生而临床上无相应症状和体征者，不能诊断为骨质增生症。只有在骨质增生的同时，又有相应的临床症状和体征，且两者之间存在必然的因果关系，才可诊断为骨质增生症。

中医认为"肾主藏精，主骨生髓"，若肾经精气充足则身体强健，骨骼外形和内部结构正常，而且不怕累，还可防止小磕小碰的外伤。而"肝主藏血，主筋束骨利关节"，肝经气血充足则筋脉强劲有力，休息松弛时可保护所有骨骼，充实滋养骨髓；运动时可约束所有骨骼，避免关节过度活动屈伸，防止关节错位、脱位。如果肾经精气亏虚，肝经气血不足，就会造成骨髓发育不良甚至异常，更厉害的会导致筋脉韧性差、肌肉不能丰满健硕。没有了营养源泉，既无力保护骨质、充养骨髓，又不能约束诸骨，防止脱位，久之，关节在反复的活动过程中，便会渐渐老化，并受到损害而过早、过快地出现增生病变，所以防治骨质增生就要常敲肝肾两经。

骨质增生是肾经所主的范围，肾经起点在足底。中医认为热则行，冷则凝，温通经络，气血畅通，通则愈也。敲肾经及热水泡脚就可以产生温通经络、行气活血、祛湿散寒的功效，从而达到补虚泻实、促进阴阳平衡的作用。所以敲肾经及热水泡脚是预防和辅助治疗骨质增生的好方法。

另外，除了常敲经络，平时还要注意避免长期剧烈运动。因为，外伤是造成人体组织增生的重要因素。人体有了外伤，其外伤部位的软骨组织同样会受到伤害，并有可能导致软骨组织的病变或坏死，致使骨端裸露而增生。走路是预防骨质增生症的主要举措，走路可以加强关节腔内压力，有利于关节液向软骨部位的渗透，以减轻、延缓关节软骨组织的退行性病变，以达到预防骨质增生症的目的。但应避免做以两条腿为主的下蹲运动，对于老年人膝关节来说，摩擦力太大，易于使骨刺形成，骨刺刺激关节囊，很容易引起关节肿胀。

还要注重日常饮食，平衡人体营养的需要。专家认为，阴阳平衡、气血通畅是人体进行正常生理性新陈代谢的基础。人体正气虚弱，经络不畅，势必导致气血凝涩而成病变。

此外还要预防寒凉，《黄帝内经·痹论篇》说："风寒湿杂至，而为痹也……以冬遇此病为痹也。"所以，保暖对预防骨质增生也是非常重要的。

## 芝麻妙用，让你的骨架更结实

骨质疏松症是一种多因素所致的慢性疾病，通常在骨折发生之前，基本没有什么特殊临床表现。患上骨质疏松的女性多于男性，常见于绝经后妇女和老年人，不过近年来有研究表明年轻人也成为骨质疏松的强大后备军。

下面为大家推荐几款以芝麻为主的治疗骨质疏松的偏方疗法，希望能够对大家有所帮助。

1. 红糖芝麻核桃糊

材料：取红糖、黑白芝麻、核桃仁粉各 25 克，藕粉 100 克。

做法：先将黑白芝麻炒熟后，再加核桃仁粉、藕粉，用沸水冲匀后再放入红糖搅匀即可食用。

用法：每日 1 次冲饮。

功效：能补钙，适用于中老年缺钙者。

2. 芝麻核桃仁

材料：取黑芝麻 250 克，核桃仁 250 克，白砂糖 50 克。

做法：将黑芝麻拣去杂质，晒干，炒熟，与核桃仁同研为细末，加入白糖，拌匀后装瓶备用。

用法：每日 2 次，每次 25 克，温开水调服。

功效：能滋补肾阴，抗骨质疏松。

3. 桃酥豆泥

材料：取扁豆 150 克，黑芝麻 25 克，核桃仁 5 克，白糖适量。

做法：将扁豆入沸水煮 30 分钟后去外皮，再将豆仁蒸烂熟，取水捣成泥。炒香芝麻，研末待用。油热后将扁豆泥翻炒至水分将尽，放入白糖炒匀，再放入芝麻、白糖、核桃仁溶化炒匀即可。

功效：能健脾益肾，抗骨质疏松。

《神农本草经》说，芝麻主治"伤中虚羸，补五内、益气力、长肌肉、填精益髓"。以上食疗方主要取芝麻补肝肾以健筋骨，可用于肝肾两虚、筋骨不健、四肢酸软无力等。

一提到骨骼健康，多数人会想到补钙和维生素 D。其实，若想健壮骨骼需要的"保养"远远不止这些，以下一些物质也需要及时补充：

1. 蛋白质

骨骼虽然看起来不够"活泼"，其实它们非常"忙碌"，一直处在不断的分解和合成过程中。骨骼合成需要的一种关键营养素就是蛋白质。事实上，骨骼 22% 的成分都是蛋白质。每千克体重大约需要补充 1 克蛋白质，但也不能补太多。

推荐食品：低脂奶制品、无皮家禽肉、鱼肉，各种豆类、豆腐等。

2. 钾

水果和蔬菜含有大量钾，能中和酸。研究也发现，常吃含钾多的食品，骨骼更硬朗。每天从食物中摄取 4700 毫克即可。不过钾的补充剂可能对心脏不利，服用前请咨询医生。

推荐食品：香蕉、橙子、烤土豆、李子、葡萄干和西红柿。

3. 维生素 K

建造骨骼的蛋白质，如骨钙素、蛋白质都需要维生素 K 才能发挥作用。维生素 K 水平低的人，跑步时髋骨骨折的概率增加 30%。女性和男性每日应分别补充 90 微克和 120 微克。

推荐食品：西兰花、菠菜、甘蓝、西芹等绿叶蔬菜。

4. 维生素 $B_{12}$

维生素 $B_{12}$ 摄入不足的人，骨质更容易流失。维生素 $B_{12}$ 能控制血液中的高半胱氨酸水平，该代谢物质和心脏病、髋骨骨折均有一定联系。健康人每天摄入 2.4 微克的维生素 $B_{12}$ 即可。

推荐食品：贝类、瘦牛肉和低脂奶制品。

# 坐骨神经痛

## 按摩尺泽穴，坐骨神经不再痛

坐骨神经痛在体内各种神经痛中居于首位，是常见病。坐骨神经痛患者往往表现在右腿疼痛，从大腿外侧到脚部，疼得厉害的时候一秒钟都坐不下去。

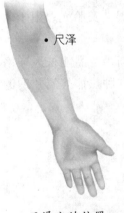

• 尺泽

尺泽穴的位置

坐骨神经痛是由经络不通造成的。大腿外侧只有胆经一条经络，所以可以说，胆经经络不通是造成坐骨神经痛的原因。

那么坐骨神经痛患者该如何缓解和调养呢？

当胆经发生疼痛时，按摩肺经的尺泽穴会感觉非常痛，压住正确的穴位后，停留在穴位一分钟可以立即止住疼痛。为减少发病的概率，平时可以经常按摩尺泽穴。每日睡前用热毛巾或布包的热盐热敷腰部或臀部，温度不可太高，以舒适为宜。

坐骨神经痛是身体排除寒气时的症状之一。当肺排除寒气时，会使胆的功能受阻，当胆经受阻的情形严重时，就造成了胆经疼痛，也就是坐骨神经痛。由于疼痛是由肺热引起的，因此，按摩肺经可以疏解肺热，肺热消除了，胆经也就不痛了。

此外，坐骨神经痛患者还要注意以下事项：工作时坐硬板凳，休息时睡硬板床。要劳逸结合，生活有规律，适当参加各种体育活动。

运动后要注意保护腰部和右腿，内衣湿后要及时换洗，防止潮湿的衣服在身上被焐干。出汗后也不宜立即洗澡，待落汗后再洗，以防受凉、受风。

## 坐骨神经痛的饮食治疗

坐骨神经痛分为原发性和继发性的坐骨神经痛，都是由于突出脊髓压迫神经所致，该病患者最好选择比较温和的治疗方。这里为大家推荐的就是流传于民间多年的一种食疗方。希望可以帮助患者早日恢复健康。

这个坐骨神经痛的饮食治疗方的具体内容如下：

1. 川断 25 克，杜促 30 克，与 1 条猪尾共煮，调味服用。

2. 桑寄生 15 克与 1 个鸡蛋煲熟服用。

3. 老桑枝 6 克，与 500 克重的雌鸡共炖，饮汤食用。

对于川断的药用功能，早在古代医学著作《滇南本草》中就有记载："补肝，强筋骨，定经络，止经中（筋骨）酸痛，安胎，治妇人白带，生新血，破淤血，落死胎，止咳嗽咯血，治赤白便浊。"

桑寄生的主要医学效用是补肝肾，强筋骨，祛风湿，安胎元。用于风湿痹痛，腰膝酸软，筋骨无力。

老桑枝的主要功效是用于风湿热痹、四肢关节疼痛。本品能祛风通络利关节，可单独重用本品（以老桑枝为宜）治疗关节红肿热痛等属热痹的关节病变，亦可配合其他药物同用。

# 第五章

## 日常生活老偏方，处处帮你忙

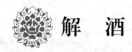

# 解　酒

## 治酒醉，葛花根起灵效

这里为大家介绍一个解酒的小偏方——葛花根。以酒的输入路线来说，酒精进入人体首先伤的就是胃，酒精会对胃黏膜产生刺激，常喝酒的人，胃病的发病率很高，其次是肝脏，酒中很多有害物质，直接对肝脏产生危害，对血压、心脏、脑细胞也都有影响，对常年喝酒的人的记忆力、反应力都不好。而葛花根的药理作用，恰巧可对酒精的侵入起到及时的防护作用。我们可以从以下两点来了解：

1. 葛花中的皂角苷、异黄酮类具有氧化还原作用，加速酒精氧化，可使乙醇失去毒性，收缩和保护胃肠黏膜，减缓酒精的吸收，阻碍酒精快速大量地进入血液循环。

2. 酒前服用，提前在肝、胃形成保护膜，起到护肝养胃，增大酒量作用；酒中饮用抗醉，酒后饮用解酒，源于葛花中异黄酮类可吸附酒中致醉物质，降低酒精浓度，降低心肌耗氧量，保护心血管，并通过加速排尿、排汗排泄分解，缓解头痛、眩晕、恶心等不舒服状态，减轻醉酒程度。

《滇南本草》等多部药典对葛花根也有记载："治头晕，憎寒，壮热，解酒醒脾，酒痢，饮食不思，胸膈饱胀，发呃，呕吐酸痰，酒毒伤胃，吐血，呕血，消热。"了解了葛花根的药理应用，我们接下来就来掌握具体的操作方法：

1. 取葛花根 20 克，用开水冲泡片刻之后服用即可。

2. 将酸枣、葛花根各 10~15 克，一同煎服，因为酸枣性平，味甘酸，有健脾开胃，消食化滞的作用，与葛花根同服，可以缓解酒精对胃的刺激，还有利尿的效果。

## 醉了别愁，豆腐、食醋能解酒

酒醉误事，更误人。尽管每一个人都明白这个道理，但是却总有一些推托不掉的应酬，让我们陷入酒醉中。如何能避免酒醉失态呢，下面给大家介绍两个目前生活中普遍在用的解酒小秘方以供选用：

食醋解酒：主要是由于酒中的乙醇与食醋中的有机酸，随着消化吸收，在人体的胃肠内相遇而起醋化反应，降低乙醇深度，从而减轻了酒精的毒性。基于这个原理，用食醋搭配食物缓解酒醉，是很奏效的解酒妙方，应酬多的人不妨试试下面的几种方法：

1. 用食醋烧 1 碗酸汤，服下。

2. 食醋 1 小杯（20~25 毫升），徐徐服下。

3. 食醋与白糖浸蘸过的萝卜丝（1 大碗），服食。

4. 食醋与白糖浸渍过的大白菜心（1 大碗），服食。

5. 食醋浸渍过的松花蛋 2 个，服食。

6. 食醋 50 克，红糖 25 克，生姜 3 片，煎水服。

豆腐解酒：饮酒时可以烹制一些豆腐类的菜肴做下酒菜，因为豆腐中的半胱氨酸是一种主要的氨基酸，它能解乙醛毒，食后能使之迅速排出。说到这里，我们有必要对乙醛做一下了解。当人体摄入酒精后，酒精会随血液进入肝脏并大部分分解为"乙醛"。"乙醛"是极其有害的酒精代谢产物，它是酒精对人体器官及其功能损害的直接原因，"乙醛"的毒性主要表现在对肝脏细胞的损伤及对大脑神经的刺激。因此不加保护而长期酗酒会导致脂肪肝、酒精性肝炎，最后导致酒精性肝硬化及脑神经的损伤。这也是建议饮酒者多吃豆腐的重要因素。

解酒固然重要，但预防酒醉更是对自我的一种保护，下面就为大家介绍两个防酒醉的小窍门：

1. 喝酒前要吃点东西垫垫底。因为人们在饮酒尤其是大量饮酒时，常常会产生饱胀感，所以喝完酒后就不想再吃饭了，这是非常有害的。正确的做法是在喝酒前先吃点饼干、糕点及米饭等富含碳水化合物的食物，以减少酒精对胃肠及肝脏的损害，减少脂肪肝的发生。饮酒过程中最佳的佐菜是高蛋白和富含维生素的食物，如新鲜蔬菜、鲜鱼、肉类、豆类、蛋类等。

2. 喝酒的时间最好放在晚上。因为人体肝脏中乙醇脱氢酶的活性有时间规律，中午时活性降低，晚上活性增加。因此，中午喝酒酒精不容易被代谢排掉，此时喝酒比晚上容易醉，对身体的伤害也较大。

## 酒精中毒别怕，食物偏方能巧解

中国酒文化源远流长，人常说酒能助兴，酒逢知己千杯少，古人更有"劝君更尽一杯酒"，包括我们生活中，亲朋小聚，你来我往的更是离不开酒，如果客人没有喝醉，主人会认为没有尽到地主之谊。其实客人累，主人也累，陪酒的人更累。难怪有人说："这酒啊，看起来像水，喝到嘴里辣嘴，喝到肚里闹鬼，走起路来绊腿，半夜起来找水，早上醒来后悔！"但是，这酒又不能不喝，我们都知道，酒多伤肝，但是即便知道饮酒不好，很多人还是会抱着就算后悔也要喝下去的想法，频频坐在酒桌上。其实，喝酒也是有技巧的，那如何做到既喝了酒还护了肝呢？法宝就在下面：

法宝一：按理想速度饮酒。理想速度，即不超过肝脏处理能力的饮酒速度。肝脏分解酒精的速度是每小时约 10 毫升，酒中所含的纯酒精（乙醇）的量，可以通过酒瓶标签上标示的度数计算出来。举个例子，酒度数为 16% 的 250 毫升酒，用 250 毫升×0.16 = 40 毫升，那么酒精的量就是 40 毫升。如果一个人花 4 个小时喝完，那么平均每小时摄入的酒精量是 10 毫升，刚刚符合肝脏的处理速度。

法宝二：喝水。酒精有改变机体细胞内外水分平衡的作用。通常，体内水分的 2/3 都在细胞内，但是酒精增加后，细胞内的水分会移动到血管中，所以虽然整个身体的水分不变，但因细胞内的水分减少了，也会觉得干渴。"醒酒水"是缓解酒后不适的方法之一。在满满的一杯水中混入三小撮盐并一口喝下去，会刺激胃使食物易吐出。

法宝三：饮用运动型饮料和果汁。过量饮酒后的第二天早上醒来，嗓子常常感觉很干渴，此时体内残留有酒精和有害物质乙醛，应想办法尽早将其排出体外。含无机盐和糖分的饮料，除了有水分补给作用之外，还有消除体内酒精的作用。运动型饮料和果汁效果就很好，特别是运动型饮料，其成分构成接近人的体液，易被人体吸收，不仅对宿醉有效，饮酒时如果一起喝，也可防止醉得太厉害。

此外，喝含有茶多酚和维生素 C 的茶，或者用柠檬和蜂蜜做成的蜜汁柠檬水，对于宿醉也很有效。但要注意饮料不要喝冰凉的，而要喝温热的。

法宝四：吃柿子。柿子是富含果糖和维生素 C 的水果，古时即被用作防止醉酒和消除宿醉的有效食品。甜柿中所含的涩味成分，可以分解酒精；

所含的钾有利尿作用。

柿子叶也含有相当于柑橘数十倍的维生素 C，其鲜嫩的幼芽可以炸着吃，或者干燥后做柿叶茶喝。

法宝五：多食贝类。以蚬贝为例，它的营养成分中，蛋白质的含量可以与鸡蛋相提并论，而且，由于含有均衡必需的氨基酸，不会对肝脏造成负担，能够促使肝脏恢复功能。

贝类食物通常含有丰富的维生素 $B_{12}$、牛磺酸和糖原；维生素 $B_{12}$ 和糖原对于促进肝脏的功能也发挥着重要作用；而氨基酸中的牛磺酸与胆汁酸结合后，可以活化肝脏、增加肝脏的解毒作用。

法宝六：喝芦荟汁。芦荟带刺的绿色部分和其内部的胶质中含有多糖体、糖蛋白等物质，能降低酒精分解后产生的有害物质乙醛在血液中的浓度。因此，在饮酒之前，如果喝些芦荟汁，对预防酒后头痛和恶心、脸红等症状很有效。此外，芦荟中的苦味成分芦荟素有健胃作用，可治疗宿醉引起的反胃和恶心等。

法宝七：吃富含蛋白质的食物。

蛋白质和脂肪在胃内停留的时间最长，所以最适合作为下酒菜。为避免摄入过多高蛋白质食物导致发胖，最好选择鱼贝、瘦肉、鸡肉、豆制品、蛋、奶酪等。含有优质蛋白质的牛奶和奶酪等乳制品、鸡蛋、豆腐、扇贝，以及用这些食物制成的汤。

当然，仅有这些还不够，为了尽量减少酒精对胃和肝脏的伤害，减少脂肪肝的发生，酒前的准备工作也很重要。所以建议有应酬在身的人在赴宴之前，在家先吃点东西，让胃里有点东西垫着。那具体吃点什么好呢？一般吃点高蛋白的东西比较好，例如吃两个鸡蛋，喝点牛奶、豆浆等，因为这些高蛋白的食品在胃中可以和酒精结合，发生反应，减少对酒精的吸收，且不会对胃造成负担。

## 酒多伤身，当药治酒后胃痛

酒是人们熟悉的饮品，喝酒对一些人来说是一种嗜好。但酒有它的益处，亦有它的害处。适量饮酒能行气和血，御寒；过量饮酒则伤神损寿，生疾动火；饮酒无度，会使人视力减退，智力迟钝，记忆力衰退。酒的主要成分是乙醇，多饮能刺激肝脏而升高转氨酶，刺激肺生咳喘甚至吐衄，刺激脾则体困神疲，刺激胃则呕吐伤食，因此切忌过量饮用。

老刘能喝酒在单位是出了名的，由于饮酒过多，老刘得了严重的胃病，身边的朋友总劝他少喝点酒，身子都给糟践坏了。老刘自己心里也明白，再这样喝下去，早晚得出大问题。可是老刘在单位是负责销售的，出差谈生意，交际应酬很多，一到饭桌上喝酒自然是避免不了的。最后弄得只要稍微喝多了一点酒，老刘的胃就会绞痛不已。

偶然的一个机会，他的太太去看望许久未见的老朋友，姐妹情深，一见面什么都聊，老刘的太太自然就抱怨起了应酬拖垮老公身子的事情，朋友一听，立刻给她介绍了个偏方，并说自己的老公以前也是这样，自从用了这个偏方之后，酒醉的现象越来越少，而且胃病也好了许多。老刘的太太一听高兴得不得了，回到家就照着方子给老公熬了些汤药，之后，老刘每天晚上喝上一杯，没多久，胃就不再痛了。

其具体方法是：将50克干燥的当药，加温热的清酒（25度以下）浸泡（浸泡的时间不用太长，随意就行），然后每天晚上喝一杯，治胃疼效果很好。

当药为龙胆科植物，以其全草入药，其味苦，性寒，有清热解毒、健胃、利湿退黄的功效，可以祛除寄生虫，对于胃部不适、腹痛和皮肤疾患等有效。当药味道极苦，即使是用酒重复泡了很多次，喝起来还是极苦。

喝酒之后之所以会胃痛是因为酒精损伤了胃黏膜，胃黏膜相当于胃的保护层，一旦保护层受到破坏，胃疼就在所难免了。所以，建议大家在酒前预备一些保护胃黏膜的食品，可以先吃一些主食，最好是蛋白含量高的食品，如牛奶、面包、豆腐等。饮酒后可以有效地减少酒精对胃黏膜的损伤。

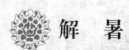

# 解 暑

## 提防炎夏中暑，可常备山竹

炎热的天气总是会让人"火"气十足，烦躁、焦虑、失眠等统统找上门来，这就是中医所谓的"上火"，中医认为夏季是一年中阳气最旺的季节，"夏日属火，主心"指的就是夏季天气炎热，高温影响人体内阴阳平衡，人体出汗多，一旦水分摄入少了，人的火气就很大，因此容易情绪焦躁。同时，由于很多人夏天还喜欢吃辛辣的食物，而辛辣食物就容易"生湿生热"。想要避免火大伤身，我们就要从生活细节入手，比如夏季蔬果多，我们可以多吃甘甜爽口的新鲜水果和鲜嫩蔬菜。专家指出，甘蓝菜、花椰菜和西瓜、山楂、苹果、葡萄等富含矿物质，特别是钙、镁、硅的含量高，有宁神、降火的神奇功效，因此在夏季应多吃和常吃这些食品。需要重点推荐的一种清火去热的水果则非山竹莫属。

山竹属寒性，解热功效显著，在东南亚非常受欢迎，对燥火重、皮肤不太好的年轻人有很好的食疗效果。山竹果肉含可溶性固形物 16.8%，柠檬酸 0.63%，还含有其他维生素 $B_1$、维生素 $B_2$、维生素 $C_4$ 和矿物质，具有降燥、清凉解热的作用，因此，山竹不仅味美，而且还有降火的功效。

夏天解暑还可以用山竹和哈密瓜榨汁来喝，不仅可以起到益智醒脑的效果，还可以改善健忘状况，静心安神。

材料：山竹 2 个，哈密瓜 300 克，大豆卵磷脂 1 匙（约 10 克）。

做法：山竹去皮去核，哈密瓜去皮去子切小块。将两种材料放入果汁机中，加冷开水 200 毫升及大豆卵磷脂，拌匀即可。

当然，任何东西有利就有弊，山竹虽好，也不能贪嘴，这跟人的体质有很大关系，那么，到底哪些人适合吃哪些人不适合吃呢？

山竹含钾量较高，肾病及心脏病人应少吃；它含糖分较高，肥胖者宜少吃，糖尿病者应忌食。

另外，山竹虽富含纤维素，但它在肠胃中会吸水膨胀，过多食用反而会引起便秘，因此一次不宜食用过量。还要注意的是食用山竹时切勿和西瓜、豆浆、啤酒、白菜、芥菜、苦瓜、冬瓜荷叶汤等寒凉食物同吃，若不慎吃的过量，可用红糖煮姜茶解之。

## 常喝绿豆汤，清凉解暑不焦躁

药王孙思邈认为绿豆能治寒热、止泻痢，治疗小便胀满。现今都认为绿豆的功用在于清热解毒、消暑利水，多用之于治疗暑热烦渴、水肿、泻痢、丹毒痈肿。

了解了绿豆汤的妙用，接下来就介绍一下煮绿豆汤的方法，以供大家参考使用。

煮绿豆汤和绿豆粥，砂锅最为理想。方法是先煮沸水，然后放入绿豆，继续小火煮8~10分钟。煮的过程中应当盖上锅盖，尽量减少与氧气的接触面积。最好把煮沸10分钟左右的汤取出单独饮用，此时的汤颜色碧绿，溶出的物质主要是豆皮中的活性成分，而且氧化程度最低，清热能力最强。取出这些汤之后，再加沸水继续煮，直到把豆粒煮烂食用即可。

其实，绿豆当中的大部分活性成分都存在于绿豆皮里，绿豆皮含有大量的抗氧化成分和抗热解暑成分。绿豆中的活性物质能够抑制多种癌细胞的生长。夏季，民间历来用绿豆汤解暑，这是因为绿豆的药用功效是解暑、利湿、解毒。无论是大人小孩，喝了绿豆汤可以降解体内的暑热，预防中暑。

在这里，需要着重注明的一点是：有些人为了达到让绿豆汤及早煮好的效果，通常会在煮汤的时候加点食用碱，这是很不可取的方法。因为绿豆富含B族维生素，它是绿豆解暑特性的一个重要组成部分，能够弥补出汗时的营养损失，而碱则会严重地破坏多种B族维生素。

如果觉得绿豆汤的口味太单一，没关系，下面还有几种加味绿豆汤的制作方法，简单易操作，大家可以作为日常生活中必备饮料，既解暑消渴，又美味可口。

首先是百合绿豆汤。其最大的特点是入口香甜又能解暑。

它的制作过程是：将绿豆去掉杂质洗净，将百合也剥开洗净，再将绿豆放入锅中，加入500克清水烧开，后转用小火煮至绿豆开花，放入百合，继续煮，直到绿豆，百合熟烂时，放入白糖，待糖化开，盛入汤碗即可。

需要注意的是，此汤性寒，素体虚寒者不宜多食或久食，脾胃虚寒泄泻者慎食。

接下来介绍的是薄荷绿豆汤。

它的制作过程是：将绿豆放入清水500克煮好。薄荷干也用水冲洗，加水约一大碗，浸泡半小时，然后用大火煮沸冷却，过滤，再与冷却的绿豆汤混合搅匀。

需要注意的是，此汤清凉去火，解暑醒神，如在汤中加芡实、薏仁、莲子、蜜枣等，则可制成不同风味，又有增强其健脾益气、利湿解毒的功效，清凉去火，利湿解毒，健脾醒神。

并且，绿豆含有丰富的维生素 A、维生素 $B_1$、维生素 $B_2$，是高蛋白、低脂肪的食物，适当摄入绿豆，可以清凉解毒，除烦热。火气大，心情烦躁者均可饮用。

另外，绿豆与其他食品一起烹调疗效更好，取绿豆 100 克、金银花 30 克，加水适量煮 10 分钟左右即可，喝下清汤暑气全消。

## 菠萝泥，为酷暑送来一丝清凉

菠萝的原名叫凤梨，为凤梨科草本植物菠萝的成熟果实，原产于巴西，16 世纪时传入我国。菠萝果形美观，汁多味甜，有特殊的香味，是深受人们喜爱的水果。菠萝含有大量的果糖、葡萄糖、维生素 A、维生素 C、B 族维生素、磷、柠檬酸和蛋白酶等物。菠萝味甘、微酸，有清热解暑、生津止渴、利小便的功效，可用于伤暑、身热烦渴、消化不良、小便不利、头昏眼花等症。而且在菠萝的果汁中，还含有一种跟胃液相类似的酵素，可以分解蛋白，帮助消化，所以，菠萝也被称为夏令医食兼优的时令佳果。

下面介绍一道美味可口的菠萝泥，其方法很简单，用的材料也没有那么烦琐，也不需要什么技巧，轻轻松松一学就会。

材料：菠萝 600 克，甜菊适量，麦芽糖 200 克（也可以用白糖代替）。

做法：菠萝切小块，一半放入果汁机中打成果泥备用；将水放入锅中煮沸，加入甜菊续煮 10 分钟，至水剩一半量；捞除甜菊，再加入麦芽糖拌煮至溶化；加入菠萝块、菠萝果泥用小火续煮；熬煮时要时常用木勺搅拌，以避免烧焦，且在煮的过程中要经常将浮沫捞除；用小火慢慢煮至汁液变浓稠状即可熄火，装瓶放凉后冷藏保存。

一般像苹果泥由于氧化过快一般都被弃之不用，但菠萝泥氧化很慢，所以，一次可以多做一些，做饭后甜点或者日常点心来食用。如果你觉得加工菠萝泥麻烦，也可以用鲜菠萝汁加入凉开水来饮用，也能够起到清热除烦、生津止渴的功效。

最后提醒大家一点，吃菠萝时应先把菠萝去皮切成片，放在淡盐水里浸泡 30 分钟，再用凉开水浸洗后食用。这样做可去掉菠萝的涩味，使菠萝吃起来味道更甜，更重要的是盐水可破坏菠萝朊酶对人体的致敏性，预防"菠萝病"的发生。

# 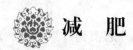减 肥

## DIY 瘦身美酒，做个瘦身达人

酒也能减肥，说出来大家或许不信。酒，在大家印象中是伤身体的东西，但是，大家忽视了食物有坏也有好的道理。其实，酒水只要喝的恰到好处也可增强身体的免疫能力，在平常的日子里，做一些自己调制的"保健酒水"，也是十分有用的。这些增强免疫功能的家庭饮品制备简便，取材容易，下面就教大家几招。

1. 香菇甜酒

材料：取香菇 50 克，蜂蜜 200~250 克，柠檬 3 个，白酒 1 千克。

制法：将香菇洗净，柠檬切片，和蜂蜜一起浸入白酒（30~60 度）中发酵。若采用干香菇，15 天就可饮用；若采用鲜香菇，则 10 天即成。

功效：香菇酒具有增强免疫和降压、类胆固醇、开胃健脾的功能。

注意事项：柠檬应在第 7 天时取出，以保持香菇的风味。

2. 枸杞酒

材料：取枸杞 100~150 克（鲜品则需 500 克），地骨皮 20 克，蜂蜜 100克（如果枸杞子是鲜品，则改用砂糖 200 克），30~60 度白酒 1 千克。

制法：将上药浸泡 1~2 个月后滤除残杂，即可饮用。

用法：每天临睡前饮用 15 毫升，效果更佳。

功效：枸杞本身可以使免疫抗体时间延长，具有健肾补肝之功效，对老年人正气虚弱有治疗效果；其根入药而成的地骨皮也是强身益精的重要药物。

3. 松竹酒

材料：取松树叶 200 克，竹叶 100 克，蜂蜜 100 克，60 度白酒 2 千克。

制法：上述材料浸泡一个月后即可饮用。

功效：松树叶和竹叶都含有丰富的叶绿素和维生素 A、维生素 C，并具有净化血液的高效功能，对消除疲劳、提起精神和治疗动脉硬化有益处。

注意事项：由于近年发现竹叶中含有抗癌的多糖成分，所以这种酒不仅适用于一般保健，也适用于患肿瘤的病人。只需每日饮用 10 毫升左右（不能饮酒的人，可用白开水稀释），就能有一定效果。

4. 青核桃酒

材料：取青核桃 1000 克，蜂蜜 400 克，白酒 2 千克。

制法：用刀叉把核桃的青皮挑破并放入白酒中，浸泡 1~2 年，这样才能把色、香、味全部酿出。

功效：核桃具有很高的营养价值，可以润肌肤、对神经衰弱和免疫功能低下等有良好功效。

5. 金橘酒

材料：取金橘 800 克，蜂蜜 150 克，白酒 2 千克。

制法：将金橘去皮并分别浸入酒中。经 1 个月后即可饮用，但经两个月则最为理想。此时酒色如饴，香味最浓。可把橘瓣捞出，压榨一下，把压出的橘汁再倒回酒中，是极好的佐餐开胃酒。

功效：金橘含有大量维生素 C，对促进免疫功能极有补益，具有促进食欲、止咳、祛痰等功效。


## 山楂汁拌黄瓜，轻松减肥好方法

俗话说，"一到秋天就长膘"。而进入冬季，人发胖的概率则更大。静美就是这样的体质，一到冬天，她就会不可抑制地胖起来，电视广告里介绍的减肥药她也试过几种，可一旦停药，又会反弹，这让静美的心情受到了严重影响，常常为此愁眉不展。后来，她听从朋友的劝告，不再盲目地进行药物减肥，而改为饮食疗法，她前后试了几个偏方，相比之下，她觉得山楂汁拌黄瓜效果要好。

我们接下来要介绍的这个方子，就是静美用到的减肥秘方——山楂汁拌黄瓜。

药史上记录黄瓜性凉，味甘，入肺、胃、大肠经。可清热利水，解毒消肿，生津止渴，主治身热烦渴，咽喉肿痛，风热眼疾，湿热黄疸，小便不利等病症。

黄瓜有快速减肥的功效，单从黄瓜本身来说，它是好吃又有营养的蔬菜。口感上，黄瓜肉质脆嫩、汁多味甘、芳香可口；营养上，它含有蛋白质、脂肪、糖类、多种维生素、纤维素以及钙、磷、铁、钾、钠、镁等丰富的成分。此外因为黄瓜中所含的丙醇二酸，可抑制糖类物质转变为脂肪。尤其是黄瓜中含有的细纤维素，可以降低血液中胆固醇、甘油三酯的含量，促进肠道蠕动，加速废物排泄，改善人体新陈代谢。新鲜黄瓜中含有的丙醇二酸，还能有效地抑制糖类物质转化为脂肪，因此，常吃黄瓜可以减肥。

其次是山楂，山楂在人们的印象中，仿佛只存在于冰糖葫芦里酸酸甜甜的那个红果子，其实山楂是相当好的减肥食品。中医认为山楂能健脾胃、帮助消化，可刮掉肠胃中的油水，向来都以消脂清肝利口而被中医用来治疗单纯性肥胖。

了解了方子的功用，我们再来看看具体的制作过程。

材料：嫩黄瓜 5 条，山楂 30 克，白糖 50 克。

制法：先将黄瓜去皮、心及两头，洗净切成条状，山楂洗净，放入锅中加水 200 毫升，煮约 15 分钟，取其汁液 100 毫升；再将黄瓜条放入锅中加水煮熟，捞出；山楂汁中放入白糖，在文火上慢熬，待糖溶化，投入已晾干水的黄瓜条拌匀即成。

脾胃虚弱、腹痛腹泻、肺寒咳嗽者应少食用，因为黄瓜性凉，胃寒患者食之易致腹痛泄泻。

这款食疗方子在传统减肥食疗中是功效最好的，而且，山楂汁拌黄瓜，看起来既赏心悦目，吃起来又美味可口，酸酸甜甜的口感，黄瓜的清香清新宜人，不失为一款很受欢迎的可口点心。


## 神奇魔力屋：魔芋瘦身不痛苦

对于减肥的人群来说，如果有一种食品既能果腹又能清除体内脂肪，同时还能补充人体需要的营养成分，那就再好不过了。其实我们身边就有这样一种魔力食品——魔芋。

魔芋的地下块茎像块马蹄，是主要的食用部分。从营养角度看，魔芋是一种低热能、低蛋白质、低维生素、高膳食纤维的食品，高膳食纤维才是它有效的营养成分。魔芋是目前发现的最优良的可溶性膳食纤维，其中主要的有效成分是葡甘露聚糖，葡甘露聚糖可在食物四周形成一种保护层，抑制肠道对胆固醇和胆汁酸的吸收，延长食物在胃里滞留的时间，还能在肠壁形成保护膜，此外，纤维质还能促进肠的蠕动，清理肠胃，排除毒素。

又因它吸水性强，含热量低，在充分满足人们的饮食快感的同时不会增肥，无须刻意节食，便能达到均衡饮食从而达到理想的减肥效果。

江祺是个时尚达人，一向以自己超级曼妙的身材为骄傲，这也成了她被朋友们仰慕的资本。但是再苗条的身材如果碰到了美食也会走样，更何况是天天变着花样吃。现在的她，不但下巴有了婴儿肥，以前的小蛮腰上也多出了两圈肉。

爱美的江祺再也不敢"招摇过市"了，只得把自己关在家里想对策。无意间她从网上看到了魔芋能减肥的帖子，立马跟了上去，这一跟还真跟出了一个减肥饮食两不误的好方子。就这样，江祺坚持了两个月，既没让胃遭罪，还如愿的减了肥。

其实魔芋减肥的效果很简单，缺点就是时间有点长，但是，比起当下流行的节食减肥和药物减肥的副作用来，魔芋减肥法至少可以让你健康地减肥。现在就给大家介绍一下这个小妙方。

清晨空腹，魔芋粉5~10克，加沸水约200毫升搅拌均匀饮用，一日两次，至少要坚持一个月。

其实，有很多魔芋食品都有很好的减肥效果。魔芋食品具有低热量、低脂肪、高纤维素的特点，是理想的纤维食品。近年来，魔芋食品由于它所具有的奇特的保健和医疗功效而风靡全球，并被称为"魔力食品"，还被世界卫生组织确定为十大保健食品之一。

另外，大家还可以通过调理饮食习惯来达到减肥的效果。

1. 控制食量，切忌不要吃得太饱

控制好食欲的一个好方法就是每餐不要吃到十分饱，这样更利于养生，也不会把胃口撑大，不会越吃越多。我们每餐吃到七八分饱就好，然后在上午和下午分别增加一次餐点的时间，这样经常有食物吃，会让食欲得到很好的满足。

2. 放慢吃饭的速度，做到细嚼慢咽

吃饭快的人总是不知不觉就吃进去了很多食物，等吃完了过了一会儿才发现自己又吃多了，而慢慢吃饭的人就会觉得碗里的食物很多，吃了半天都吃不完，很快就感觉饱了，所以细嚼慢咽非常重要。另外就是多增加需要咀嚼，需要细嚼慢咽的食物，这样的食物通常比较有饱腹感。咀嚼的过程，一可帮助我们消化，减轻胃肠负担，二可把很多有毒的东西进行解毒，三是能够提高你的饱足感。

### 3. 懂得权衡，少吃热量高的食物

吃同样多的东西，饱足感是不一样的。比如一餐吃 2900 千焦能量，如果你吃的是蛋糕，只是两三小块，你可以很容易就吃下去，而且极快，根本无需怎么咀嚼。而你吃这样的食物通常还会再有吃其他食物的欲望，感觉这只是点心，并不会感觉自己吃饱了，同时不利于健康，非常容易发胖。可是如果你这 2900 千焦吃的是蔬菜、粗粮杂豆或者是薯类等，估计根本吃不完就已经很饱了，但营养价值却很高，同时非常有利于减肥，利于健康。

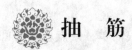

# 抽 筋

## 缓解腿抽筋，点压承山穴

生活中，不少人经常会突然出现小腿抽筋现象。抽筋的学名叫肌肉痉挛，是一种肌肉自发的强直性收缩，多发生在小腿和脚趾的肌肉。大家可别小看小腿抽筋，厉害时，还真是让人动弹不得，尤其是半夜抽筋。最让人无法忍受，抽筋严重的人常常会痛醒，好长时间不能止痛，且影响睡眠。

王大爷是个足球迷，一把年纪了，还参加了一个球迷协会。只要一得空，他肯定会召集一帮人踢上一会儿球。他自己也说老胳膊老腿了，跑不动了。可说归说，哪次活动他都不会落下，一跑到球场上，立马就精神起来。也可能是运动量大的原因吧，最近王大爷说他一到半夜小腿就抽筋，疼得他直冒虚汗，还动弹不得。王大爷的苦恼让同是球迷协会会员的李大爷知道了。李大爷是个老中医，也是个热心肠，他教给王大爷一个小妙招。之后没多久，王大爷逢人便夸李大爷，说他是个老神仙。

其实，李大爷不过是让王大爷没事常按按"承山穴"。人站着时，小腿肚子会感到紧张。而承山穴所处的位置，正是筋、骨、肉的一个扭结，是最直接的受力点。我们平时要承受很多压力，这些压力"压"久了会产生疲劳感。承山穴是一个可帮助我们缓解疲劳的穴位。

承山穴位于人体小腿后面，腓肠肌两肌腹之间的凹陷顶端，左右小腿各一穴。"承"指承接，"山"指山路，其所处位置形如山谷，因而得名。

承山穴属于足太阳膀胱经，有疏通经络、散热通积的功效。这个穴位找起来也比较方便，顺着小腿后面往下推，肌肉变薄处或者感觉到一个尖儿的地方就是。在进行点按时小腿会感到酸、胀或者疼，但点完之后效果很好。

具体操作方法如下：当发生小腿抽筋时，患者首先选好椅子取轻松的坐姿，自己或请他人帮忙，以大拇指稍用力点按患腿的承山穴，用力要大，力达肌肤深层，接着按顺、逆时针方向旋转揉按各 60 圈；然后，大拇指在承山穴的直线上下擦动数下，令局部皮肤有热感；最后，以手掌（虚掌）拍打小腿部位，使小腿部位的肌肉松弛。几分钟甚至几秒钟后，小腿转筋症状即可消失。


## 治抽筋，偏方里面有妙招

一阵猛赶路之后，接着爬坡度大而有石阶的山路，常会有抽筋的现象。初学攀岩的人，也容易紧张而致抽筋，游泳时也易有抽筋现象。

抽筋的原因，传统观点认为是神经受到刺激，而导致肌肉痉挛。而英国一位名叫艾伦的医生提出，抽筋是由于机体代谢产物聚积在肌肉组织内，妨碍了肌肉的正常收缩所致。他通过研究发现了肌肉痉挛的新机理，同时，提出了钠离子和葡萄糖可以中和肌肉中的代谢产物。这是有道理的，因为运动员在激烈运动时，要出大量的汗，随之会损失大量的钠离子，影响体内电解质的平衡。另一方面，体内的"糖能"迅速而大量地消耗，从而导致抽筋。根据这种推论，预防抽筋，就有了新的更有效的办法。运动员在剧烈运动前，喝点盐水和葡萄糖水，不但能防止抽筋，而且能适时补充体内的"糖能"，并能促进运动成绩的提高，可说是一举两得。这种预防方法简易可行，最适合参加游泳、举重、足球运动的人及重体力劳动者采用。

除了事前应做热身活动以预防外，遇到抽筋时，也可以通过指压法得到缓解。

1. 局部产生轻微的不适，略带僵直痛，便是抽筋的前兆，此时可将手掌微握，适当的敲击患处，使该部位肌肉放松，然后以手指按摩、清揉，促进其血液循环，加强新陈代谢，抽筋也就不治而愈了。

2. 如果情形严重，形成局部痉挛或僵直抽痛时，千万不要强拉，或弯曲其患处，应速以大拇指，慢慢加力，按其压痛点，及压痛点附近的肌肉；接着槌打患部，施行按摩，将其垫高数分钟，抽筋便可得到缓解。

抽筋给大家带来的不便是相当大的，针对这一症状，我们收集了一些预防和缓解抽筋的小妙招，希望能给大家带来更多方便。

1. 腿足部保温法：以热驱寒。在夜间睡觉时，用一热水袋盛上热水，置于足部，使其整夜受热。久之，自然可治好腿抽筋病。

2. 食用鲭鱼罐头：两天吃1个，连吃两个星期可痊愈。

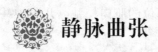

# 静脉曲张

## 静脉曲张，用三藤饮预防

静脉曲张俗称"炸筋腿"，是静脉系统最常见的疾病，形成的主要原因是由于先天性血管壁膜比较薄弱或长时间维持相同姿势很少改变，血液蓄积下肢，在日积月累的情况下破坏静脉瓣膜而产生静脉压过高，是血管突出皮肤表面的症状。静脉曲张多发生在下肢，其他如阴囊精索、腹腔静脉、胃部食道静脉等也会发生静脉曲张。

张杰今年34岁，从事教育工作已10年。近一两年他常感到下肢沉重，容易疲倦，有时下肢隐隐作痛，他认为可能是劳累的关系，也没在意。谁知从3个月前开始，他发现双侧小腿皮肤上出现一些隐隐约约的青筋，而且站立时间稍长腿上青筋就越来越明显，下课回家还感到双腿肿胀不适，有时还伴有瘙痒感，他不知道自己得了什么怪病。

其实张杰得的不是什么怪病，而是临床上常见的静脉曲张，是一种血管性疾病。尤以中年男性发病率高，特别是教师、售货员、外科医生、交通警察等经常从事长时间站立工作的人，有家族史的人也容易发病，而且身材越高的人，发病率越高。本病主要表现为下肢小腿的静脉明显扩张、隆起、弯曲，似蚯蚓状，静脉显得很粗而凸出，在站立时更明显。患者常感到下肢沉重、紧张、发胀、麻木，容易疲倦，小腿隐痛，踝部和足背往往有水肿出现。

而避免静脉曲张的手段重在预防，中医讲究治未病，也就是没病防病，那么，预防静脉曲张有什么好方法呢？在这里给大家推荐一种中药方——

三藤饮。三藤饮的三藤是指鸡血藤、海风藤和络石藤，这三种草药均有养血活血、舒筋活络等功效，对静脉曲张有较好的疗效。

具体说来，要先取鸡血藤、海风藤、络石藤各15克。然后将鸡血藤、海风藤、络石藤用温水洗净，沸水冲泡，盖盖儿焖15分钟，代茶饮。

除了药物预防以外，我们平时的饮食搭配也相当重要。研究表明，食物中缺乏纤维素、长期患有便秘，是诱发该病的重要因素之一。所以，适当多吃蔬菜、水果等高纤维素食品，有利于减少本病发生。许多药食两用品如山楂、芹菜、韭菜、辣椒、葱、黑木耳、黄鳝、蛇肉、当归等，有活血化淤、促进血液循环和舒筋活络等功效，有助于防治静脉曲张。


## 孕妇对付静脉曲张，就用伸筋草炖肉

孕妇静脉曲张是很常见的一种类型，许多孕妇第一次怀孕就患上了静脉曲张，或发现她们以前的静脉曲张在怀孕后加重了。这是因为随着孕妇子宫的增大，会压迫到她的身体右侧的大静脉（下腔静脉），从而增加了对腿部静脉的压力。因为静脉是把血液从四肢输送回心脏的血管，所以腿部静脉的血液在回流过程中，还必须对抗地心引力。

女人怀孕后，由于体内血量的增加，静脉承受的负担也将增大。再加上体内黄体酮水平的增高，其血管壁也会变得松弛。

李梅怀孕之前的皮肤很好，光滑紧致，而且很有弹性。但是就在怀孕三个月后，她发现自己的小腿上隐约地露出青筋，而且这种情况越来越严重，到了后来，竟然还有筋脉隆起的症状。这下可把一向爱美的李梅吓坏了，心里不安的她去医院向医生求救，医生察看了她的症状之后告诉她这是妊娠期出现的静脉曲张。让李梅感到安慰的是医生告诉她在生下宝宝后，静脉曲张会有所好转，特别是如果孕前没有得过静脉曲张的话，恢复的会更快。

其实像李梅这种状况很常见，但是一旦有这种病状出现，患者心里多多少少还是会有负担的，如果既能接受治疗，又不影响胎儿健康，这无疑是孕妇的一大福音。这里我们就给大家推荐一种食疗的方子，效果很好，重点是对大人、孩子都没有不良影响。

这个偏方叫作"伸筋草炖肉"。

材料：伸筋草50克，瘦猪肉500克，当归12克，盐、葱、姜等调味品各适量。

做法：将伸筋草洗净，用纱布包好，与瘦猪肉、当归一起，放锅内与调味品共煮，吃肉喝汤。

功效：伸筋草养血活血、舒筋活络；当归补五脏、益中气、补血养血；猪肉补肾养血、滋阴润燥。伸筋草别名牛尾菜、龙须草、牛尾节，用于风寒湿痹，筋脉拘挛疼痛，肢软麻木关节酸痛，屈伸不利。本品辛散、苦燥、温通，能祛风湿，入肝尤善通经络。

此外，再给怀孕妈妈们推荐几个小妙招，帮助你击退静脉曲张：

1. 不要提重物。重物会加重身体对下肢的压力，不利于症状的缓解。

2. 不要穿紧身的衣服。腰带、鞋子都不可过紧，而且最好穿低跟鞋。

3. 不要长时间站或坐，否则，对静脉曲张症状的缓解，也是很不利的。尤其是在孕中期和孕晚期，要减轻工作量并且避免长期一个姿势站立或仰卧。坐时两腿避免交叠，以免阻碍静脉的回流。

4. 远离酒精。饮用含有酒精的饮料和酒水，会加剧静脉曲张的程度。

5. 最好采用左侧卧位。在休息和睡觉的时候，采用左侧卧位有利于下腔静脉的血液循环，减轻静脉曲张的症状。

6. 避免高温。高温易使血管扩张，加重病情。

7. 控制体重。如果超重，会增加身体的负担，使静脉曲张更加严重。

8. 睡觉时，可用毛巾或被子垫在脚下面。这样可以方便血液回流，减少腿部压力。

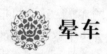

# 晕车

## 吃点萝卜泥，预防晕车没问题

晕车对小孩来说，是很痛苦的一件事。小孩子表达能力还不强，身体难受也表达不太明白。一坐车又是晕又是吐的，心情不好也是在所难免的。

东东的身体很虚弱，上学搭乘公共汽车时，常常会晕车。每次坐公车到学校后，无精打采的，上课精力也不集中，常常是恍惚走神。

有一次，东东又晕车了，而且晕得很严重。正巧车上有一位老奶奶，她招呼东东说道："孩子啊，回家给你妈妈说，吃点萝卜泥可以治晕车。"东东把这句话牢牢记住了，并向老奶奶说了谢谢。回家后，东东把老奶奶的话告诉了妈妈。妈妈听完后，又上网搜了一下萝卜泥的制作方法。有了药方之后，妈妈按照方子上写的制作了萝卜泥，给东东吃了几天后，东东再也没有晕过车。

萝卜为十字花科草本植物萝卜的根，肉质肥厚，形状有长、圆之分，颜色有红有白有绿，我国各地普遍栽培，是秋冬常见蔬菜之一。中医认为，萝卜味甘、辛辣，性凉，有下气消食、润肺止咳痰、生津的作用。民间有"秋天收萝卜，大夫袖了手"的谚语，这话虽然有些夸张，但也确实说明萝卜的药用价值颇大。长期以来，人们对萝卜的治病作用都较为重视。

萝卜含有维生素、磷、铁、硫等营养成分，可以生食，也能熟食，还可以制成腌菜、泡菜等，萝卜内含消化酶，还可以促进消化液的分泌，帮助消化，调节胃液的均衡，因此，对于胃肠衰弱所引起的晕车，特别有效。

脾胃虚寒、易出现腹泻等症的患者应少吃。萝卜有解人参、鹿茸等滋补药品的作用，故服用人参及滋补药品期间忌食。晕车呕吐可以将萝卜做成萝卜泥，或任何一种食用方式都可以，生吃效果更佳。由于萝卜在加热过程中消化酶类会破坏，因此要完整摄取萝卜的营养，最好的办法就是把它制成生萝卜泥。

制作方法是先准备好1个萝卜和50克蜂蜜。然后将萝卜洗净切丝捣烂成泥，拌入蜂蜜，分2次吃完。萝卜泥能够健脾、和中、养胃，止恶心呕吐。

下面再为大家介绍几种既方便携带，又见功效的治晕车、晕船的小妙招：

1. 橘皮：乘车前1小时左右，将新鲜橘皮表面朝外，向内对折，然后对准两鼻孔用两手指挤压，皮中便会喷射出带芳香味的油雾。可吸入10余次，乘车途中也照此法随时吸闻。

2. 风油精：乘车途中，将风油精搽于太阳穴或风池穴。亦可滴两滴风油精于肚脐眼处，并用伤湿止痛膏敷盖。

尽量坐在颠簸幅度最小的地方。乘坐轮船和汽车时最好坐在其中部，而飞机两翼之间的座位最为平稳；最佳姿势是全卧或半卧，头部要躺得舒适；不要看窗外快速移动的物体，如海浪等；不要看书，也不要吸烟，更不要饮酒；注意不能吃得太多。如果行程不太长，最好不吃不喝。若是长途旅行，进餐应少量多次，尽量选择容易消化的食物。

## 含口食醋，让你坐车不再晕

在乘车时，经受振动、摇晃的刺激，人体内耳迷路不能很好地适应和调节机体的平衡，使交感神经兴奋性增强导致的神经功能紊乱，引起眩晕、呕吐等晕车症状即为晕车。

那么，如何缓解或者避免这种状况发生呢？我们接下来要说的这个小偏方很简单，含口食醋就能治晕车。

食醋为米、麦、高粱或酒等酿成的含有醋酸的液体。烹调时，在某些菜中适加酸醋，既可使其味道更加鲜美，香脆可口，使人食欲大增，用之烧煮鱼虾，还可避腥解毒，又可使菜中的维生素 C 受到保护。

醋中含有丰富的氨基酸，其中含有人体不能自身合成，必须由食物供给的 8 种必需氨基酸。醋中的糖类物质也很多，如葡萄糖、果糖、麦芽糖等。醋中的有机酸含量较多，它主要含有醋酸，其次含有乳酸、丙酮酸、甲酸、苹果酸、柠檬酸等。

醋性温，味苦、酸，具有活血化瘀、消食化积、解毒之功效。

日本有学者曾分析醋有四大好处：一是防止和消除疲劳；二是降低血压和血清胆固醇，防止动脉硬化；三是具有杀灭或抑制多种细菌及病毒的作用，更可预防肠道传染病和感冒的发生；四是有助于食物中钙、磷、铁等物质的吸收。

食醋可以消除疲劳，促进睡眠，并能减轻晕车、晕船的不适症状。

食醋对皮肤、头发能起到很好的保护作用。中国古代医学就有用醋入药的记载，认为它有生发、美容、降压、减肥的功效。

宜食者：一般人都可食用，凡胃酸缺乏、慢性萎缩性胃炎、泌尿系统结石、癌症、高血压、动脉硬化、蛔虫病腹痛、肝炎、吃鱼虾过敏等患者，均比较适宜食用一些醋。

忌食者：凡患胃溃疡及胃酸过多者均忌食醋，否则会导致胃病加重。服用磺胺类药、碱性药、抗生素、体表发汗的中药的人不宜食用。

需要注意的是，喝醋可促进胃肠道消化，对萎缩性胃炎、胃癌等胃酸缺乏者，有一定益处，但必须把酸度降低，少量、间隔食用。另外，长期喝醋会腐蚀牙齿使之脱钙，应用水稀释后，用吸管吸，喝后用水漱口。

## 榨菜治晕车，效果不用怀疑

晕车虽然不是什么大事，但是让人心慌想吐的也着实不是好滋味儿，而且，晕车严重的人还会伴有剧烈的头痛。下面为大家推荐一个民间的小妙方，可以解决你的晕车之苦。在我们的日常生活中，榨菜色香味俱全，是很常见的下菜佐餐。喝粥配榨菜，是很多老百姓的早餐必备品，还有人旅途中也喜欢带上一两包，既爽口开胃，又可解除旅途劳乏。但是却鲜有人知道榨菜可以治晕车，受其惠者甚至称其为"天然乘晕宁"。

老李平时很少会晕车，可就在小区组织老年人旅游时出了状况。准备出发的这天，一大早老李就开始收拾自己要带的物件了。蚊香、创可贴、降压药，还有榨菜和茶叶。老李有个多年的老毛病，早餐必须有榨菜才行，不然吃什么都没有味道。

十几个老头老太太坐上车，有说有笑的好不开心。谁知车子刚行驶了没多久，老李就觉得心慌恶心起来，脸色也变得煞白。同坐的老人问他怎么回事，他说可能许久没有坐过车了，有点晕车。老刘一听，一拍大腿说道："唉，要是听女儿的话带着几包榨菜就好了。"老李听了犯迷糊了，就问道："我晕车和你带榨菜有什么关系呢？""榨菜治晕车呀，怎么，这个老偏方你不知道啊？"老李听了立刻从包里找出榨菜来，嚼了一些后，晕车的症状还真的减轻了许多。

其实，榨菜在古时候也是入药用的。在《本草纲目》中，李时珍称："榨菜性温，有宣肺化痰之功效，可以利膈顺气。"这也就是它能开胃并缓解晕车时胃部不适症状的主要原因。古代医书《食疗本草》还有记载，称榨菜可以去头风、下气、明目，利九窍，对头晕有缓解作用。晕车主要是人耳朵前庭功能障碍所致，而榨菜能通利九窍，能和谐内耳不平衡的状态，从源头上阻击晕车。此外，榨菜中含有维生素 $B_1$，对神经有安抚作用。因此，平时经常晕车的人，长途旅行时随身带上点榨菜，就能在观赏车程中美景的同时，收获美好的心情和健康的身体，一举多得。